삼원연수서

건강장수법

삼원연수서

건강장수법

이붕비 지음
김재두 역주

이담
Books

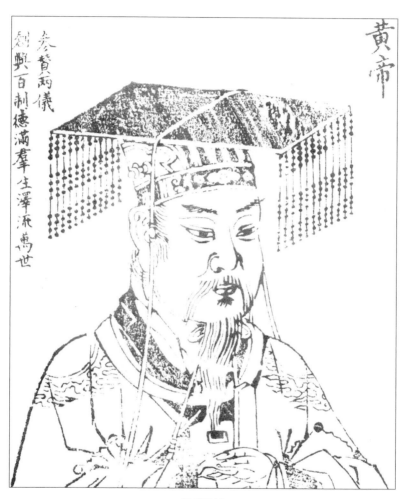

황제(黃帝)

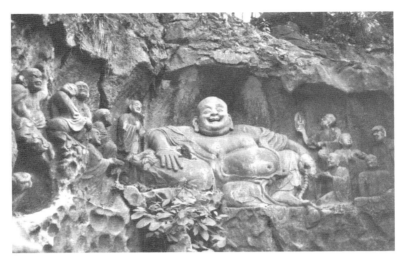

비래봉(飛來峰)의 미륵불석상

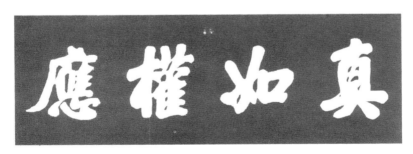

청(淸) · 강희제(康熙帝)의 필적

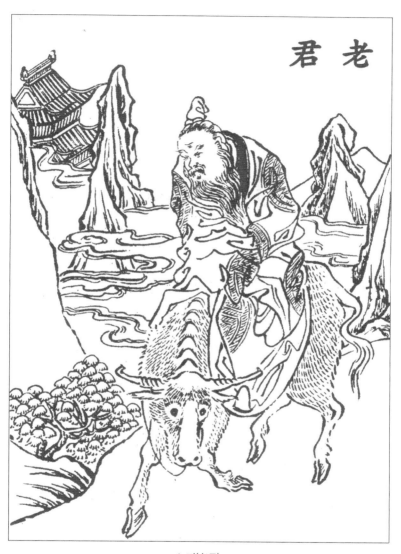

老君

노자(老子)

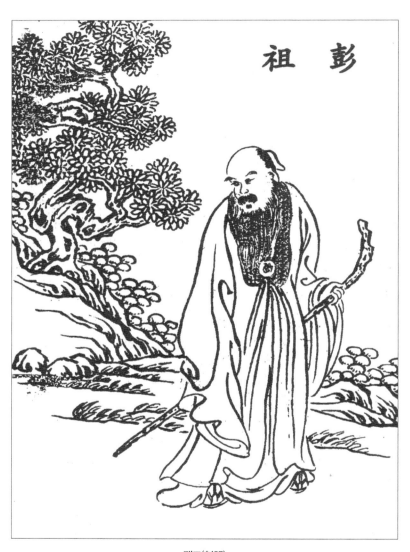

팽조(彭祖)

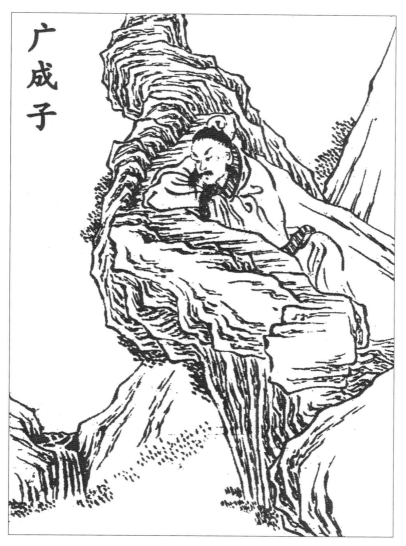

广成子

광성자(廣成子)

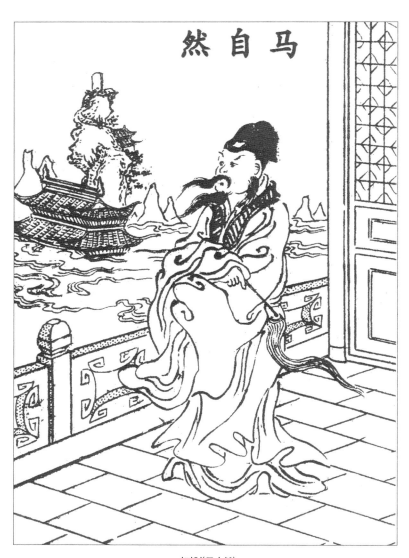

然自马

마자연(馬自然)

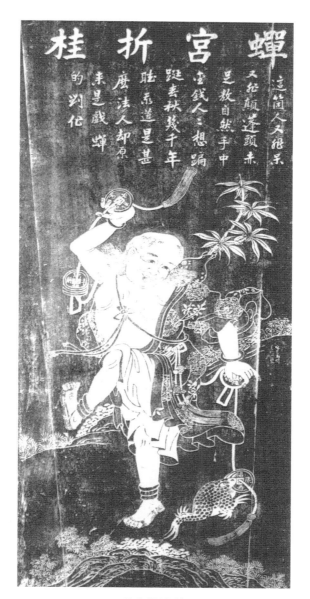

유해섬(劉海蟾)

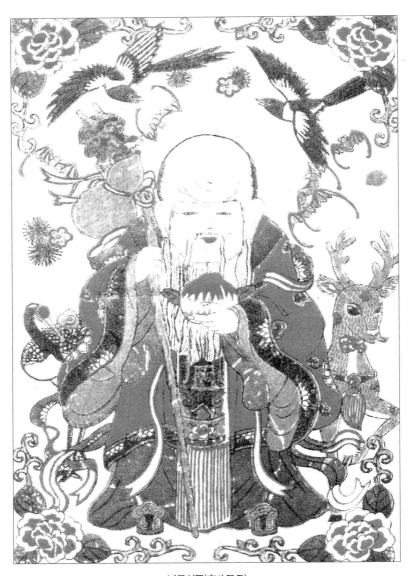

남두성군(南斗星君)

머리말

　1980년대 초부터 현재까지 한국인의 의식은 매우 크게 향상되었다. 당시에 웃음거리로 치부(致付)되었던 바른 지식이 지금은 정론(正論)과 상식이 된 것이 많기 때문이다. 이는 경제성장, 교육수준의 향상, TV, 라디오, 신문의 보급이 원인이라고 생각된다. 이에 따라 건강에 대한 관심도 자연스럽게 증폭되어 이를 원동력으로 한 섭생(攝生), 스포츠, 조기검진, 발전된 동서의학에 힘입어 평균수명이 2008년에 남자 75세, 여자 82세였고 2010년에는 남녀 평균 78.6세가 되었다.

　그러나 아직도 한편에서는 그릇된 의료와 의학지식이 횡행(橫行)하고 있다. 그리하여 한의학, 민간요법, 기공(氣功), 스포츠, 섭생, 기도(祈禱)만으로도 고칠 수 있는 모든 병을 서양의학에만 의존하다가 돌이킬 수 없는 상황까지 간 예를 자주 볼 때마다 개탄(慨歎)하여 착잡한 심회(心懷)를 금할 수 없다. 인간은 본시 영명(靈明)한 심성(心性)을 가지고 있으나 사회와 시대의 통론(通論), 통념(通念)을 비판 없이 받아들여 관념의 색안경을 끼고 바라보기 때문에 오판(誤判)한 것이다.

한계가 있는 인지(人智)로써 알게 된 지식은 천박하다. 齊知之所知則淺矣。≪莊子·知北遊≫

지혜가 나오니 큰 거짓이 있게 되었다. 智慧出 有大僞。≪道德經·十八章≫

역자(譯者)는 17세부터 사상전집(思想全集)을 읽으며 사색에 빠져 이로 인한 정리되지 못한 주관(主觀)은 주위와 불화(不和)하기에 좋은 자료가 되었다. 불평 속에 방황하던 마음은 결국 자주 병고로 시달리게 되었고 이로 인해 '심신일여(心身一如)'는 절로 체득하였다. 그러다 보니 정신적 기갈(飢渴)을 채우며 건강을 회복하고자 동양사상과 한의학을 공부하려고 결심하였다. 원전(原典)을 읽기 위해 한문을 공부하였고 22세가 되니 쉬운 고전(古典)은 문맥이 겨우 통할 만큼 해석하게 되었다. 이때 처음 접한 양생서(養生書)가 바로 ≪삼원연수서(三元延壽書)≫였고 당일로 옆으로 누워 자는 방법을 실천함으로써 2년 된 지병(持病)이 다음 날로 나아 지금까지 재발한 적이 없다. 28세 때 본서의 목욕법을 실천하여 다음 날 큰 효험을 본 뒤부터는 본서는 신앙의 경전이 되었다. 그 뒤 본서의 양생법에 관해 많은 체험을 가졌고 경험담을 가족과 주위사람들에게 권하여 건강을 유지케 하고 치병(治病)한 예들도 많다.

그러나 보람과 함께 느껴지는 의문과 애석(哀惜)이 있었으니 그것은 "왜? 이렇게 훌륭한 전통건강법이 아직도 흙 속에 묻혀 있나?"였다. 그리고 해가 거듭될수록 본서를 번역하여 광포(廣布)함이 역자의 임무라고 확신하게 되었다.

그러던 중, 시대의 요청에 부응(符應)하여 1990년대 초반부터 국내

한의대 몇 곳에 기공학(氣功學), 양생학(養生學) 강좌가 개설되었고 역자가 선답자(先踏者)라는 인정을 받아 강단에 서게 되었다.

역자는 본시 한의대 입학 전부터 고전(古典) 양생서와 선도서(仙道書), 그리고 중국무술서를 읽었고 입학 후에도 변함없이 한의학 공부와 병행하였다. 당시에는 한의대의 교과목 중에 기공학, 양생학은 단한 시간의 특강조차 없었다. 이러한 상황하에서 역자의 기공학, 양생학 공부와 수련은 일부 동문들의 눈에 기행(奇行)으로만 보일 뿐이었다. 그러나 25년이 흐른 후 이러한 격외(格外)의 학문에 학계에서 관심을 갖게 되었으니 격세지감(隔世之感)을 느끼지 않을 수 없다.

역자는 10여 년간 대학에서 본서를 교재로 쓰면서 번역 출간의 필요를 항상 느껴 왔고 주위로부터도 출간 권유를 누차 받아 오다가 결국 기연(奇緣)에 의해 부득이 번역하게 되었다.

본서의 원제(原題)는 《삼원연수참찬서(三元延壽參贊書)》이니, "천원(天元), 지원(地元), 인원(人元)을 참찬(參贊)하여 장수하는 내용의 책"이라고 해제(解題)할 수 있다.

본서의 대강(大綱)은 다음과 같다.

하늘이 준 수명 60세, 땅이 준 수명 60세, 노력해서 되는 수명 60세, 총 180세가 인간의 본 수명인데 사람들은 하늘이 준 수명은 정기(精氣)를 모손(耗損)하여 삭감시키고 땅이 준 수명은 기거(起居)가 절도 없어 삭감시키며 노력해서 되는 수명은 음식을 절제하지 않아 삭감시킨다. 만약 모손(耗損)하지 않고 절제하면 능히 180세의 천수(天壽)를 누릴 수 있으며 복이(服餌)하고 음덕(蔭德)을 쌓으면 그 이상도 장수할 수 있다. 그리하여 많은 양생법(養生法)을 열거하였으며 거병강장(袪病剛壯)하여 장생구시(長生久視)할 수 있는 보약처방도 등재하였고 음덕을 쌓지 않으면 완전할 수 없다는 내용의 ≪음덕연수론(蔭德延壽論)≫을 후미에 피력(披瀝)하였다.

저자 이붕비(李鵬飛) 선생에 대해 ≪원사(元史)·197권≫에 이르기를, 생몰연대 A.D. 1222~? 지주인(池州人. 池州는 지금의 安徽省 貴池市), 유의(儒醫)였으며 ≪삼원연수참찬서(三元延壽參贊書)≫5권을 지원(至元) 신묘세(辛卯歲 A.D. 1291)에 찬(撰)하였으며 ≪구급방(救急方)≫1권도 저술하였다.

본서는 사계(斯界)에서 인정하는 도가(道家) 30대 명저에 꼽히면서 양생서(養生書) 중에서도 중국도교학회(中國道教學會)와 중의학계(中醫學界)에서 수위(首位)라고 인정받고 있다. 일만 종 이상의 도가서와 30종 이상의 고전양생서가 현존하는 상황에서 볼 때 본서가 점하는 학문적 위치는 지대(至大)하다 아니 할 수 없다.

역자는 여러 해 동안 양생서를 문헌적으로 조사하고 수집하면서 30여 종만이 현존함을 알고 크게 실망하였다. 대부분의 양생서가 실전(失傳)되지 않은데도 불구하고 중국역사 만 년에 준하여 볼 때 극소(極少)한 이유는 한의서에 양생이 포함되어 있으며 선도경전(仙道經典)에도 양생이 등재되어 있기 때문이다. 양생서들의 주요내용은 복이법(服餌法), 도인법(導引法), 호흡법(呼吸法), 주술(呪術)이지 ≪삼원연수서(三元延壽書)≫에 나와 있는 삼원지설(三元之說), 한의학이론, ≪음덕연수론(蔭德延壽論)≫, 기거(起居), 목욕, 의복, 음식금기에 관한 내용들은 찾아보기 어렵다. 본서를 다른 양생서와 비교해 보면, 양생의 제반 지식(諸般智識)을 구비하여 체계적으로 정리하였으니 가히 양생서 중의 독보서(獨步書)이며 대종(大宗)이라고 칭할 만하다.

밝히니, 치험례(治驗例) 몇 가지는 사정상 등재하지 않았음을 사과드린다. 독자 제위(讀者諸位)께서 본서를 정독하여 실천한다면 역자보다 더 많은 황금을 캐내어 무궁하게 활용하게 될 것이다.

끝으로 이붕비 선생을 비롯하여 본서가 출간될 수 있도록 도움 주신 분들께 감사드리며 한국학술정보(주) 채종준 대표이사님과 임직원께도 고마움을 잊을 수 없다.

2010년 12월
김재두(金載斗)

總覽

　불로불사(不老不死)를 추구하는 선도(仙道)와 동양의학은 건강을 추구한다는 공통 면이 있다. 그렇다면 두 학문을 이어 주는 다리가 있을 것이니 그 다리는 무엇일까?

　역자는 단연코 양생학(養生學)이라고 주장한다. 양생학은 건강학(健康學)이다. 양생학에서 마음의 건강은 거욕허심(祛慾虛心)해야 얻어질 수 있고 몸의 건강은 섭생(攝生), 도인법(導引法), 내단법(內丹法), 복이법(服餌法), 음즐(蔭騭)에 의해 얻어진다고 가르치고 있다. 이러한 양생학에서 인체에 관한 이론은 동양의학이론이고 수련법은 선도이니 양생학을 예방한의학(豫防韓醫學)이라고도 부른다.

　본서는 현존하는 양생서 중에 중국도교학회(中國道敎學會)와 중의학계(中醫學界)에서 수위(首位)로 인정받고 있다. 그 이유는 여러 양생서들이 선도수련법, 복이법 등에 치우쳐 있음에 반해 본서는 한의학이론을 뿌리로 삼고 삼원지설(三元之說)과 도가철학(道家哲學)을 큰 줄기로 하여 양생법이라는 열매를 맺었기 때문이다.

　삼원지설은 천인상관설(天人相關說)과 함께 태고시대부터 전래되어 온 천시(天時), 지리(地理), 인화(人和)의 3합지설(三合之說)이다. 즉 모든 일의 성공은 하늘이 때를 주어야 하고 땅의 이로움을 얻어야 하며 사람의 노력이 합해져야 된다는 이론이다. 맹자(孟子)는, "천시(天時)는 지리(地利)만 못하고 지리(地利)는 인화(人和)만 못하다. 天時不如地利 地利不如人和。《孟子・公孫丑》"라고 말했으나 역학(易學)에서는 다르게 주장한다. 본시 도가(道家)나 한의병리학(韓醫病理學)도 삼원지설과 비슷한 천인상관론(天人相關論)이 있으나 지리(地利)가 소홀하였고 한의운기학(韓醫運氣學)에서는 인화(人和)가 소홀하였다. 그러므로 단언하면 삼원지설은 속설(俗說)과 역학이론(易學理論)이고 기타의 동양제반사상(東洋諸般思想)은 천인상관론을 주제로 삼고 있다. 본서는 이러한 삼원지설을 양생서로서는 최초로 채택하여 삼원의 균배(均配)적인 참찬(參贊)을 강조하였으니 후미에서 다시 젊어지는 과정을 역상(易象)으로 표현한 것도 당연하다.

卷之一

《1. 사람을 설명함》에서는 《동의보감・내경편(東醫寶鑑・內經篇)》과 한 글자도 다르지 않게 '천인상관론'을 펼쳤다. 즉 "사람의 머리는 둥긂으로써 하늘을 본받았고 발은 모남으로써 땅을 본받았으며, 양 눈은 해와 달을 본받았고…… 오장(五臟)은 5행(五行)을 본받았고……. 이렇게 사람의 몸은 하늘, 땅과 동류(同流)이니 어찌 귀하지 아니한가?"

이렇게 인간의 근원을 천명(闡明)한 뒤, 수태하여 태아가 성장하는 과정을 섭제(攝提), 선전(旋轉), 보문(普門), 감로(甘露), 모불(毛拂), 무구(無垢), 생기(生起), 부류(浮流), 남화(藍花) 9단계로 설명하였는데 이는 한의서, 도가서에서도 찾아보기 힘든 내용이다. 건강장수를 추구한다면 인간의 기원(起源), 태중(胎中)까지 알아야 한다는 저자의 주장이다.

≪2. 하늘로부터 받은 수명은 정기(精氣)를 소모하지 않은 자만이 누릴 수 있다≫에서는, 성교에 의한 정기(精氣)의 소모가 감수(減壽)의 원인임을 밝혔다. 그러나 3~8장(章)까지에서는 지나친 금욕, 방탕한 성생활도 발병의 원인이라고 하였고 성교를 피해야 할 기후, 날짜, 장소도 등재하였다. 또한 임신부와 어린아이의 금기도 설명하였다.

卷之二

≪1. 기거(起居)가 규칙적인 자는 지원(地元)으로부터 수명을 얻는다≫에서부터 12장(章)까지는 인간의 7정(七情), 즉 희(喜), 노(怒), 우(憂), 사(思), 비(悲), 경(驚), 공(恐)의 해독을 열거하여 노자(老子), 장자(莊子)의 거욕허심(祛慾虛心), 염담무위(恬憺無爲)의 심법(心法)을 가질 것을 강조하였다.

≪13. 침 뱉음≫, ≪14. 거주함≫, ≪15. 걸음과 서 있음≫, ≪16. 앉음과 누움≫, ≪17. 머리 감기, 목욕과 얼굴 씻기≫, ≪18. 머리 빗기≫, ≪19. 대변과 소변≫, ≪20. 의복≫, ≪21. 피해야 할 기상(氣象)≫, ≪22. 사계절의 몸가짐≫, ≪23. 아침과 저녁에 피할 일≫, ≪24. 이런저런 금기≫, 13~24장은 본서 중 가장 실용적이고 다른 서적에서 찾기 어려운 내용이며 기존의 의학상식을 뒤엎은 내용들이다. 특히 15, 16, 17, 20장은 본서의 실용적 백미(白眉)이니 재삼재사(再三在四) 숙독(熟讀)하고 실천할 것을 권한다.

卷之三

≪1. 노력해서 되는 수명은 음식을 절도 있게 먹는 자가 얻는다≫

에서는, 음식의 섭취종류와 양에 따라 오장에 이(利)와 해(害)가 작용함을 설명하였다.

≪2. 오미(五味)≫에서는 진일보(進一步)하여 오장, 오미, 사계절과의 관계를 설명하였다. 즉 아무리 오장에 맞는 오미를 먹고 있다 하더라도 계절에 따라 맞지 않기도 하며 또한 아무리 오장에 맞지 않게 오미를 먹고 있더라도 계절에는 맞을 수 있다는 것이다. 예를 들면 봄은 목운(木運)이니 목운에 응하는 신맛을 먹으면 인체가 편강(偏强)한 목운이 되므로 목운에 극(克)을 당하고 있는 토운(土運)을 돕기 위해 토운에 속하는 단맛을 늘리고 신맛을 줄이라는 뜻이다.

≪3. 마시고 먹음≫은 음식의 양, 먹는 방법, 시간, 상황, 먹을 수 있는 음식이라고 오인하는 경우, 먹어서는 안 되는 음식, 차(茶)의 해독, 술의 이해(利害)와 음주 후의 금기에 대해 밝혔다. 4장은 음식의 유해(有害), 무해(無害)를 등재한 사유이다.

≪5. 과일≫은 40여 종 과일의 기미(氣味)와 효능을 밝히며 체질과 병증에 따라 해가 되는 예를 기재하였고 과식 후에 오는 병에 대해서도 기재하였다.

≪6. 곡식≫은 32종 곡식의 기미(氣味)와 효능을 밝히며 함께 먹으면 발병하는 음식을 들었고 기타의 기재요령은 5장과 같다.

≪7. 채소≫는 59종의 채소의 기미와 효능을 밝혔으며 기재요령은 6장과 같다.

≪8. 날짐승≫은 22종 날짐승의 육질(肉質)과 알의 기미와 효능을 밝혔으며 기재요령은 6장과 같다.

≪9. 들짐승≫은 52종의 들짐승의 육질과 오장, 젖의 기미와 효능을 밝혔으며 기재요령은 6장과 같다.

≪10. 물고기 종류≫는 물고기 31종, 조개 6종, 자라, 거북이, 개구리, 새우, 회, 젓갈 각 1종의 육질의 기미와 효능을 밝혔으며 기재요령은 6장과 같다.

≪11. 벌레종류≫는 뱀 3종, 거머리 2종, 지네, 누에 똥, 꿀, 지렁이의 기미와 효능을 밝혔으며 사람에게 피해를 주는 경우도 등재하였다.

卷之四

≪1. 신선이 세상을 구하기 위해 지은, 늙음을 떨쳐 버리고 아이가 되는 비결≫과 ≪2. 환원(還元)의 그림≫에서는, 정(精), 기(氣), 신(神)의 소모에 의해 진양(眞陽)이 고갈되어 건강체에서 사망으로 가는 노쇠과정을 ≪주역(周易)≫의 이론을 빌려 건괘(乾卦)→구괘(姤卦)→돈괘(遯卦)→비괘(否卦)→관괘(觀卦)→박괘(剝卦)→곤괘(坤卦) 6단계로 설명하였고, 다시 정, 기, 신을 축적하여 진양(眞陽)이 회복되어 건강한 몸을 되찾는 과정도 곤괘(坤卦)→복괘(復卦)→임괘(臨卦)→태괘(兌卦)→대장괘(大壯卦)→쾌괘(夬卦)→건괘(乾卦) 6단계로 설명하였다.

≪3. 자양(滋養)하여 몸을 보하는 약≫에서는 2종의 한약처방을 등재하였고 4장은 도인법(導引法)이다.

卷之五

≪1. 신선이 세상을 훈계(訓戒)한다≫에서는 한의학이론에 의해 노쇠과정을 설명하고 양생법으로 과로를 금하고 분별심을 줄이며 세상과 조화하며 부귀(富貴)를 탐하지 말라고 하였다. 또한 소악(小惡)이라도 행하지 말 것과 소선(小善)이라도 행하는 마음을 가지라 하였다.

≪2. 숨은덕을 쌓으면 수명이 는다는 이론≫에서는, 아무리 운명이

정해져 있다고 하더라도 남모르게 선행을 하면 운명이 바뀌어 병고를 벗어나고 사지(死地)에서도 탈출하며 단명자(短命者)도 장수자로 바뀐다는 이론이다. 저자는 ≪서산기(西山記)≫의 이론을 논하며 이러한 ≪음덕연수론(蔭德延壽論)≫을 저술하였다고 하였다.

≪3. 셋을 포함해 하나가 되는 그림과 가결(歌訣)≫은 삼원(三元)의 참찬법(參贊法)을 도상(圖象)화하고 설명한 것이다.

1. 본서는 中國 九洲圖書出版社에서 1998년에 발행한 ≪道書集成≫의 第三十三 冊 洞神部方法篇에 수록된 ≪三元延壽參贊書≫를 底本으로 하여 완역하였다.
   ○ ≪道藏≫의 第十六冊 威儀類에 수록된 ≪三元延壽參贊書≫.
   ○ 1965년, 서울, 東洋醫科大學에서 발행한 ≪醫方類聚≫의 第八冊 養性門 에 수록된 ≪三元延壽參贊書≫.
   ○ 1983년, 北京, 衛生出版社에서 발행한 ≪醫方類聚≫의 第九冊 養性門에 수록된 ≪三元延壽參贊書≫.
   ○ 1989년, 上海, 上海古籍出版社에서 발행한 ≪三元延壽參贊書≫.
   ○ 1987년, 北京, 中醫古籍出版社에서 발행한 ≪道藏養生書十種≫에 수록 된 ≪三元延壽參贊書≫.
   이상의 문헌을 비교 검토하여 誤字, 缺字, 衍文, 順序, 誤傍點을 바로잡았다.
2. 直譯을 원칙으로 하되 지나치게 간략한 원문은 이해를 돕기 위해 意譯하 였다.
3. 原文 중의 人名, 地名이 본서의 학술적 내용과 무관한 경우 註解를 달지 않 았다.
4. 書名, 篇名은 ≪ ≫로 표시하였다. 特定書名이 아닌 경우에는 ≪ ≫을 생략했으며, 또한 書名이 人名인 예도 ≪ ≫을 생략하였다.
5. 事例를 번역한 해서체 소문자의 문장에 나오는 人名, 地名, 藥名은 찾아보 기에 등재하지 않았다. 그러나 註解한 명칭들과 문헌명은 등재하였다.
6. 註解중의 病名들은 지면관계상 常例를 따라 해석하지 않았으나 난해한 용 어들의 일부는 풀이하였다.

차례

卷之一

自序

黃帝問岐伯曰、余聞、上古之人、春秋皆度、百歲而動作不衰。今時之人、年至半百而動作皆衰、時世異耶、人將失之耶。岐伯對曰、上古之人、其知道者、法於陰陽、和於術數、食飲有節、起居有常、不妄作勞、故能形與神俱、而盡終其天年。今時之人、不然也。以酒爲漿、以妄爲常、以慾竭其精、以耗散其眞、不知持滿、不時御神、務快其心、逆於生樂、故半百而衰也。又曰、知之則強、不知則老、知則耳目聰明、身體輕健、老者復壯壽、命與天地無窮。此僕養生延壽之書、所由作歟。所謂養生者、旣非壚鼎之訣、使憚於金石之費者、不能爲、又非吐納之術、使牽於事物之變者、不暇爲。郭橐馳有云、馳非能使木壽且孶也、以能順木之天、而致其性焉耳。僕此書、不過順夫人之天、皆日用而不可缺者。故他書可有也、可無也、此書則可有也、必不可無也。僕生甫二周而生母、遷於淮、比壯失所在、哀號奔走淮、東西者凡三年、天憫其衷、見母於蘄之羅田、自是歲一涉淮。一日道出龐居士舊址、遇一道人綠髮童顏、問其姓、曰、宮也、問所之、曰、採藥。與語移日淸越可喜。同宿焉、道人夜坐達旦、問其齒九十餘矣。詰其所以壽曰、子聞三元之說乎。時匆匆不暇扣、後十年、戊辰試太學至禮部、少憩飛來峯下、忽復遇其人、貌不減舊始異之、携手同飮、因詰向語、道人曰、此常理耳。余稽首請之、曰、人之壽天元六十、地元六十、人元六十、共一百八十歲、不知戒愼則、日加損焉。精氣不固則天元之壽減矣、謀爲過當、則地元之壽減矣、飮食不節則人元之壽減矣。當寶嗇而不知所愛、當禁忌而不知所避神、日以耗病。以來以壽、日以促矣。其說皆具、見於黃帝、岐伯、素問、老聃、莊周及名醫書中、其與孔孟無異。子歸以吾說求之、無他術也。復爲余細析其說、且遺以二圖。余再拜謝。蚤夜以思之前之所爲、其可悔者多矣。於是以其說、搜諸書集而成編、以自警焉。僕年七十、父年且九十一矣、蒙恩免役侍奉、他無以仰報、明時願鍰、諸梓與衆共之、庶讀者詳焉。不敢以父母遺體、行殆安樂壽考、以泳太平。似於天朝好生之德、不爲無補云旨。

至元、辛卯歲、菊月吉旦、九華澄心老人 李鵬飛、序。

황제(黃帝)1)가 기백(岐伯)2)에게 묻기를, "짐이 듣기로 상고시대(上古

---

1) 황제(黃帝): 上古時代 三皇의 한 분. 《史記·五帝本紀》에 이르기를, 有熊國의 王인 少典의 아들이다. 姓은 公孫인데 姬水에서 자랐다고 하여 姓을 姬라고도 하고 軒轅의 언덕에서 출생하였다 하여 軒轅氏라고도 한다. 有熊氏, 土德王, 흙색이 누렇기 때문에 黃帝라고도 한다. 阪泉의 전투에서 승리하여 神農氏의 8代 榆罔의 暴政을 종식시키고 蚩尤와의 대전을 涿鹿에서 치렀으나 이기지 못하였다. 제후들의 추대를 받아 帝位에 올랐다. 大撓에게 甲子를 만들게 하고 蒼頡에게 六書를 만들게 하고 伶倫에게는 律呂를 정하게 하였고 隸首에게 算數를 정하게 했으며 醫理에 대해 岐伯과 문답하여 《內經》을 저작하였다. 妃 嫘祖는 백성들에게 養蠶과 衣裳을 가르쳤다. 開物, 成務의 道와 官室, 器用의 制가 이때 크게 갖추어졌다. 재위 100년에 崩했다.

時代)의 사람들은 나이가 백 살이 되어도 누구도 동작이 쇠약해지지 않았다는데 지금 사람들은 50세가 되어도 동작이 모두 쇠퇴되었으니 시대(時代)가 달라서 그런 것인가? 양생(養生)의 법도(法度)를 잃어서 그러한가?" 기백이 답하기를, "상고시대의 사람들 중에서 도(道)를 아는 사람은 음양(陰陽)을 준수(遵守)하고 술수(術數)³⁾에 조화(調和)하여 음식에 절도가 있었고 기거(起居)는 항상 규칙적이었으며 망령(妄靈)되게 일하지 않았습니다. 그러므로 몸과 정신을 훼손치 않아 천년(天年)을 마칠 수 있었습니다. 그러나 지금 사람들은 그렇지 않아 술을 미음처럼 마시고 요망(妖妄)을 상도(常道) 삼아 욕정을 함부로 행하여 정(精)을 마르게 하니 진기(眞氣)를 소모시켜 흩어지게만 할 뿐, 유지하거나 가득 채울 줄 모릅니다. 그리고 정신은 언제나 내키는 대로 하여 추스르지 못하니 심신(心身)은 습관적으로 삶의 진정한 즐거움을 거슬리므로 50세면 동작이 쇠약해집니다."

경서(經書)에 이르기를, 양생(養生)의 방법을 알면 강장(剛壯)할 수 있고 모르면 노쇠하게 된다. 알면 귀는 잘 들리고 눈은 밝아지며 신체가 경건(輕健)해지니 노인도 다시 강장(剛壯)하게 되어 수명이 천지와 더불어 무궁하게 된다. 저자는 본서를 저술함에 있어 이 이론을 근거로 하였다.

이른바 양생(養生)이란, 기존의 노정(爐鼎) 비결⁴⁾이 아니므로 금석(金石)을 소비하는 자는 행함을 꺼린다. 또 토납(吐納)의 기술⁵⁾이 아니

2) 기백(岐伯): 黃帝의 臣. ≪帝王世紀≫에 이르기를, 黃帝가 岐伯에게 草木의 맛을 보게 하여 醫藥과 經方을 主宰케 하니 本草와 ≪素問≫의 書가 모두 그에게서 나왔다.

3) 술수(術數): 陰陽의 법칙을 실생활에 적용할 수 있게 이론적으로 체계화한 학문과 그 방법.

4) 노정(爐鼎)의 비결: 仙道의 不老不死하기 위한 약을 만드는 비결. 不死藥은 金石之劑를 용광로, 솥에 넣고 製煉하여 화학변화가 되어 완성되므로 용광로의 壚, 爐와 솥 鼎으로 外丹法을 상징하였다.

5) 토납(吐納)의 기술: 仙道의 長生不死의 방법으로, 인체 내에 內丹을 결성하기 위해 呼吸을 하는 기술. 초보

므로 호흡에 의해 신체를 변화시키려는 자는 한가하게 행하려 하지 않는다.

곽탁타(郭橐駝)가 말하기를, "나를 나무의 수명대로 살게 하거나 나무의 번식방법대로 존속(存續)하게 할 수 없으나 나무의 천성(天性)을 본받아 살아가게는 할 수 있다."

그렇듯이 본서의 양생법들은 억지가 아니고 자연스럽게 사람으로 하여금 천성(天性)을 따르게 하는 방법들이니 일상생활에서 빠뜨리지 않고 행해야 할 것들이다. 그러므로 다른 양생서에 수록된 것이 본서에 없기도 하나 본서의 내용은 절대 없어서는 안 될 것들이다.

저자는 출생한 지 만 2년이 되었을 때 생모(生母)가 회지(淮地)[6]로 떠나가 버렸다. 장년(壯年)이 될 때까지 생모의 소재를 알지 못하여 항상 애민(哀悶)한 채 지내다가 견딜수 없어 어느 날 갑자기 달리듯이 회지(淮地)로 향하였다. 3년간 이곳저곳 탐문(探問)하니 하늘이 가엾이 여기시어 충정(衷情)[7] 베푸시니 드디어 기주(蘄州)[8]의 나전(羅田)에 사신다는 것을 알게 되어 찾아가 결국 상봉(相逢)하였다.

생모를 모시고 일 년간 나전(羅田)에서 지내다가 어느 날 방거사(龐居士)[9]의 유적지를 참배하러 가는 중도에 푸른 수염과 머리의 동안(童顏) 도인(道人)을 우연히 상면(相面)케 되었다. 도인에게 성(姓)을 여쭈

자를 위한 祛病用에서부터 性命雙修를 위한 胎息法까지 여러 종류가 있다.

6) 회지(淮地): 淮河가 통과하는 安徽省과 江蘇省의 북부지역.

7) 충정(衷情): 배려하여 살펴 주는 情.

8) 기주(蘄州): 湖北省 蘄春縣 西北.

9) 방거사(龐居士): 龐蘊(A.D. ?~808). 唐國의 저명한 在家禪修行者, 衡陽人. 代代로 儒學을 하였으나 방온은 石頭希遷을 參謁하고 나서 깨달음을 얻었다. 丹霞天然과는 평생 벗으로 지냈으며 藥山惟儼, 仰山 등과 往來하였다. 著書로 ≪龐居士語錄≫이 있다.

니 "궁(宮)"이라고 답하시고 여행의 목적은 "채약(採藥)"이라고 답하셨다. 많은 대화 중 그의 청고(淸高)한 식견을 듣노라면 절로 기쁨이 솟아올랐다. 특히 그분과 한방에 있으면서 보니 밤에도 정좌한 채 아침까지 그대로였다. 그에게 나이를 물으니 90여 세라고 답하자 경탄(驚歎)하여 장수(長壽)한 연유(緣由)를 물었다. 도인이 답하기를, "그대는 삼원지설(三元之說)[10]을 들은 적 있는가?" 이것이 전부였다.

도인과 헤어진 뒤 한가롭지 못하게 살다 보니 어언 10년이 흘러 무진년(戊辰年)[11]이 되었다. 태학(太學)[12]의 입시(入試)를 치르기 위해 예부(禮部)[13]로 가던 중 비래봉(飛來峰)[14]을 유람하다가 휴식을 하게 되었다. 이때 또다시 궁 도인(宮道人)을 우연히 만나니 반가운 정(情)은 가슴에 가득하였는데 모습도 예전과 조금도 다름이 없어 신기(神奇)할 뿐이었다. 도인의 손을 붙잡고 술을 권하며 양생(養生)의 방법을 여쭈었다.

도인이 답하시기를, "양생의 방법에는 불변의 이치가 있다." 저자가 머리가 땅에 닿도록 절하며 설명을 청하니 말씀하시기를, "사람의 수명은 천원(天元) 60세, 지원(地元) 60세, 인원(人元) 60세, 모두 합하여 180세이나 사람들은 삼가고 지켜야 할 양생법을 몰라 제 스스로 본유(本有)의 수명 180세를 삭감시키고 있다. 정기(精氣)가 견

---

10) 삼원지설(三元之說): 사람의 富貴夭壽는 天時, 地利, 人和 三元의 相助와 不一致에 의해 결정된다는 학설. 보통 天人相關論이라 하며 儒學, 仙學, 易學, 東洋醫學 등 諸般學이 이 이론을 근간으로 삼고 있다.

11) 무진년(戊辰年): A.D. 1268.

12) 태학(太學): 국가에서 설립한 최고의 교육기관. 중국에서는 국자감(國子監), 우리나라는 성균관(成均館)이 이에 해당된다.

13) 예부(禮部): 中書省 六部의 하나로 禮樂, 貢擧를 관장하는 기관.

14) 비래봉(飛來峰): 浙江省의 靈隱山과 天竺山 사이에 있는 높이 160m의 小峯. 晉代, 咸和年間에 승려 慧理가 此峯을 보고 天竺에서 飛來한 것 같다 하여 그 명칭이 되었다. 奇巖怪石과 울창한 숲 사이로 洞穴 수십 處과 石龕佛 300여 尊이 조각되어 있다. 五代에서 元朝에 이르는 동안 조성되었는데 觀音洞이 著名하고 彌勒像, 羅漢像도 유명하다.

고하지 못하면 천원(天元)의 수명이 삭감되고 모려(謀慮)가 지나치면 지원(地元)의 수명이 삭감되며 음식을 절제치 못하여 인원(人元)의 수명이 삭감된다. 사람들은 몸에 본시부터 지닌 보물들을 아낄줄 모르고 금기(禁忌)를 피하지 않으므로 삼원(三元)의 날들은 소모되면서 병들 날만 다가오니 죽음이 촉박해진다. 이 이론은 황제(黃帝)와 기백(岐伯)이 문답한 ≪소문(素問)≫15)에 모두 나와 있고 노담(老聃),16) 장주(莊周),17) 명의(名醫)들의 저서에도 있으며 그 내용은 공자(孔子),18) 맹자(孟子)19)의 설(說)과 다르지 않다. 그러므로 그대는 귀가한 후부터 나의 학설에서 양생법을 구할 것이지 다른 법술(法術)에서는 구하지 말라. 나는 이제 학설을 상세히 분석하여 2장의 그림으로 작성하여 그대에게 전하노라."

저자는 궁 도인(宮道人)에게 재배(再拜)하여 사은(謝恩)하였다. 귀가하자마자 초저녁부터 생각나는 것은 과거행위 중 많은 후회스러운 부분들이었다. 그리하여 세상 사람들도 저자와 같은 전철(前轍)을 밟지 않게 하기 위해서 저술(著述)을 결심하였다. 그리하여 궁 도인의 학설을 근간(根幹)으로 하여 여러 책을 참고하고 발췌(拔萃)하여 수 년

---

15) ≪소문(素問)≫: 上古時代의 黃帝와 岐伯의 醫學에 대한 문답을 기록한 24권이다. 最古의 醫籍이며 原典이다. 針灸學의 원리를 기록한 ≪靈樞≫와 合編하여 ≪黃帝內經≫ 혹은 ≪內經≫이라고 부른다. ≪漢書·藝文志≫에는 ≪黃帝內經≫ 18篇卷이 기록되어 있는데 素問이란 명칭은 없다. 東漢의 張機가 ≪傷寒論≫을 저술하여 ≪素問≫이라는 명칭을 처음 사용하였다.

16) 노담(老聃): 老子. 老君. ≪史記·老莊申韓傳≫에 쓰여 있기를, 姓은 李 이름은 耳이고 字는 伯陽이다. 諡號는 聃. 楚 苦縣의 勵鄕, 曲仁里 사람이다. 周의 守藏室에서 史를 지냈다. 그의 口述을 기록한 5千言이 ≪道德經≫이라는 명칭으로 傳한다.

17) 장주(莊周): 이름은 周, 字는 子休. B.C. 370~300. 戰國時代 宋國의 蒙 땅(河南省 歸德府 商丘縣 부근)에 살았던 思想家. 그의 저서는 ≪莊子≫라는 명칭으로 현존하고 있는데 西晉의 郭象이 정리하고 注釋한 33편 본이다. 그 내용은 無爲自然, 虛靜恬澹, 隱逸自適, 順命安分으로 老子의 사상과 근간을 같이하므로 老子와 함께 道家三大思想家이다. 司馬遷의 ≪史記≫에 ≪莊周列傳≫이 수록되어 있다.

18) 공자(孔子): 春秋時代 魯國人, 이름은 丘, 字는 仲尼. B.C. 561~479. 태어나면서부터 聖德이 있었으며 학문은 일정한 스승이 없었다. 일찍이 老聃에게 禮를 물었고 萇弘에게 樂을 배웠으며 師讓에게 거문고를 배웠다. 大司寇가 되어 魯國을 크게 잘 다스렸으며 ≪詩傳≫, ≪書傳≫을 刪定하고 禮樂을 訂正하고 ≪周易≫을 撰하고 ≪春秋≫를 作하였다. 제자들이 그의 生前 言行을 모아서 기록한 책이 ≪論語≫이다. - ≪史記·四十七≫

19) 맹자(孟子): 戰國時代 魯國의 鄒人, 名은 軻, 字는 子輿. 아버지가 일찍 죽은 후 어머니가 맹자의 학습을 위해 세 번 이사한 것은 유명한 고사이다. 子思의 門人에게서 수업하고 齊國과 梁國 사이를 다니며 지냈다. 주로 唐虞三代의 德에 대해 講述하였다. 죽은 후 孔子廟에 配享되었고 鄒國 亞聖公에 추존되었다.

만에 탈고(脫稿)하니 이는 저자 자신 먼저 경책(警責)한 것이다.

저자의 나이 이제 70, 부친은 91세이다. 저자는 받들어 모시는 것을 원치 않는 부친의 성품 때문에 어려서부터 시봉(侍奉)의 노역(勞役)을 면할 수 있었다. 그러므로 본서도 집필할 수 있었고 또한 세시(世時)에 맞게 출간되어 대중에게 선보이게 되었다.

뭇 독자분께 당부하노니 부디 본서를 정독(精讀)하시라.

부모로부터 물려받은 몸을 함부로 하지 말고 위태(危殆)를 안락(安樂)으로 변화시켜 장수하며 태평성대(太平盛代)에서 노니시라.

천조(天朝)[20]가 호생지덕(好生之德)[21]을 지녀 백성을 보우(補佑)하지 않는 성지(聖旨)[22]가 없지 않듯이 음덕(蔭德)[23]을 행하시라.

지원(至元),[24] 신묘세(辛卯歲),[25] 국월(菊月),[26] 길단(吉旦),[27]

구화징심노인(九華澄心老人) 이붕비(李鵬飛)가 서(序)하노라.

---

20) 천조(天朝): 朝廷을 높여 부르는 말.

21) 호생지덕(好生之德): 살리고 잘되기를 바라는 덕성(德性).

22) 성지(聖旨): 天子의 敕旨.

23) 음덕(蔭德): 드러나지 않게 베푸는 善行.

24) 지원(至元): 元國의 世祖, 文武帝의 연호. A.D. 1264~1294.

25) 신묘세(辛卯歲): A.D. 1291.

26) 국월(菊月): 음력 9월.

27) 길단(吉旦): 초하룻날의 아침.

卷之一

1. 사람을 설명함 人說

天地之間人爲貴、然囿于形、而莫知其所以貴也。頭圓象天、足方象地、目象日月、毛髮肉骨、象山林土石。呼爲風、呵爲露、喜而景星慶雲、怒而震霆迅雷、血液流潤、而江河淮海。至于四肢之四時、五臟之五行、六腑之六律。若是者、吾身天地同流也。豈不貴也。

하늘과 땅 사이에 사람이 귀하다. 그러나 단지 외형만으로는 그 귀함을 알 수 없다. 머리는 둥긂으로써 하늘을 본받았고 발은 모남으로써 땅을 본받았으며 양 눈은 해와 달을 본받았고 모발(毛髮), 살, 뼈는 산, 숲, 흙, 돌을 본받았다. 내쉬는 숨은 바람, 입으로 붉은 이슬, 기쁨은 상서로운 별과 상서로운 구름, 분노는 벼락과 빠른 우레, 혈액이 유통되어 자윤(滋潤)케 함은 강과 하천이 바다로 모이는 것에 비유할 수 있다. 팔다리는 사계절을 본받았고, 오장(五臟)[1]은 5행(五行)[2]을 본받았고 육부(六腑)[3]는 6률(六律)[4]을 본받았다. 이렇게 사람의 몸은 하

---

1) 오장(五臟): 肝臟-木, 心臟-火, 脾臟-土, 肺臟-金, 腎臟-水 精氣를 貯藏하여 밖으로 泄하지 않는다 하여 臟이라고 命名되었다.

2) 5행(五行): 중국 철학에서 말하는 우주를 구성하는 다섯 원소. 즉 金, 木, 水, 火, 土. 우주의 모든 현상을 五行相克과 五行相生으로 설명한다.

3) 육부(六腑): 五臟과 相配를 이루는 膽, 小腸, 胃, 大腸, 膀胱, 三焦. 《靈樞·本藏篇》에 이르기를, 六腑는

늘, 땅과 동류(同流)이니 어찌 귀하지 아니한가?

按藏教、父母及子相感、業神入胎、地水火風、衆緣和合、漸
得生長。一七日如藕根、二七日如稠酪、三七日如鞋襪、四七日
如溫石、五七日有風觸胎、名攝提、頭及兩臂脛、五種相現。六
七日有風、名旋轉、兩手足四相現。七七及八七日、手足十指、
二十四相現。

감추어진 원리를 안고(按考)하여 설명하면, 부모와 자녀가 서로 감
응하여 부정(父精)이 자궁에 들어갈 때는 자녀의 혼령(魂靈)도 함께 따
라 들어가니 이렇게 지(地), 수(水), 화(火), 풍(風)[5] 여러 인연이 화합하
여 태아가 되어 점차 자라게 된다.

7일에는 연뿌리 같은 모습이 이루어지고 14일에는 진한 우유죽 같
은 모습이 되며 21일에는 신발 모습이고 28일에는 따뜻한 돌 같다. 35
일에는 머리, 양팔, 무릎의 다섯 모습이 나타나며 태(胎)에 부딪히는
느낌이 드는데 이것을 섭제(攝提)라고 부른다. 42일에는 양팔, 양다리
가 갖추어지니 명칭은 선전(旋轉)이다. 49일에서 56일에는 열 손가락,
열 발가락이 갖추어져 24상(相)이 나타난다.

九七日、眼耳鼻口、及下二穴大小便處、九種相現。十七日有
風、名普門、吹令堅實、及生五臟。十一七日、上下氣通。十二

水穀을 化하여 津液을 運行케 한다.

4) 6률(六律): 十二律 중에서 陽에 속하는 여섯 音. 즉 黃鐘, 大簇, 姑洗, 蕤賓, 夷則, 無財.

5) 지(地), 수(水), 화(火), 풍(風): 불교에서 말하는 우주의 구성원소로 四大라고 부른다. 地大는 堅性으로 保持
作用, 水大는 濕性으로 攝集作用, 火大는 暖性으로 成熱作用, 風大는 動性으로 生長作用을 가지고 있다.

七日、大小腸生。十三七日、漸知飢渴、飲食滋味、皆從臍入。
十四七日身前身後、左右二邊、各生五十條脈。十五七日、又生
二十條脈。一身之中、共有八百吸氣之脈、至是皆具。

63일에는 눈, 귀, 코, 입 및 아래 대소변 보는 구멍, 모두 아홉 구멍
의 모양이 나타난다. 70일이 되면 입으로 내뿜는 숨이 견실해지며 오
장(五臟)이 생기니 그 명칭은 보문(普門)이다. 77일에는 상하의 기운이
서로 통하고 84일에는 대장(大腸)과 소장(小腸)이 생긴다. 91일에는 점
차 배고픔과 갈증을 느껴 음식과 자미(滋味)를 배꼽을 통해서 받아들
인다. 98일에는 태아의 전후좌우 변두리에 각 50줄기의 맥(脈)이 생긴
다. 105일이 되면 다시 20줄기의 맥이 더 생기니 몸에 모두 800이 되
는 흡기(吸氣)의 맥이 생겨 모든 맥을 갖춘다.

十六七日有風、名甘露、安置兩眼、通諸出入息氣。十七七日
有風、名毛拂、能令眼耳鼻口、咽喉胸臆、一切合入之處、皆得
通滑。十八七日有風、名無垢、能令六根清淨。十九七日、眼耳
鼻舌、四根成就、得三種報曰、身、命、意。二十七日有風、名
堅固、二脚二手、二十指節、至一身二百大骨及諸小骨、一切皆生。

112일에는 양 눈이 생기기 시작하여 자리 잡으며 호흡과 제기(諸氣)
가 출입하는데 이를 감로(甘露)라고 한다. 119일에는 눈, 귀, 코, 입, 인
후, 가슴 등 일체 출입처의 기능이 원활해지니 이를 모불(毛拂)이라
한다. 126일에는 6근(六根)[6]이 청정해지니 이를 무구(無垢)라 한다. 133

---

6) 6근(六根): 불교용어로 6종의 감각기관. 즉 眼根, 耳根, 鼻根, 舌根, 身根, 意根.

일에는 눈, 귀, 코, 혀 4근(四根)이 완전해지니 이를 3종보(三種報)인 신(身), 명(命), 의(意)를 얻었다 한다. 140일이 되면 20개의 손가락과 발가락에 모두 관절이 생기니 몸에 200이 되는 큰 뼈와 여러 작은 뼈가 모두 생긴다.

二十一七日有風、名生起、能令生肉。二十二七日有風、名浮流、能令生血。二十三七日生皮。二十四七日、皮膚光悅。二十五七日、血肉滋潤。二十六七日、髮毛爪甲皆與脈通。二十七七日、髮毛爪甲、悉皆成就。二十八七日、生屋宇園池河等八相。二十九七日、各隨自業、或黳或白。三十七日、黳白相現。

147일이 되면 근육이 생기는데 이를 생기(生起)라 한다. 154일이 되면 혈액이 생기는데 이를 부류(浮流)라 한다. 161일에는 피부가 생기고 168일에는 피부가 윤택해지고 175일에는 혈액과 근육이 풍부해지고 윤택해진다. 182일에는 머리털, 터럭, 손발톱이 맥(脈)과 통하고 189일이 되면 머리털, 터럭, 손발톱이 완전히 이루어진다. 196일의 형체를 집에 비유하면 지붕, 담장, 정원, 못 등 8상(八相)을 갖추게 되고 203일이 되면 신체의 각 부위가 스스로 제 기능을 하게 되며 어두운 부위가 있기도 하고 밝은 부위가 있기도 하다가 210일이 되면 어두운 부위와 밝은 부위가 구분되어 나타난다.

三十一七日至三十四七日漸得增長。三十五七日、肢體具足。三十六七日、不樂住腹。三十七七日、生不淨臭穢、黑暗三想。三十八七日有風、名藍花、能令長伸兩臂、轉身向下。

217일에서 238일 사이에는 태아가 점점 자라는 기간이다. 그리하여 245일이 되면 몸과 팔다리를 제대로 갖추게 되며 252일이 되면 어머니의 배 속에 있는 것을 즐겨하지 않는다. 259일이 되면 깨끗하지 않음, 더러운 냄새, 검고 어둠에 대한 세 상념(想念)을 일으킨다. 그리하여 266일째가 되면 능히 양팔을 뻗을 수 있어 몸을 돌려 아래를 향하니 이를 남화(藍花)라고 부른다.

次有趨下風、能令足上首下、以向生門。是時也 萬神必唱、恭而生男、萬神必唱、奉而生女。至于五臟六腑、筋骨髓腦、皮膚血脈、精臟、水臟、二萬八千形影、一萬二千精光、三萬六千出入、八萬四千毛竅、莫不各有其神以主之。然則人身豈易得哉。鞠育之恩、又豈淺淺哉。

다음, 아래로 향하는 모습을 보면, 발이 위로 가고 머리는 아래에 있음으로 하여 산문(産門)을 향한다. 태아가 이렇게 출생하는 때에는 만신(萬神)이 반드시 노래를 부르며 공경하여 남아(男兒)를 출생케 하고, 만신이 반드시 노래를 부르며 받들어 여아(女兒)를 출생케 한다. 만신은 오장육부(五臟六腑), 근육, 뼈, 골수, 뇌, 피부, 혈맥, 고환, 자궁에 분포되어 있는데 28,000의 그림자 형체, 12,000의 정미로운 빛, 36,000의 출입기(出入氣), 84,000의 모공(毛孔), 이 모든 것을 각기 해당하는 인체의 신(神)이 주재하지 않는 것이 없다. 그러한즉 사람의 몸을 얻음이 어찌 쉽다 하랴? 모태(母胎)에서 양육해 준 은혜를 어찌 얕다 하랴?

夫以天地父母之恩、生此不易得之身、至可貴、至可寶者、五
福一曰壽而已。旣得其壽、則富貴利達、致君澤民、光前振後。
凡所以掀揭宇宙者、皆可爲也。盖身者、親之身輕其身、是輕其
親矣。安可不知所守以全。天與之壽、而有以盡事親之大乎。

대저 사람은 천지와 부모의 은혜로써 쉽게 얻을 수 없는 몸을 받아
세상에 나왔으니 그 몸은 지극히 귀하고 참으로 보배로우므로 5복(五
福)[7] 중에 첫째가 장수(長壽)이다. 이왕 장수할 바에는 부귀영달(富貴
榮達)하여 임금께 충성하며 백성의 생활을 윤택게 하여 그 업적과 명
성이 전대에 없을 만하며 후대까지 이르러야 한다. 무릇 우주에서 돋
보일 드높은 업적은 누구나 이룰 수 있기 때문이다.

대저 몸이란 부모의 몸이므로 몸을 업신여기는 것은 부모를 가벼이
여기는 것이다. 그러므로 온전히 몸을 지킴을 어찌 몰라서 되랴? 하늘
이 준 수명이 다하도록 사는 것이 부모를 섬김에 가장 큰 일이 아닌가?

或曰、嬰孺之流、天眞未剖、禁忌飮食、又無所犯、有至夭枉
者、何歟。曰、此父母之過也。爲父母者、或陽盛陰虧、或陰盛
陽虧、或七情鬱于內、或八邪襲于外、或母因胎寒、而餌煖藥、
或父以陽萎、而餌丹藥、或胎元旣充、淫慾未已、如花傷培、結
子不實。

어떤 자가 물었다. 어린아이들은 천진(天眞)[8]이 아직 나뉘지 않았
으므로 음식을 금기해야 한다. 그런데 이러한 금기를 범하지 않았는

---

7) 5복(五福): 壽, 富, 康寧, 攸好德, 考終命.
8) 천진(天眞): 부모로부터 받은 先天眞氣.

데 일찍 죽는 이유는 무엇인가? 답하겠다. 이는 부모의 잘못이다. 부모가 양이 성하여 음이 훼손되었거나 또는 음이 성하여 양이 훼손된 경우이며 혹은 7정(七情)⁹⁾이 체내에 울결되어 있거나 8사(八邪)¹⁰⁾가 외부에서 몸 안으로 습격한 경우이다. 혹은 어머니의 태(胎)가 한랭(寒冷)하여 몸이 따뜻해지는 약을 먹었거나 또는 아버지가 양위증(陽萎症)¹¹⁾으로 단약(丹藥)¹²⁾을 먹은 경우이다. 혹은 모태의 기능이 충실하다 하여 임신 중에 과다하게 성교한 소치(所致)이다. 이는 화초가 성장과정에 손상당하여 맺은 열매가 알차지 못한 것과 같다.

既産之後、稟賦怯弱、調養又失其宜。驕惜太過、睡思旣濃、尚令詛嚼。火閣旣暖、猶令飮酌。厚衾重覆、且令衣着。撫背拍衣、風從內作。指物爲虫、驚因戲謔。厄坐放手、我笑渠惡。慫令喜笑 肋脇指齘。雷鳴擊鼓 且與掩耳。眠臥過時、不令早起。飮食飽飫 不與戒止。睡臥當風 恐嚇神鬼。如此等事、不一而已。斯言也、演山翁之至言也。父母者、因是而鑑之、則後嗣流芳、同此一壽。豈不偉歟。

이렇게 되어 출생한 아기는 부모로부터 받은 정신과 원기가 허약한 채 양육된다. 또한 그 부모가 옳은 육아법을 잃은 경우도 있다. 즉 아기를 사랑하여 아낌이 지나쳐 곤히 잠자고 있는데 깨워 젖이나 음

---

9) 7정(七情): 喜, 怒, 憂, 思, 悲, 驚, 恐.

10) 8사(八邪): 동, 서, 남, 북, 동북, 동남, 서북, 서남 8방향에서 침입해 오는 邪氣.

11) 양위증(陽萎症): 남성 성기능 장애. 陰萎症이라고도 한다.

12) 단약(丹藥): 원래는 不老不死의 神仙이 되기 위해 복용하는 광물성 약재로 된 알약을 의미한다. 이런 약은 丹砂가 중요 구성내용이기 때문에 丹砂가 들어가지 않은 약에도 丹藥이라는 명칭이 붙게 되었다. 그러나 본서에서는 丹石藥의 異名으로, 남성정력 증진을 위한 광물성약을 通稱한다.

식을 먹인다든가 부뚜막이 이미 뜨거운데도 오히려 그 곁에서 뜨거운 음식을 먹게 하는 경우이다. 또한 두터운 이불을 겹쳐 덮고 있는 아기에게 또다시 옷을 입힌다든가, 등을 쓰다듬거나 옷을 두드려 아기의 몸 안에 풍(風)이 생기게 하는 경우이다. 또한 손가락으로 벌레를 가리켜 아이가 놀라는 것을 웃음거리로 삼거나, 아기가 위태롭게 앉아서 손으로 마구 물건을 만져도 그것을 웃으며 구경만 하는 경우이다. 아기를 억지로 웃게 하려고 옆구리를 간질이거나, 우레 치거나 북이 울릴 때에 이미 아기의 귀를 막아 놓았는데도 또다시 손을 귀에 갖다 대어 막는 경우이다. 또한 잠을 지나치게 자는데도 아침에 깨우지 않으며, 음식을 배부르게 많이 먹는데도 저지시키지 않으며, 잠자는데 바람을 맞게 하여 귀신의 꾸짖음을 받아 두려움을 느끼게 하는 경우이다. 이 같은 일들은 본서에서만 서술한 것이 아니다. 본래는 연산옹(演山翁)의 지리(至理)의 말씀이다. 그러하니 부모 된 자라면 위의 말들을 거울로 삼아 후사(後嗣)를 훌륭하게 양육하여 천수(天壽)를 누리게 해야 한다. 이를 어찌 위대한 교훈이 아니라 하랴?

2. 하늘로부터 받은 수명은 정기(精氣)를 소모 하지 않은 자만이 누릴 수 있다 天元之壽、精氣不耗者得之

男女居室、人之大倫。獨陽不生、獨因不成、人道有不可廢
者。莊周乃曰、人之可畏者、衽席之間、不知戒者過也。

남녀가 결혼하는 것은 인간세상의 대륜(大倫)이다. 양(陽) 홀로는 생
명을 탄생시킬 수 없으며 하나의 원인만으로는 이룰 수 없으므로 남
녀의 결혼은 폐지할 수 없다.

장주(莊周)가 말하기를, "사람은 부부간의 잠자리를 두렵게 여겨야
하나니 삼갈 줄 모르는 것은 잘못이다."

蓋此身與造化同流、左爲腎屬水、右爲命門屬火。陽生於子、
火實藏之、猶北方之有龜蛇也。膀胱爲左腎之腑、三焦爲右腎之
腑、三焦有脂膜如掌大、正與膀胱相對、有二白脈自中而出、夾
脊而上貫於腦。上焦在膻中、內應心。中焦在中脘、內應脾。下
焦在臍下、卽腎間動氣。分布人身、方其湛寂、慾念不興。精氣
散于三焦、榮華百脈、及慾想一起、慾火熾然、翕撮至焦、精氣
流溢、並從命門輸瀉而去、可畏哉。

대저 사람의 몸은 조화(造化)와 동류(同流)로서 좌측은 신(腎)이니 수(水)에 속하고 우측은 명문(命門)[13]으로 화(火)에 속한다. 양(陽)은 자(子)에서부터 생기니 자(子)에 화(火)가 간직되어 있기 때문으로 이는 거북이와 뱀이 북방에 속함과 비유될 수 있다.

방광(膀胱)은 좌신(左腎)에 속하는 부(腑)이고 삼초(三焦)는 우신(右腎)에 속하는 부(腑)인데 삼초에 있는 손바닥 크기의 지막(脂膜)은 방광과 정면으로 상대되는 부위에 있다. 좌신과 우신에서는 각기 백맥(白脈)이 하나씩 나와 척추를 끼고 상승하여 뇌로 들어간다.

상초(上焦)는 전중(膻中)[14]에 있으며 안으로 심(心)에 응하고 중초(中焦)는 중완(中脘)[15]에 있어 안으로 비(脾)에 응하고 하초(下焦)는 제하(臍下)에 있으니, 즉 두 신장(腎臟) 사이의 움직이는 기(氣)를 말한다.

삼초(三焦)는 몸에 분포되어 있으면서 수기(水氣)로써 몸을 적셔 안정되게 하여 헛된 욕망이 일어나지 않게 하고 그러다가 삼초 내에 흩어져 있는 정기(精氣)는 모든 맥(脈)을 영화롭게 한다. 그러다가 성욕이 한 번 일어나 욕화(慾火)가 치열해지면 삼초 내의 정기를 거두어 모아 넘칠 정도가 되는데 이때 명문(命門)의 화(火)가 억제치 못하여 사정(射精)하게 되니 두렵다 할 만하다.

嗟夫、元氣有限、人慾無涯。火生於木、禍發必剋。尾閭不禁、滄海以竭、少之時、血氣未定、旣不能守。夫子在色之戒、及其

---

13) 명문(命門): 右腎이다. 精神이 깃들어 사는 집이고 原氣와 밀접하게 연결되어 있다. 남자는 명문에서 精을 간직하고 여자는 胞를 매달고 있으므로 이러한 이름을 얻게 되었다.

14) 전중(膻中): 兩乳頭의 正中央에 위치한 任脈의 要穴. 心包絡의 募穴. 늑막염, 기관지천식, 늑간신경통, 유즙분비감소, 유방통, 胸痛, 心痛을 다스린다.

15) 중완(中脘): 臍上 4寸의 任脈穴. 구토, 위궤양, 腹脹, 腹鳴, 腹痛, 泄瀉, 胃下垂, 급만성위염, 위경련을 치료한다.

老也、則當寡慾閑心。又不能明列子養生之方、吾不知其可也。

아-아- 사람의 원기(元氣)는 유한한데 욕심은 끝이 없구나! 불은 나무로부터 일어나나 그 화(禍)는 반드시 본원(本源)을 극(剋)한다. 미려(尾閭)16)를 닫지 않으면 창해(滄海)는 고갈되는데도 젊은이들은 혈기(血氣)가 안정되지 못하여 색욕을 절제하지 못한다. 대저 자녀에게 색욕을 절제하도록 훈계하여 그 지킴이 노년까지 이르게 하라. 그러면 자녀들은 마땅히 욕심을 줄여 마음이 한가해지리라.

참고로, 열자(列子)17)의 양생법(養生法)이 있다고 하나 나는 밝게 알 길이 없어 그 옳음도 모른다.

麻衣道人曰、天地人等、列三才、人得中道、可以學聖賢、可以學神仙。況人之數於天地萬物之數。但今之人、不修人道、貪愛嗜慾、其數消滅、只與物同也。所以有老病夭殤之患、鑑乎此、必知所以自重、而可以得天元之壽矣。

마의도인(麻衣道人)이 말하기를, 천(天), 지(地), 인(人) 삼재(三才)가 배열되어 있는데 사람이 그 중도(中道)를 얻었으니 성현(聖賢)에 대해 배우고 신선(神仙)을 공부할 만하다. 하물며 사람의 이수(理數)가 천지만물의 이수(理數)와 동일원리로 구성되어 있는데 어찌 불가능하랴? 그런데도 현세의 사람들은 이러한 인도(人道)를 닦지 않고서 탐내

---

16) 미려(尾閭): 長强穴. 尾骨 끝과 항문의 중간에 있는 督脈穴. 치질, 脫肛, 만성장염, 변비를 치료한다. ≪莊子·秋水≫에 "北海의 바다 밑에는 바닷물이 빠져나가는 尾閭라는 커다란 구멍이 있다."고 하였다. 본서에서는 重義法으로 쓰였다.

17) 열자(列子): 이름은 御寇. B.C. 400년경에 鄭國에서 출생한 사상가. 그리고 그의 저서명 ≪漢書≫에 그의 이름 정도가 보일 뿐 기타의 인적사항은 전하지 않는다. 저서 8편은 ≪老子≫, ≪莊子≫와 근간이 동일한 無爲自然이어서 道家哲學者로 숭상받고 있다.

고 아끼고 좋아하고 욕심내니 그 천수(天數)가 소멸되다시피 하여 단지 하찮은 물체와 같게 되었다. 병들고 늙고 요절(天絶)함을 이에 비추어 보라. 반드시 저절로 중요함을 알게 되어 양생(養生)하여 하늘로부터 받은 수명을 누리게 될 것이다.

3. 색욕을 끊지는 않는다 慾不可絶

黃帝曰、一陰一陽之謂道、偏陰偏陽之謂疾。又曰、兩者不和、若春無秋、若冬無夏、因而和之、是謂聖道。聖人不絶和合之道、但貴于閉密、以守天眞也。

황제(黃帝)가 말하기를, "일음(一陰)과 일양(一陽)을 도(道)라고 이르며 편중된 음과 편중된 양을 병이라고 이른다." 또한 말하기를 "음양의 불화를 예를 들면, 봄이 있는데 가을은 없고 겨울은 있는데 여름이 없는 경우이다. 그러므로 음양을 화합시킴을 성도(聖道)라고 부른다." 성인(聖人)은 남녀화합(男女和合)의 도(道)가 끊어지지 않도록 한다. 그래서 단지 긴밀하게 닫음을 귀하게 여김으로써 천진(天眞)을 지키게 한다.

素女曰、人年二十者、四日一泄。三十者、八日一泄。四十者、十六日一泄。五十者、二十日一泄。此法語也。所稟者厚、食飮多、精力健、或少過其道。譬之井焉、源深流長、雖隨汲隨滿、猶懼其竭也。若所稟者薄、元氣本弱、又食減、精耗損、强而爲之、是怯夫而試馮婦之術、適以劘虎牙耳。

소녀(素女)[18]가 말하기를, "나이 20인 남자는 4일에 한 번 사정(射精)

하고 30인 자는 8일에 한 번, 40인 자는 16일에 한 번, 50인 자는 20일에 한 번 사정함이 적당합니다."

이는 법어(法語)이다. 천품(天稟)이 후(厚)한 자는 음식을 잘 먹고 정력이 왕성하여 혹은 젊을 때 성교를 지나치게 한다. 이는 우물에 비유할 수 있다. 근원이 멀고 깊은 데서부터 이르러 된 우물은 물이 항상 모여 가득 차 넘치니 어찌 마를 걱정을 하랴? 그러나 천품이 박(薄)한 자는 본시부터 원기(元氣)가 약한데 혹은 음식을 적게 먹어 정기(精氣)가 소모된 상태에서 억지로 성교를 하는 경우가 있다. 이것은 허약자가 방중술(房中術)을 행하는 경우이니 이는 호랑이가 스스로 제 어금니를 깎아 자르는 것에 비유할 수 있다.

素女曰、人年六十者、當閉精勿泄。若氣力尚壯盛者、亦不可強忍。久而不泄、致生癰疾。

소녀(素女)가 말하기를, "나이 60인 남자는 마땅히 정기(精氣)를 닫아 사정하지 말아야 합니다. 그러나 아직도 기력(氣力)이 장성(壯盛)한 자는 억지로 성욕을 참을 필요가 없습니다. 오랜 기간 동안 사정하지 않으면 이로 인해 옹저(癰疽)[19]가 생기기 때문입니다."

彭祖曰、男不可無女、女不可無男。若念頭、眞正無可思者大

---

18) 소녀(素女): 古代의 神女. ≪隋書·經籍志≫에는, 황제가 素女에게 남녀성생활에 대해 묻자 소녀가 응답한 내용을 기록한 ≪素女秘道經≫, ≪素女方≫이 있다고 기록되어 있다.

19) 옹저(癰疽): 癰疾은 俗名이다. 증상은 피부에 瘡이 생겨 그 자리가 견고한데 이는 뿌리가 깊다는 뜻이다. 대소변이 不利하고 음식량은 줄고 寒熱이 교대로 있으며 筋骨痛하여 걷기가 힘들고 심하면 中風이 오기도 한다. 원인은 七情이 안으로 뭉쳐 氣血의 운행을 막고 思慮가 많아 정신이 손상되고 기름진 음식을 먹어 臟腑를 燻蒸하고 성생활이 지나쳐 氣血과 精이 소모되었기 때문이다. ≪靈樞·癰疽篇≫에 이르기를, 營衛가 經脈 중에 매어 머무르게 되면 혈액이 불통되어 뭉쳐 열이 발생한다. 열이 왕성하면 살이 썩게 되고 膿까지 흐르게 된다. 醫書에 이르기를, 부귀하고 비만한 자에게 많은 병이라 하였으니 현대인에게 흔한 비만, 성인성 질환 등은 모두 癰疽에 뿌리를 두고 있다고 해도 과언은 아니다.

佳、長年也。又曰、人能一月再泄精、一歲二十四泄、得壽二百歲。

팽조(彭祖)[20]가 말하기를, "남자는 여자 없이 지내서는 안 되고 여자도 남자 없이 지내서는 안 된다. 만약 머릿속으로 진정으로 이성(異性)을 생각하지 않는 자는 크게 가상(佳祥)하나니 그런 자는 오래 산다."

또한 말하기를, "사람이 한 달에 두 번 사정한다면 일 년에 24번 사정하니 200세의 수명을 갖게 된다."

名醫論曰、思慾無窮、所願不得、意淫于外、爲白淫而下。因是入房太甚、宗筋縱弛。

≪명의론(名醫論)≫[21]에 이르기를, 생각과 욕망은 끝이 없는데 그 원하는 바를 이루지 못하면 넘치는 욕망이 밖으로 백음(白淫)[22]이 되어 아래로 흘러나온다. 그러한데도 성교를 지나치게 하면 음경(陰莖)이 늘어지게 된다.

書云、男子以精爲主、女子以血爲主。故精盛則思室、血盛則懷胎。若孤陽絶陰、獨陰無陽、慾心熾而不遂、則陰陽交爭、乍寒乍熱、久而爲勞。富家子唐靖、瘡發于陰至爛。道人周守眞曰、病得之、慾泄而不可泄也。史記曰、濟北王侍人韓女、病腰背痛、寒熱。倉公曰、病得之、慾男子不可得也。

---

20) 팽조(彭祖): 殷國의 大夫. 성은 錢 이름은 鏗 殷國의 末年까지 800세가 되도록 살다가 仙人이 되어 승천하였다. 肉桂와 靈芝를 항상 먹었고 導引行氣法을 수련하였다고 한다. -≪列仙傳≫.

21) ≪명의론(名醫論)≫: 陶弘景(A.D. 456~536)이 저술한 ≪本草經集注≫에 저자 미상의 ≪名醫別錄≫의 내용이 부분적으로 보일 뿐 본서는 전하지 않는다. 저자가 陶弘景의 학설과 그의 ≪本草經集注≫를 빈번하게 인용하는 것으로 미루어 보아 ≪名醫別錄≫이라고 짐작된다.

22) 백음(白淫): 남성이 성교를 하지 않는데 평소 정액이 흘러나오는 병.

남자는 정(精)이 주(主)가 되고 여자는 혈(血)이 주가 된다. 그러므로 남자는 정(精)이 왕성하면 성교를 생각하고 여자는 혈(血)이 왕성하면 잉태를 생각한다. 만약 양(陽)만 외로이 있고 음(陰)이 단절되어 있거나 음만 홀로 있고 양이 없는 경우에 남녀는 성욕이 치성(熾盛)한데도 해결하지 못하니 체내의 음양이 서로 다투어 자주 추웠다 더웠다 하다가 이것이 오래되면 노채(勞瘵)²³⁾가 된다.

부잣집 아들 당정(唐靖)은 성기에 창증(瘡症)이 생겨 악화되어 터져 진물이 흘렀다. 이에 대해 도인(道人) 주수진(周守眞)이 말하기를, "사정(射精)을 하고 싶으나 사정할 기회를 얻지 못하여 병이 된 것이다."

《사기(史記)》²⁴⁾에 이르기를, 제북왕(濟北王)의 시녀 한 씨(韓氏)는 허리와 등에 통증이 있으며 추웠다 더웠다 하였다. 이에 대해 창공(倉公)이 말하기를, "남자와 사귀고 싶었으나 그러지 못하여 병이 되었다."

---

23) 노채(勞瘵): 15, 16세 혹은 20세 전후 자가 血氣가 定해지지 않았는데도 酒色을 과도히 행하여 精血이 훼손되어 발병하는 경우는 陰虛에 속하고, 外感으로 오래 瘧疾, 咳嗽를 앓아 이루어진 자는 陽虛에 속한다. 증상에 따라 분류하면, 熱勞陽病은 口乾舌瘡, 咽痛, 涎唾稠粘, 手足心煩痛, 小便黃赤, 大便燥結하고 虛勞陰病은 唾痰白色, 胃逆嘔惡, 飲食難化, 小便多, 遺精白濁, 大便溏泄하다.

24) 《사기(史記)》: ① 漢의 司馬遷이 黃帝로부터 漢武帝에 이르기까지 史實을 기록한 130권의 史書이다. 帝王의 사실을 《十二本紀》로 하여 앞에 두고 年表로 政事를 기록하였으며 《公侯三十世家》와 《七十二列傳》으로 나누고 《武紀》, 《禮書》, 《樂書》, 《律書》 등을 저술하여 편집하였다. ② 史官이 史實을 기록한 책이다.

4. 어린 나이에 성교를 해서는 안 된다 慾不可早

齊大夫褚澄曰、嬴女則養血、宜及時而嫁、弱男則節色、宜待
壯而婚。

제대부(齊大夫) 저징(褚澄)[25]이 말하기를, "수척한 여자는 양혈(養血)
하다가 적당한 때가 이르면 출가해야 하고, 허약한 남자는 색욕을 절
제하면서 장성(壯盛)하기를 기다렸다가 혼인해야 한다."

書云、男破陽太早、則傷其精氣、女破陰太早、則傷其血脈。

남자가 너무 어린 나이에 성교를 하면 정기(精氣)를 상하고, 여자가
너무 어린 나이에 성교를 하면 혈맥(血脈)이 상한다.

書云、精未通而御女、以通其精、則五體有不滿之處、異日有
難狀之疾。

남자가 정기(精氣)가 통하지 못했는데도 성교하여 억지로 정기를

---

25) 저징(褚澄): 字는 彦道. 河南의 陽翟人이다. 일찍이 宋文帝의 딸 廬江公主와 결혼하여 駙馬都尉가 되었
다. 宋國이 망하고 齊國이 되자 建元中에 吳郡太守, 左廬尚書까지 관직이 올랐다. 醫術에 밝아 시술하는
병마다 효과가 있었으며 저서 《褚氏遺書》가 전한다.

통하면 5체(五體)[26) 중의 기혈(氣血)이 불충분한 곳에 후일에 고치기
어려운 병이 생긴다.

書云、未笄之女、天癸始至、已近男色、陰氣早泄、未完而傷。

미성년 여자로서 천계(天癸)[27)가 이르기 시작하였을 때 성교를 하
면 음기(陰氣)를 일찍 설(泄)하게 되어 성장하지 못하고 몸이 손상된다.

**書云、童男室女、積想在心、思慮過當、多致苛損、男則神色
先散、女則月水先閉。**

총각과 처녀가 이성(異性)을 그리워하는 생각이 과다하여 마음에
쌓일 정도가 되면 몸이 여러 가지로 손상을 입게 되어 남자는 우선
얼굴빛이 흐트러지고 여자는 먼저 월경이 막힌다.

---

26) 5체(五體): 팔, 다리, 몸통.
27) 천계(天癸): 女血과 男精의 통칭. 여성은 月經, 남성은 精液이다.

5. 성교를 마음대로 해서는 안 된다 慾不可縱

黃庭經曰、長生至愼房中急、何爲死作令神泣。

≪황정경(黃庭經)≫[28]에 이르기를, 오래 살려면 성교를 삼감이 급한데 어찌하여 빨리 죽어 신위(神位) 앞에서 처자식을 울게 하려는가?

彭祖曰、上士異牀、中士異被。服藥千囊、不如獨臥。

팽조(彭祖)가 말하기를, "상사(上士)는 아내와 침상을 달리하고, 중사(中士)는 다른 이불을 덮는다. 천(千) 주머니나 되는 약을 먹는 것도 홀로 자는 것만 못하다."

老君曰、情慾出於五內、魂定魄靜、生也。情慾出於胸臆、精散神惑、死也。

노군(老君)이 말하기를, "정욕이 오관(五官)을 통해서 생기는 경우는

---

28) ≪황정경(黃庭經)≫ : 道家修煉書名. ≪黃庭內景經≫이 대표인데, 大道玉宸君이 說하니 이를 들은 扶桑帝君이 晉代의 魏夫人에게 전하니 魏夫人이 著述하였다. 內容은 인체의 臟腑, 器官 등에 존재하는 神들을 存思하면 祛病長壽, 成仙한다는 것이다. ≪黃庭外景經≫은 老子의 所說을 王右軍이 저술한 것이다. 이 외에도 ≪黃庭遁甲緣身經≫, ≪黃庭養神經≫, ≪黃庭五臟六腑眞人玉軸經≫ 등이 있다.

혼(魂)29)이 안정되어 백(魄)30)은 고요하므로 저절로 살게 되나 정욕이 가슴 내에서 생기는 경우는 정(精)이 흩어지고 신(神)이 미혹해지므로 죽게 된다."

彭祖曰、美色女妖麗嬌妾盈房、以致虛損之禍、知此可以長生。

팽조(彭祖)가 말하기를, "요사스럽게 아름다운 여자와 애교 있는 첩들이 방에 가득하면 몸이 손상되어 허약해지는 화를 부르게 되나니, 이를 알면 오래 살 수 있다."

陰符經曰、姪聲美色、破骨之斧鋸也。世之人、若不能秉靈燭、以照迷情、持慧劍以割愛慾、則流浪生死之海。害生於恩也。

≪음부경(陰符經)≫31)에 이르기를, 애교 있는 음성과 아름다운 용모는 뼈를 부수는 도끼와 톱이다. 세상 사람들아! 만약 영촉(靈燭)32)을 들어 미혹된 감정을 비추어 볼 줄 몰라 혜검(慧劍)33)을 들어 애욕을 잘라내지 못한다면 생사(生死)의 바다를 유랑하게 될 것이다. 해(害)는 은(恩)에서 생긴다.

全元起曰、樂色不節則精耗、輕用不止則精散。聖人愛精重

---

29) 혼(魂): 정신 中의 靈明한 본질. ≪素問·六節藏象論≫에 이르기를, 肝은 魂의 거처이다.

30) 백(魄): 정신 中의 혼탁한 본질. ≪素問·六節藏象論≫에 이르기를, 肺는 氣의 本鄕이고 魄의 거처이다.

31) ≪음부경(陰符經)≫: ≪黃帝陰符經≫. 黃帝가 撰했다고 하는 北朝 때에 이루어진 道書. 내용은 修養, 鍊丹. 縱橫家 및 兵家論이다. 후세에 李筌, 張果, 朱喜, 胥元一 등이 校注하였다.

32) 영촉(靈燭): 신령한 촛불. 즉 本有의 佛智, 良智, 明德을 말한다.

33) 혜검(慧劍): 靈明한 지혜.

施、髓滿骨堅。

전원기(全元起)가 말하기를, "여색 즐기기를 절제하지 않으면 정(精)이 소모되고, 함부로 씀을 그치지 않으면 정(精)이 흩어진다. 그래서 성인(聖人)은 정(精)을 아껴 사정을 중히 여기니 뼈에 골수가 가득하여 견고하다."

書云、年高之時、血氣則弱。覺陽事輒盛、必愼而抑之、不可縱心竭意。一度不泄、一度火滅、一度火滅、一度增油。若不制而縱情、則是膏火將滅、更去其油。

나이가 많아지면 혈기가 쇠약해진다. 양기(陽氣)가 자주 흥성한 것을 느끼더라도 반드시 삼가며 억제하여 마음 내키는 대로 사정할 생각을 말라. 한 번 사정하지 않으면 한 번 욕화(慾火)가 소멸하게 되고 한 번 욕화가 소멸하면 한 번 기름을 더하는 것이다. 만약 억제하지 않고 정욕대로 행하는 것은 기름에 의해 타는 불이 꺼지려고 하는데도 더욱 기름을 덜어 내는 것이다.

莊子曰、嗜慾深者、其天機淺。

장자(莊子)가 말하기를, "기욕(嗜慾)이 깊은 자는 그 천기(天機)가 얕다."

春秋秦、醫和視晉侯之疾、曰、是謂近安室、非鬼非食、惑以喪志。公曰、女不可近乎。對曰、節之。

춘추시대(春秋時代)에 진국(秦國)의 의화(醫和)[34]가 진후(晉侯)의 질병
에 대해 말하기를, "이는 여색을 가까이하여 생긴 병이지 귀신, 음식,
미혹되어 뜻이 손상되어 얻은 병은 아닙니다." 그러자 진후가 묻기를,
"여색을 가까이하지 않으면 될 것인가?" 답하기를, "절제하십시오."

玄樞曰、元氣者、腎間動氣也。右腎爲命門、精神所舍。愛惜
保重、榮衛周流、神氣不竭、可與天地同壽。

≪현추(玄樞)≫에 이르기를, 원기(元氣)란 신장(腎臟) 사이의 움직이
는 기(氣)이다. 우측 신장은 명문(命門)이 되어 정신이 깃들어 사는 곳
이다. 마음을 다해 아끼고 중히 여겨 보전하면 영혈(榮血)[35]과 위기(衛
氣)[36]가 전신에 고르게 유통되어 신기(神氣)가 마르지 않아서 천지와
같은 수명을 누리게 된다.

元氣論曰、嗜慾之性、固無窮也。以有極之性命、遂無涯之嗜
慾、亦自斃之甚矣。

≪원기론(元氣論)≫에 이르기를, 기욕(嗜慾)의 특성은 참으로 무궁하
다. 끝이 있는 성명(性命)으로 끝이 없는 기욕을 따르는 것 또한 심각
한 자살행위라 할 만하다.

---

34) 의화(醫和): 春秋時代의 秦國의 名醫. 姓은 전하지 않고 ≪左傳≫에 그 逸話가 기록되어 있다.

35) 영혈(榮血): 생명을 榮爲하는 혈액. ≪素問·五運行大論≫에 이르기를, 東方에서 風이 생기고 風은 木을
생하여 化하여 榮이 된다. 五行 중 木에 속하는 肝이 主血하므로 榮血이라고 하였다.

36) 위기(衛氣): ≪靈樞·衛氣篇≫에 이르기를, 浮氣로서 經脈을 순환하지 않는 것이 衛氣이다. ≪靈樞·本
藏篇≫에 이르기를, 衛氣가 和하면 分肉에 이롭고 피부가 부드러워지며 腠理가 치밀해진다. 쉽게 말해 피
부에 분포되어 흐르는 호위하는 氣이니 衛氣가 약하면 쉽게 감기에 걸리고 추위나 더위도 견디기 힘들다.

仙經云、無勞爾形、無搖爾精、歸心靜黙、可以長生。經頌云、道以精爲寶、寶持宜秘密、施人則生人、留己則生己。結嬰尚未可、何況空廢棄。棄損不覺多、衰老而命墜。

선경(仙經)에 이르기를, 너의 몸을 피로하게 하지 말고 너의 정(精)을 흔들지 말며 마음을 고요하게 하라. 그러면 장수할 수 있다. 경송(經頌)에 이르기를, 수도(修道)함에 있어 정(精)은 보배가 되나니 마땅히 비밀스럽게 지녀야 한다. 정(精)은 사람에게 베풀면 사람이 생기고 자기 몸에 머물게 하면 생명력이 된다. 양신(陽神)[37]을 이루는 것이 불가능하다고 하여 어찌 헛되이 정(精)을 버리는가? 정을 버리면 손해를 크게 느끼지 못해도 빨리 노쇠하여 죽게 된다.

仙書云、陰陽之道、精液爲寶、謹而守之、後天而老。

선서(仙書)에 이르기를, 음양(陰陽)의 도(道)는 정액을 보배로 삼나니 삼가여 지킨다면 후일 하늘이 준 수명대로 늙으리라.

書云、聲色動蕩于中情、愛牽纏心有念動。有着晝想夜夢馳。遂于無涯之慾、百靈疲役而消散、宅舍無寶而傾頹。

듣고 보는 것은 심정(心情)을 크게 흔들어 흐트러지게 하고, 애정은 마음을 얽어매어 생각을 일으킨다. 이러한 집착으로 인하여 낮에는 자주 생각하고 밤에는 꿈속을 헤맨다. 이렇게 끝없는 욕망을 따르면

---

37) 양신(陽神): 仙道의 마지막 단계인 道胎陽神을 말한다. 蓄氣→小周天→大周天→大藥生成이 되면 下丹田에 眞陰眞陽이 道胎를 이루어 영아 모습의 陽神이 道胎 안에 자리 잡게 된다.

백령(百靈)이 피로해져 흩어지게 되니 몸에 깃든 보배가 없게 되어 퇴락(頹落)하게 된다.

書云、恣意極情、不知自惜、虛損生也。譬如枯朽之木、遇風則折、將潰之岸、值水先頹。苟能愛惜節情、亦得長壽也。

내키는 대로 뜻을 써서 감정이 극한에 이르러도 스스로 아껴야 할 것을 모르면 허손(虛損)케 된다. 비유하면, 마르고 약한 나무가 바람을 만나면 먼저 부러지고 갈라진 언덕이 물을 만나면 먼저 무너지는 것과 같다. 그러므로 뜻과 감정만 잘 조절하여도 역시 장수할 수 있다.

書云、腎陰內屬於耳中、膀胱脈出於目眥。目盲所視、耳閉厥聰、斯乃房之爲患也。

신장(腎臟)과 성기(性器)는 내장에 속하는데 귀와 통하고 방광맥(膀胱脈)[38]은 눈 가장자리에서 출발한다. 눈이 멀어 보지 못한다거나 귀가 막혀 듣지 못하게 된 것은 성교로 인하여 생긴 병일 수도 있다.

書云、人壽夭、在於撙節。若將息得所、長生不死。恣其情則命同朝露。

사람이 천수(天壽)를 누리는 것은 심신을 조절하는 데 있다. 만약

---

38) 방광맥(膀胱脈): 足太陽膀胱經이다. 12正經의 하나. 目內眥外 1分陷 中의 睛明穴에서 起始하여 足5趾 爪甲根角外側1分의 至陰穴까지이다. 좌우 134穴이다.

휴식해야 할 때 휴식할 수 있다면 장생불사(長生不死)하게 된다. 그러
나 감정이 내키는 대로 행하면 그의 목숨은 아침이슬과 같다.

書云、慾多則損精。人可保者命、可惜者身、可重者精。肝精
不固、目眩無光、肺精不交、肌肉消瘦、腎精不固、神氣減少、
脾精不堅、齒髮浮落。若耗散眞精不已、疾病隨生、死亡隨至。

욕망이 많으면 정(精)이 손실된다. 사람으로서 보존해야 할 것은 명
(命)이고 깊이 아껴야 할 것은 몸이며 소중히 할 것은 정(精)이다. 간정
(肝精)이 견실치 못하면 눈이 아른거리고 눈에 빛이 없게 되며, 폐정(肺
精)이 견실치 못하면 피부와 근육이 말라 수척해지고, 신정(腎精)이 견
실치 못하면 신기(神氣)가 감소하고, 비정(脾精)이 견고치 못하면 치아
가 흔들려 빠지게 된다. 만약 진정(眞精)이 소모되기를 그치지 못하면
이에 따라 질병이 생겨 결국 죽음에 이르게 된다.

神仙可惜許歌曰、可惜許、可惜許、可惜元陽宮無主。一點旣
隨濃色妬、百神泣送精光去、三尸喜、七魄怒、血散氣衰將何
補。尺澤寸田屬別人、玉爐丹竈阿誰。勸世人、休戀色、戀色貪
婬有何益。一神去後百神離、百神去後人不知。幾度待說、說不
得、臨時下口泄天機。

《신선가석허가(神仙可惜許歌)》에 이르기를, 애석하다! 애석하다!
원양궁(元陽宮)39)에 주인 없음이 애석하구나! 한 점의 원양(元陽)40)조

---

39) 원양궁(元陽宮): 元陽은 眞陽으로 생명의 근원이다. 元陽宮은 특정부위가 아니라 全身을 지칭한다.
40) 원양(元陽): 眞陽. 인체를 구성하는 가장 근본적인 陽氣.

차 농염한 여색에 미혹되어 따라가 버리니 백신(百神)⁴¹⁾은 정광(精光)이 떠나감을 울며 송별하는구나! 삼시(三尸)⁴²⁾는 기뻐하고 칠백(七魄)⁴³⁾은 분노한다. 혈액은 마르고 기력은 쇠잔해지니 장차 어떻게 보하려 하는가? 한 척(尺)⁴⁴⁾ 되는 집과 한 촌(寸)⁴⁵⁾ 되는 밭은 이제 그의 것이 아니게 되니 옥로(玉爐)와 단조(丹竈)⁴⁶⁾는 어느 누가 주인이 될 것인가? 세인(世人)에게 권하나니 여색을 연모함을 그쳐라! 여색을 연모하여 음희(婬戱)에 빠지면 무슨 이익이 있을까? 일신(一神)이 떠나면 백신(百神)도 떠나는데 백신이 떠난 후에는 사람들은 그를 알지 못하리라.

나는 거의 상황에 맞게 설명을 했으나 그대들은 설명만 듣고서 알기 어렵다. 때가 임하였으므로 입 벌려 천기(天機)를 누설하였도다.

---

41) 백신(百神): ≪黃庭經≫의 이론에 의하면 五臟六腑에는 그 기능을 주관하는 神들이 있고 모발, 치아, 눈, 귀, 입 등에도 神들이 있다고 하였다. 본서에서는 인체에 있는 모든 神들을 말한다.

42) 삼시(三尸): 三虫, 三彭, 三尸神. ≪太上三尸中經≫에 의하면, 上尸名은 彭倨인데 머릿속에 있고 中尸名은 彭質인데 배 속에 있으며 下尸名은 彭矯인데 다리 속에 있다. ≪談征 · 事部 · 三尸神≫에 쓰여 있기를, 수도하는 자들의 말에 의하면, "몸에 三尸神이 있어 庚申日 밤에는 몸 밖으로 나가 上帝에게 그 사람의 죄과를 고하여 身命을 소멸케 한다."고 한다. 그리하여 庚申 밤에 잠을 자지 않음으로써 三尸神을 제어한다고 하는데 이를 守庚申이라고 한다.

43) 칠백(七魄): ≪운급칠참(雲笈七籤)≫에 의하면, 사람 몸에는 七魄이 있는데 이름은 尸狗, 伏屍, 雀陰, 舌賊, 非毒, 除穢, 臭肺이다. 七魄은 濁神이다. 本書에서 七魄이 노하는 이유는 七魄은 사람이 죽으면 소멸되어 영혼조차 남지 않기 때문이다.

44) 한 척(一尺): 一尺은 30.3cm이다.

45) 한 촌(一寸): 一寸은 3cm이다.

46) 옥로(玉爐)와 단조(丹竈): 신선이 되는 不死藥을 제조하는 화로와 아궁이를 말함이니 작게는 下丹田, 크게는 全身을 가리킨다.

6. 억지로 성교하지 말라 慾不可强

素問曰、因而强力、腎氣乃傷、高骨乃壞。註云、强力入房也、强力入房則精耗、精耗則腎傷、腎傷則髓氣內枯、腰痛不能俯仰。

≪소문(素問)≫에 이르기를, 억지로 힘을 쓰면 신기(腎氣)가 상하여 명문(命門)의 뼈가 무너진다. 주(註)에 이르기를, 억지로 힘을 쓴다 함은 성교를 가리킨다. 억지로 성교하면 정기(精氣)가 소모되는데 정기가 소모되면 신장(腎臟)이 손상되고 신장이 손상되면 뼈 안의 골수가 말라 허리가 아프게 되어 굽히거나 뒤로 펴지 못한다.

黃庭經云、急守精室勿妄泄、閉而寶之可長活。

≪황정경(黃庭經)≫에 이르기를, 급히 정실(精室)을 지켜 함부로 사정하지 않고 닫아 보배로 삼으면 장수하게 된다.

書云、陰痿不能快慾、强服丹石以助陽、腎水枯竭、心火如焚。五臟乾燥、消渴立至。近訥曰、少水不能滅盛火、或爲瘡瘍。

음위증(陰痿症)이 있어 성욕을 시원하게 만족시키지 못하는 자가 억지로 단석(丹石)을 복용하여 양기를 돋우면 신수(腎水)가 고갈되어 심화(心火)가 불붙는 것 같다. 그리하여 오장(五臟)이 메말라 소갈증(消渴症)[47]이 곧 닥친다.

가까운 이가 말하기를, "적은 물로써는 왕성한 불을 끌 수 없으니 혹시 피부가 짓무르고 곪는 증상이 생길 수 있다."

書云、强勉房勞者、成精極、体瘦、尪羸、驚悸、夢泄、遺瀝、便濁、陰痿、小腹裏急、面黑、耳聾。眞人曰、養性之道、莫强所不能堪爾。抱朴子曰、才不逮强思之、力不勝强擧之、傷也、甚矣。强之一字、眞戕生伐壽之本。夫飮食所以養生者也、然使醉而强酒、飽而强食、未有不疾、以害其身、況慾乎。慾而强、元精去、元神離、元氣散、戒之。

억지로 과다히 성교한 자는 정기가 고갈되어 몸이 마르고 쇠약해져 가슴이 두근거리고 잘 놀라고 꿈에 정액을 배출하게 되고 소변 후에도 방울방울이 흐른다. 또한 소변색이 혼탁하고 발기가 잘 안 되며 아랫배가 땅기고 얼굴은 검게 되고 귀도 잘 들리지 않게 된다.

진인(眞人)이 말하기를, "양성(養性)의 도(道)는 성욕을 참지 못할 정도에 이르는 것은 아니다."

≪포박자(抱朴子)≫[48]에 이르기를, 사회적 능력은 없는데 부질없이 여자를

---

47) 소갈증(消渴症): 입이 마르고 갈증이 나는 병증으로 원인에 따라 上消, 中消, 下消로 나뉜다. 上消는 心肺熱로 인해 口渴이 있고 中消는 中焦熱로 인해 口渴, 嗜食하고 下消는 口渴과 小便頻數이 있다. 下消가 難治이니 生命元氣의 저장처이며 제조처인 腎精이 敗退되었기 때문이다. 당뇨병은 下消에 해당된다.

48) 포박자(抱朴子): 葛洪의 號이며 그의 저서명. 晉代의 句容人, 字는 稚川. 少時부터 好學하여 養生과 仙道를 공부하였고 玄弟子 鄭隱으로부터 煉丹術도 배웠다. 平賊의 공이 있어 關內侯로 봉함을 받았다. 交趾에서 丹砂가 난다는 말을 듣고 그곳에 가서 丹砂를 구하여 羅浮山에 들어가 丹藥을 제조하여 尸解昇仙하였다. 저서 ≪抱朴子≫에는 服藥成仙의 當爲論과 제조법이 기록되어 있다.

생각하거나 성능력이 없는데도 억지로 발기시키면 몸이 크게 손상된다. 특히 '강(強)', 이 한 글자는 참으로 생명을 찌르고 장수의 근본을 베어 낸다.

대저, 음식으로써 양생한다는 자가 취했는데도 더욱 술을 마시고 배부른 채 더욱 먹기도 한다. 그런 자는 병이 생기지는 않았다 해도 몸에 해가 되는 법인데 하물며 성욕을 방자하게 쓰는 예야? 지나치게 성교를 하면 원정(元精)이 소모되고 원신(元神) 또한 흐르러지며 원기(元氣)도 쇠약해지니 삼가야 한다.

7. 성교를 삼가야 할 몸 상태 愼有所忌

書云、飽食過度、房室勞損、血氣流溢、滲入大腸、時便清血、腹痛、病名腸癖。

지나치게 배부르게 먹거나 지나치게 성교하여 피로하면 혈기(血氣)가 정상궤도를 이탈하여 대장(大腸)에 스며들어 대변 볼 때 맑은 피가 비치며 복통이 있게 되니 병명은 장벽(腸癖)⁴⁹⁾이다.

書云、大醉入房、氣竭肝傷。丈夫則精液衰少、陰痿不起。女子則月事衰微、惡血淹留、生惡瘡。

크게 술 취한 채 성교하면 기(氣)가 고갈되고 간(肝)이 상한다. 남자는 정액의 양이 줄어 음위(陰痿)가 되어 발기가 안 된다. 여자는 월경의 기능이 저하되어 악혈(惡血)이 몸 안에 정체되어 악창(惡瘡)⁵⁰⁾이 생긴다.

---

49) 장벽(腸癖): 痢疾.《素問・通評虛實論》에 이르기를, 腸澼하여 便血이 있는 자 중에서 熱하면 죽고 寒하면 산다. 腸澼하여 白沫을 배설하며 脈沈하면 죽고 脈浮하면 산다.

50) 악창(惡瘡): 惡性瘡症. 瘡症의 정식명칭은 瘡瘍이고 癰疽의 일종이다. 세간에서 흔히 瘡이라고 한다. 피부의 일부가 腫起하여 중증이 되면 化膿하여 갈라지고 터져 고름이 흐른다.《素問・至眞要大論》에 의하면 모든 痛瘍瘡은 心에 속하고 모든 濕腫滿은 脾에 속한다. 心은 血을 主하고 脾는 肉을 主하므로 血熱하면 肉濕하여 濕熱이 相合하여 肌膚가 潰爛되는 것이다.

書云、然燭行房、終身之忌。

촛불을 켜고 행하는 성교는 평생을 피해야 한다.

書云、忿怒中盡力房事、精虛氣節、發爲癰疽。恐懼中入房、陰陽偏虛、發厥、自汗盜汗、積而成勞。

분노의 감정을 지닌 채 힘이 다하도록 성교(性交)를 하면 정기(精氣)가 허해지고 기운이 맺혀 옹저(癰疽)가 생긴다. 두려운 감정을 지닌 채 성교를 하면 음양이 불균형하게 허해져 궐증(厥症)[51]이 생기며 낮과 밤에 수시로 땀이 흘러 결국에는 노증(勞症)[52]을 이룬다.

書云、遠行疲乏入房、爲五勞虛損。

먼 길을 걸어 피로한 상태에서 성교를 하면 몸에 해가 되어 허약해져 5로증(五勞症)[53]이 생긴다.

書云、月事未絶而交接、生白駁。又冷氣入內、身面萎黃、不產。

월경이 끝나지 않은 상태에서 성교를 하면 여자는 몸에 흰 반점이 생긴다. 또한 냉기(冷氣)가 몸 안으로 들어가 얼굴과 몸이 마르며 누렇게 되어 불임하게 된다.

---

51) 궐증(厥症): 氣가 逆上함으로써 陰陽이 失調한 현상. 가벼우면 四肢가 寒冷하고 중하면 人事不省한다. 《素問·六元正紀大論》에 이르기를, 울체된 水氣가 厥逆을 자주 일으킨다. 《素問·調經論》에 이르기를, 志가 유여하면 腹脹飱泄을 일으키고 不足하면 厥逆이 된다.

52) 노증(勞症): 氣血의 손상이 지나쳐서 생긴 병이다. 《素問·擧痛論》에 이르기를, 과로하면 氣가 소모된다. 노동하여 숨이 가쁘고 땀나는 것은 지나친 것이니 이로 인해 氣가 소모된다.

53) 5로증(五勞症): 五臟虛勞. 즉 心勞, 肝勞, 脾勞, 肺勞, 腎勞이다.

書云、金瘡未差而交會、動於血氣、令瘡敗壞。

쇠붙이에 베어 생긴 상처가 낫기 전에 성교를 하면 혈기(血氣)가 움직이게 되어 상처가 악화되어 짓무르고 썩게 된다.

書云、忍小便入房者、得淋、莖中痛、而失血色、或致胞轉、臍下急痛欲死。

소변을 참은 채 성교를 하면 임질(淋疾)이 생겨서 음경 속에 통증이 있게 되며 얼굴은 혈색을 잃는다. 혹시라도 전포증(轉胞症)54)이 생기면 배꼽 아래에 갑자기 죽을 것 같은 통증이 생긴다.

書云、或新病可而行房、或少年而迷老世、事不能節減、妙藥頻服、因茲致患。歲月將深、直待肉盡骨消、返冤神鬼。故因油盡燈滅、髓竭人亡。添油燈、壯補髓、人强何于鬼老來侵、總是自招其禍。

최근 병이 들었는데도 성교를 했거나 혹은 젊은이가 세상의 혼탁한 풍속에 미혹되어 색욕을 억제하지 못하여 최음제를 자주 먹고서 과도히 성교를 하면 병이 생긴다. 세월이 갈수록 병이 깊어지면 살은 다하고 뼈는 삭아 원한 맺힌 귀신이 된다. 그러므로 등잔의 기름이 다하면 불이 꺼지듯이 사람도 골수(骨髓)가 고갈되면 죽게 된다. 등잔에 기름

---

54) 전포증(轉胞症):胞가 妄動하여 소변을 정상적으로 배설 못 하는 증이다. 胞란 아랫배에 있는 血之海인데 男女가 모두 지닌 無形의 腑이다. 여성의 子宮을 胞라고도 하나 轉胞症의 胞는 자궁이 아니다. 이 병은 억지로 소변을 참거나, 소변을 참은 채 달리거나, 배불리 먹고 말 타고 달리거나, 소변을 참은 채 성교하여 생긴다. 이렇게 하면 水氣가 치솟아 방광이 위축되어 펼치지 못하여 放尿 시 소변이 뜻대로 배설되지 못하여 脹悶하여 죽을 것 같은 통증이 생긴다.

을 더하듯 골수를 보하면 그 사람은 강건해지니 어찌 요사(夭死)와 늙음이 침범하랴? 이러한 모든 것은 스스로 불러들인 화(禍)이다.

書云、交接輸瀉、必動三焦、心脾腎也。動則熱而慾火熾、因入水、致中焦熱鬱、發黃。上焦氣勝、額黑。下焦血走、隨瘀熱行於大便、黑溏。男女同室而浴者、多病此。

남녀가 성교하면 성액(性液)이 성기에 모이기 위해 남녀 모두 삼초(三焦), 심(心), 비(脾), 신(腎)의 기혈이 반드시 이동하게 된다. 그럴 때 열이 생겨 욕화(慾火)가 치성(熾盛)해지는데 이럴 때 물에 들어가면 열이 중초(中焦)에 울체되어 몸이 마르며 누렇게 된다. 상초(上焦)에 사기(邪氣)가 왕성하면 이마가 검게 변한다. 하초(下焦)에 혈액이 몰리어 엉킨 열을 따라가게 되면 검고 붉은 대변을 보게 된다. 그러므로 남녀가 같은 욕탕에서 목욕하는 자들은 이 같은 병이 많다.

書云、服腦麝入房者、關竅開通 眞氣走散。重則虛眩、輕則腦瀉。

용뇌(龍腦)⁵⁵⁾나 사향(麝香)⁵⁶⁾을 먹고서 성교하는 자는 기혈의 통로가 개통(開通)되기는 하나 진기(眞氣)는 달아나 흩어진다.

---

55) 용뇌(龍腦): 龍腦香科에 속한 常綠喬木인 龍腦科의 몸통 안에 응결된 樹膠이다. 産地는 수마트라, 말레이시아, 보르네오. 藥性은 微寒無毒하고 味는 辛苦하다. 용뇌는 火金의 氣를 稟하여 生하여서 陽中의 陽에 속한다. 청량성강심흥분제로 諸香藥의 으뜸이 되고 散火通竅의 良品이 된다. 급성열병의 심장쇠약, 뇌신경피곤, 昏迷, 부인난산, 食傷, 霍亂, 中暑中毒, 骨痛, 胸腹痛, 風涎陰塞 등을 치료한다.

56) 사향(麝香): 사슴과에 속한 사향노루 수컷의 배꼽과 음경 사이에 있는 腺囊 안의 香汁을 건조한 것이다. 藥性은 溫無毒하고 味는 辛하면서 약간 苦하다. 主治는 辟惡氣, 去三虫, 濕瘻, 驚癎, 中惡, 心腹暴痛, 痞滿, 難産, 墮胎, 風痰, 冷帶, 不聞香臭, 百病, 中風이다.
사향은 牛黃淸心丸의 중요성분으로 救急藥의 필수 약재이다. 사향과 용뇌는 강한 通氣作用으로 인해 催姪劑에도 多用되고 있다.

중하면 허약해져 어지럼증이 생기고 가벼우면 정신이 흐려진다.

本草書云、多食葫行房傷肝、面無光。

본초서(本草書)에 이르기를, 많은 물외를 먹고 성교하는 자는 간(肝)
이 손상되어 얼굴에 광택이 없게 된다.

書云、入房汗出、中風爲勞風。

성교하여 땀이 났는데 바람을 맞으면 피부와 근육이 마비된다.

書云、赤目當忌房事、免內瘴。

눈이 충혈된 자는 성교를 금함이 당연하나니 목내장(目內瘴)[57]을
면할 수 있다.

書云、時病未復作者、舌出數寸死。三國志曰、子獻病已差。華陀視
脈曰、尚虛未復、勿爲勞事、色復則死、原當舌出數寸。其妻從百里外省之、止
宿交接、三日病發、一如陀言、可畏哉。

감기가 덜 나았는데도 성교하면 혀를 여러 촌(寸) 내놓은 채 죽게
된다.
≪삼국지(三國志)≫[58]에 이르기를, 자헌(子獻)은 자신의 감기가 다 나았다

---

57) 목내장(目內瘴): 눈 안에 생긴 가림막이나 물체. 원인, 증상에 따라 圓翳內瘴, 肝虛目暗內瘴, 電頭風
內瘴 등 20여 종으로 나눈다.

58) ≪삼국지(三國志)≫: 晉代의 陳壽가 저작한 魏, 蜀, 吳 3국 역사서. 南朝宋國의 裵松之가 注하여 ≪魏志≫
30권, ≪内本紀≫4권, ≪列傳≫26권, ≪蜀志列傳≫20권으로 撰하였다. ≪三國志通俗演義≫는 元末明初

고 여겼다. 그러나 화타(華陀)59)가 자헌을 진맥(診脈)한 후 말하기를, "아직 허하여 회복되지 못했으니 과로하지 마시오. 만약 성교하면 재발하여 혀를 여러 촌(寸) 내놓은 채 죽을 것이오." 이때 자헌의 아내가 수백 리 먼 곳에서 찾아와 머물게 되니 자헌은 아내와 성교하였고 3일 만에 죽으니 화타의 말과 하나처럼 같았다. 두려워할 만하다.

에 羅貫中이 撰한 소설로 上, 下로 나누어져 있으며 120회로 구성되어 있다.

59) 화타(華陀): 字는 元化, 東漢末 A.D. 145～203, 沛의 譙縣人이다. 醫學에 精通하였는데 특히 外科手術에 뛰어나 麻沸散을 환자에게 복용시켜 마취시킨 후 복부수술을 하였으며 丞相 曹操가 두통을 앓자 뇌수술을 권하였다가 하옥되어 죽었다.
화타는 평소 養生法도 많이 연구하여 몸을 움직이는 것이 소화를 돕고 氣血을 유통시켜 병을 예방하는 방법이라고 여겨, 사슴, 곰, 원숭이, 호랑이, 학의 동작을 본뜬 五禽戲를 창시하였다.

8. 성교를 피할 날과 장소 慾有所避

孫眞人曰、大寒與大熱、且莫貪色慾。

손 진인(孫眞人)[60]이 말하기를, "매우 추울 때와 매우 더울 때는 색욕을 탐하지 말라."

書云、凡大風、大雨、大霧、雷電、霹靂、日月薄蝕、虹霓、地動、天地昏冥、日月星辰之下、神廟寺觀之中、井竈圖厠之側、塚墓屍柩之傍、皆所不可犯。若犯男女則損人神。若此時受胎、非止百倍損于父母、生子不仁不孝、多疾不壽。

무릇, 큰 바람, 큰 비, 큰 안개, 우뢰, 벼락, 일식(日蝕), 월식(月蝕), 무지개, 지진, 천지가 흐려 어두울 때, 해, 달, 별의 아래, 신묘(神廟), 사찰, 도관(道觀)의 내부, 우물, 아궁이, 칙간(厠間)의 곁, 묘지, 시신의 곁, 이상의 때와 장소에서는 성교를 하면 안 된다. 만약 이를 범하면 정신이 손상된다. 그리고 혹시 이러한 때에 수태(受胎)되면 태아는 태중

---

60) 손 진인(孫眞人): 孫思邈. 唐代의 華原人. 의학에 정통하고 百家의 說에도 통하였으며 老子, 莊子의 說을 자주 말하였다. 陰陽推步에도 능하였고 太白山에 은거하며 학문에만 힘썼는데 隋文帝가 불러 國子博士를 제수하였어도 거절하였고 唐高宗이 諫議大夫를 제수했어도 사양하였다. 저서는 《千金要方》, 《福祿論》, 《攝生眞錄》, 《銀海精微》이다.

(胎中)에서 온갖 해악을 끼칠 뿐 아니라 출생한 후 불인(不仁)하고 불효하며 병도 많아 오래 살지 못한다.

唐魏徵、令人勿犯長命、及諸神降日。

당대(唐代)의 위징(魏徵)[61]은 사람들에게 본명일(本命日)[62]과 여러 신(神)이 하강하는 날에는 성교를 하지 말게 하였다.

犯婬者促壽、乃保命訣所載。朔日減一紀、望日減十年、晦日減一年。初八上弦、二十三下弦、三元減五年。二分二至二社、各四年、庚申、甲子、本命減二年。正月初三、萬神都會、十四、十六三官降、二月二日萬神會、三月初九牛鬼神降、犯者百日中惡。四月初四萬佛善化、犯之失瘖。初八夜善惡童子降、犯者血死。五月三個五日、六日、七日爲九毒日、犯者不過三年。十月初十夜西天王降、犯之一年死。十一月一十五日掠剩大夫降、犯之短命。十二月初七夜、犯之惡病死。二十日天師相交行道、犯之促壽。每月二十八日人神在陰、四月十月陰陽純用事。已上日辰、犯婬且不可、況婚姻乎。按庚申論曰、古人多盡天壽、今人不終天年何則、以其罔知避愼、肆情恣色、暗犯禁忌、陰司減其齡。筭能及百歲者、幾何人哉。蜀王孟昶納張麗華於觀側、一夕迅雷電火、張氏殞。道士李若沖於上元、夜見殿上有朱履衣冠之士、面北而立、廊下羅列罪人、有女子甚苦、白

---

61) 위징(魏徵): 唐代의 曲城人, 字는 玄成. 독서를 좋아하였으며 많은 곳을 通涉하였다. 처음에는 道士를 좇았으나 高祖 때 秘書丞, 太宗 시에는 諫議大夫, 檢校侍中을 지냈고 《周隋各史》를 撰했으며 左光祿大夫가 되었고 鄭國公에 봉해졌다.
62) 본명일(本命日): 출생일의 干支와 동일한 날. 즉 戊午日에 출생한 자는 戊午日이 本命日이니 2달에 한 번 맞게 된다.

其師唐洞卿。師曰、此張麗華也。昔寵幸於此、褻瀆高眞所致。由是觀之、天地間禁忌、不可犯也。

금기를 범하고 성교한 자는 죽기를 재촉하는 것이라고 ≪보명결(保命訣)≫에 쓰여 있다.

≪보명결(保命訣)≫에 이르기를, 초하루에 성교한 자는 자신의 수명에서 일기(一紀)[63]가 감소되고 보름날을 범하면 10년이 줄고 그믐날을 범하면 일 년이 준다.

8일 상현(上弦), 23일 하현(下弦), 삼원절(三元節)[64]에 성교하면 5년이 감소된다.

춘분(春分)[65], 추분(秋分)[66], 하지(夏至)[67], 동지(冬至)[68], 춘사(春社)[69], 추사(秋社)[70]에 성교하면 4년이 줄어든다.

경신일(庚申日), 갑자일(甲子日), 본명일(本命日)에 성교하면 2년이 줄어든다.

정월 3일은 모든 신이 모이는 날이고 14일과 16일에는 삼관(三官)[71]이 하강한다. 2월 2일에도 모든 신이 모이고 3월 9일에는 우귀신(牛鬼神)이 하강하니 이러한 날에 성교하면 백일 안에 나쁜 일을 당한다.

---

63) 일기(一紀): 12년.

64) 삼원절(三元節): 上元節은 정월 보름. 中元節은 7월 보름. 下元節은 10월 보름이다.

65) 춘분(春分): 24節氣의 4째 양력 3월 21일경. 밤과 낮의 길이가 같다.

66) 추분(秋分): 24節氣의 16번째. 양력 9월 20일 전후. 낮과 밤의 길이가 같다.

67) 하지(夏至): 24節氣의 10번째. 양력 6월 20, 21일경. 일 년 중 낮이 제일 길고 밤이 제일 짧다.

68) 동지(冬至): 24節氣의 22번째. 양력 12월 22, 23일경. 일 년 중 밤이 제일 길고 낮이 제일 짧다.

69) 춘사(春社): 立春 後 5번째 戊日로 社稷神에게 제사하는 날.

70) 추사(秋社): 立秋 後 5번째 戊日로 社稷神에게 제사하는 날.

71) 삼관(三官): 天官, 地官, 水官. 통칭하여 三元大帝라고도 한다. 天, 地, 水의 자연숭배로서, 天官은 賜福, 地官은 赦罪, 水官은 解厄을 담당한다고 한다.

4월 4일은 모든 부처가 교화(敎化)하니 성교하면 실음증(失瘖症)[72]을 앓게 된다. 4월 8일 밤은 선악동자(善惡童子)가 하강하니 성교하면 혈액에 관한 병으로 죽는다.

5월의 5일, 6일, 7일은 9독일(九毒日)[73]이니 이날 성교한 자는 3년을 넘기지 못한다.

10월 10일 밤은 서천왕(西天王)[74]이 하강하니 이날 성교하면 일 년 후에 죽는다.

11월 15일은 약잉대부(掠剩大夫)가 하강하니 이날 성교하면 단명해진다.

12월 7일 밤 성교하면 나쁜 병이 생겨서 죽는다. 20일은 천사(天師)[75]가 중생을 만나 도(道)를 펴니 성교하면 죽음을 재촉한다.

매달 28일은 사람의 정신이 음분(陰分)에 있고 4월과 10월은 음양이 순일(純一)하므로 일을 하는 데 좋다. 상술(上述)한 날들은 성교해서는 안 되니 하물며 결혼이야 말할 나위가 있겠는가?

경신론(庚申論)[76]을 살펴보니 이르기를, 옛사람은 많은 이가 천수(天數)를 다하도록 살았는데 지금 사람들은 천년(天年)을 마치지 못하니 어찌해서인가?

---

72) 실음증(失瘖症): 瘖症. ≪素問≫에 이르기를, 邪가 陰에 들어가면 瘖한다. 즉 목이 쉬거나 말을 못 하게 되는 증상이다. ≪靈樞·雜病篇≫에 이르기를, 厥氣가 인후에 들어가면 말을 하지 못한다. 기타 감기, 濕痰 등의 원인에 의하기도 한다.

73) 9독일(九毒日): 5월의 5일, 6일, 7일, 15일, 16일, 17일, 25일, 26일, 27일.

74) 서천왕(西天王): 佛敎의 四天王의 한 분인 西方廣目天王. 이름은 毗留博叉. 몸은 백색이고 갑옷을 입은 채 손에 용을 쥐고 있다. 護法神將으로 악인을 붙잡아 불교에 귀의케 한다.

75) 천사(天師): 張天師. 이름은 張陵(A.D. 34~156). 東漢時代의 沛國 豐縣人. 어려서 太學에 입학하여 五經을 通達하였다. 漢明帝 때 巴郡 江州令을 지낸 후 鶴鳴山에 들어 修道한 후 道書 24篇을 저술하였고 符水呪法으로 治病에 능하니 群衆이 모여 자연적으로 교단이 형성되었다. 天師道, 正一道라 칭하나 世間에서는 五斗米敎라고 불렀다.

76) 경신론(庚申論): 인체의 上, 中, 下焦에는 三尸蟲이 살고 있으면서 貪, 瞋, 痴를 일으켜 악행을 저지르게 하여 減壽死亡케 한다. 淨心, 不老長壽하기 위해 三尸蟲을 죽여야 하는데 그 방법으로 庚申日에 잠을 자지 않아야 한다는 道家의 학설이다. ≪太上三尸中經≫, ≪神仙守庚申法≫, ≪老子守庚申長生經≫ 등에 상세히 등재되어 있다.

지금 사람들은 피하고 삼감을 모른 채 욕정이 시키는 대로 여색을 즐기고 남과 본인도 모른 채 금기를 범하니 음사(陰司)에서 그 수명을 빼앗아 없앤다. 그런데도 수명을 계산하여 백 세까지 살 수 있다는 자들은 도대체 어떤 자들인가? 촉왕(蜀王) 맹창(孟昶)이 미녀 장려화(張麗華)를 들여 곁에 두고 총애하니 하룻밤이 빠른 우레나 번갯불 같았다. 그러나 얼마 못 가 장 씨가 죽으니 맹창은 그리워하다가 도사 이약충(李若沖)을 불러 장 씨의 혼령을 부르도록 청하였다. 도사는 몸에서 혼령만 빠져나가 선계(仙界)의 상원궁(上元宮)에 들어갔다. 보니 붉은 의관(衣冠), 신발의 선관(仙官)이 북향하여 서 있었고 낭하(廊下)에는 죄인들이 줄 서 있는데 한 여자가 심하게 괴로워하고 있었다. 자세히 보니 선관은 자신의 스승인 당동경(唐洞卿)이었으므로 반가워하며 그 여자에 대해 물었다. 답하기를, "장려화이다. 지난날 왕의 총애를 매일 밤 받게 되니 자제(自制)하지 못하여 금률(禁律)을 모독(冒瀆)한 죄로 이곳에 왔다." 이로써 보건대 천지간의 금기는 범해서는 안 된다.

9. 자녀를 낳을 수 있는 방법 嗣續有方

建元孝王妃姬等、皆麗無子、擇良家未筓女入內、又無子。問褚
澄曰、求男有道乎。澄曰、合男女、必當其年、男雖十六而精通、
必三十而娶、女雖十四而天癸至、必二十而嫁、皆慾陰陽完實、然
後交合、合而孕、孕而育、育而子壯强壽。今也不然、此王之所以
無子也。王曰、善。未再、暮生六男。

건원(建元)[77] 때 효왕(孝王)은 아름다운 비(妃)와 희(姬)를 여럿 두었
는데도 모두 자녀가 없었다. 그리하여 양가(良家)의 규수를 택하여 동
침했는데도 역시 자녀가 없었다. 그리하여 효왕이 저징(褚澄)에게 묻
기를, "사내아이를 낳고 싶은데 좋은 방법이 없느냐?" 저징이 답하기
를, "남녀가 합방하는 데 반드시 적당한 나이가 있습니다. 남자는 16
세에 정기(精氣)가 통한다고 하나 반드시 30세에 아내를 얻어야 하며
여자는 14세에 천계(天癸)가 이른다고 하나 반드시 20세가 되어 혼인
해야 합니다. 남녀 각기 음양이 완전히 실(實)해진 후 합방(合房)해야
잉태되는 법이며 그래야 태아가 태중(胎中)에서 충분히 성장할 수 있
고 출생하여서도 장성해질 수 있으며 굳건하게 장수할 수 있나이다.

---

77) 건원(建元): A.D. 479~482. 齊代의 高帝의 연호.

그러나 전하의 경우는 그렇지 않으므로 무자(無子)한 것입니다." 효왕이 말하기를, "옳구나!" 효왕은 저징의 말을 따랐고 세월이 감에 아들 여섯을 낳았다.

書云、丈夫勞傷過度、腎經不煖、精淸如水、精冷如氷、精泄、聚而不射、皆令無子。 近訥曰、此精炁傷敗。

장부(丈夫)가 노역(勞役)으로 인하여 몸이 손상됨이 지나치면 신장(腎臟)이 따뜻하지 못하여 정액의 묽기가 물 같고 차가움이 얼음 같으면서 몸 밖으로 흘러나오므로 모아서 사정(射精)할 수 없기에 자녀를 둘 수 없다.

가까운 자가 말하기를, "이는 정기(精氣)가 크게 손상된 것이다."

書云、女人勞傷氣血、或月候愆期、或赤白帶下、致陰陽之氣不和。 又將理失宜、食飮不節、乘風取冷、風冷之氣乘其經血、結於子臟、皆令無子。

여인이 노역하여 기혈(氣血)이 손상되면 월경이 연기되거나 혹은 적백(赤白)의 대하(帶下)가 흐르니 이는 음양의 기(氣)가 불화되어 생긴 것이다. 또는 바른 섭생(攝生)을 못 했기 때문이기도 하다. 즉 음식을 절도 있게 먹지 못했거나 바람을 맞아서 찬 기운을 받았음이니, 바람, 찬 기운이 몸에 침투하여 경락과 혈맥을 통하여 자궁에 들어와 맺히면 모두 자식을 낳지 못하게 된다.

書云、月氣一日至三日、子門開、交則有子。過四日則閉而無
子。又經後一日、三日、五日受胎者、皆男。二日四日六日受胎
者、皆女。過六日胎不成。

월경 후 15일이 되는 첫째 날로부터 3일간은 자궁의 문이 열리므로
남녀가 교합하면 자식을 두게 된다. 그러나 4일째부터는 자궁의 문이
닫히므로 자식을 둘 수 없다. 또한 가임기간(可妊期間)의 첫째 날, 셋
째 날, 다섯째 날에 수태하면 모두 남아가 되고 둘째 날, 넷째 날, 여
섯째 날에 수태하면 모두 여아가 된다. 그러나 6일이 지나면 임신되
지 못한다.

凌霄花、凡居忌種此。婦人聞其氣、不孕。

능소화(凌霄花)[78]는 거처에 심지 말라. 부인이 능소화의 기(氣)를 맡
으면 임신하지 못한다.

---

78) 능소화(凌霄花): 정식명칭은 紫葳이다. ≪本草綱目≫에 이르기를, 그 꽃은 氣味가 酸하고 微寒하며 無毒
하다. 꽃에 코를 가까이 대고 냄새를 맡으면 腦를 상한다. 꽃 위의 이슬이 눈에 들어가면 흐리고 잘 보이
지 않는다. 主治는 부인이 出産한 후 乳汁이 과다하여 된 병, 崩中, 癥瘕血閉, 寒熱이 나며 몸이 마름. 産
後下血이 일정치 않음, 熱風, 風癎, 大小便不利.

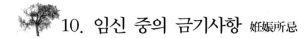

10. 임신 중의 금기사항 姙娠所忌

産書云、一月足厥陰肝養血、不可縱怒、疲極筋力、冒觸邪風。二月足少陽膽合於肝、不可驚動。三月手厥陰心胞主、右腎養精、不可縱慾、悲哀、觸冒寒冷。四月手少陽三焦合腎、不可勞逸。五月足太陰脾養肉、不可妄思、飢飽、觸冒卑濕。六月足陽明胃合脾、不得雜食。七月手太陰肺養皮毛、不可憂鬱、叫呼。八月手陽明大腸合肺以養氣、勿食燥物。九月足少陰腎養骨、不可懷恐、房勞、觸冒生冷。十月足太陽膀胱合腎、以太陽爲諸陽主氣、使兒脉縷皆成、六腑調暢、與母分氣、神氣各全、俟時而生。所以不說心者、以心爲五臟主、如帝王不可有爲也。若將理得宜、無傷胎臟。又每月不可鍼灸其經、如或惡食、但以所思物與之食必愈。所忌之物、見食物門中。

산서(産書)에 이르기를, 임신 1개월째에는 임신부의 족궐음간경(足厥陰肝經)[79]이 태아를 양혈(養血)하므로 임신부는 함부로 노하거나 근력(筋力)을 지나치게 써 피로하거나 풍사(風邪)에 감촉(感觸)되지 말아

---

79) 족궐음간경(足厥陰肝經): 12正經의 하나. 足踇趾爪甲根角에서 2趾 쪽으로 1分 떨어진 大敦穴에서 起始하여 乳下2肋 當7、8肋間의 期門穴에서 끝난다. 좌우 28穴이다.

야 한다. 2개월째에는 임신부의 족소양담경(足少陽膽經)[80]이 태아의 간(肝)과 합하므로 놀라지 말아야 하고 3개월째에는 임신부의 수궐음심포경(手厥陰心包經)[81]이 주(主)가 되어 태아의 우신(右腎)에서 정(精)을 생양(生養)케 하니 함부로 성교하지 말아야 하며 슬퍼하지도 말아야 하고 한랭한 기(氣)에 감촉되지도 말아야 한다. 4개월째에는 임신부의 수소양삼초경(手少陽三焦經)[82]이 태아의 신(腎)과 합하므로 노역하거나 지나치게 편안함을 금한다. 5개월째에는 임신부의 족태음비경(足太陰脾經)[83]이 태아의 근육을 양성하므로 요망한 생각을 하지 말 것이며 굶주리거나 배부르지도 말 것이며 습기(濕氣)에 감촉되지도 말아야 한다. 6개월째에는 임신부의 족양명위경(足陽明胃經)[84]이 태아의 비장(脾臟)과 합하므로 음식을 가리지 않고 먹는 것을 금한다. 7개월째에는 수태음폐경(手太陰肺經)[85]이 태아의 피부와 모발을 양성하므로 우울함, 원통함을 느끼지 않아야 하고 큰 소리를 질러서도 안 된다. 8개월째에는 임신부의 수양명대장경(手陽明大腸經)[86]이 태아의 폐와 합하여 기(氣)를 양성하므로 건조한 음식을 먹지 말아야 한다.

---

80) 족소양담경(足少陽膽經): 12正經의 하나. 目外左尖端外方 5分에서 起始하여 足4趾爪甲根部外側 1分의 竅陰穴에서 끝난다. 좌우 88穴이다.

81) 수궐음심포경(手厥陰心包經): 12正經의 하나. 팔 들어 腋下 3寸의 天池穴에서 起始하여 手中指端爪甲部의 정중앙에서 1分 떨어진 中衝穴에서 끝난다. 좌우 18穴이다.

82) 수소양삼초경(手少陽三焦經): 12正經의 하나. 手4指爪甲根部의 小指側 1分處의 關衝穴에서 起始하여 眉弓外端의 陷中 絲竹空穴에서 끝난다. 좌우 46혈이다.

83) 족태음비경(足太陰脾經): 12正經의 하나. 足踇趾內側爪甲根角에서 1分 隱白穴에서 起始하여 6肋骨과 7肋骨間의 大包穴에서 끝난다. 좌우 42穴이다.

84) 족양명위경(足陽明胃經): 12正經의 하나. 下眼窩緣中央으로 눈동자 直下 7分의 承泣穴에서 起始하여 足2趾端爪甲根部外側에서 1分厲兌穴에서 끝난다. 좌우 90穴이다.

85) 수태음폐경(手太陰肺經): 12正經의 하나. 1肋間外側으로 烏喙突起 근처의 中府穴에서 起始하여 手母指內側爪甲根角에서 1分 少商穴에서 끝난다. 좌우 22穴이다.

86) 수양명대장경(手陽明大腸經): 12正經의 하나. 手2指內側爪甲根角에서 1分 商陽穴에서 起始하여 鼻孔旁 5分에 鼻唇溝인 迎香穴까지이다. 좌우 40穴이다.

임신 9개월째에는 임신부의 족소음신경(足少陰腎經)[87]이 태아의 뼈를 양성하므로 두려운 느낌을 지니고 있거나 성교를 지나치게 하거나 찬 물체에 감촉되지 말아야 한다. 임신 10개월째에는 임신부의 족태양방광경(足太陽膀胱經)[88]이 태아의 신(腎)과 합하여 태양(太陽)이 태아의 제양(諸陽) 주기(主氣)로 되어 경락(經絡)을 완성시키고 육부(六腑)의 기능을 조화롭고 활발하게 함으로써 어머니와 기(氣)가 나뉘어 독립적으로 되어 정신까지 완전히 구비된 채 때에 맞추어 출생하게 된다.

태아의 마음에 대해서 말하지 않음은 마음은 국가에 있어 임금과 같아 어느 누구도 제 뜻대로 할 수 없기 때문이다. 만약 순리(順理)를 얻는다면 태아의 장기(臟器)는 손상되는 일이 없을 것이다. 또한 매월 임신부는 임신 개월에 해당되는 경락에 침, 뜸 시술을 받지 말아야 한다. 임신부는 혹은 싫은 음식이 있고 먹고 싶은 음식이 있는데 그대로 따르면 음식에 관한 먹고 싶고 먹기 싫은 증상은 머지않아 치유된다. 임신부가 금해야 할 음식은 식물문(食物門)을 보시라.

太公胎教云、母常居靜室、多聽美言、講論詩書、陳設禮樂、不聽惡言、不視惡事、不起邪念、令生男女福壽、敦厚、忠孝兩全。

≪태공태교(太公胎敎)≫에 이르기를, 임신부는 항상 고요한 방에 있으면서 좋은 말과 시서(詩書)에 대해 강론(講論)을 많이 듣고 예악(禮樂)에 대한 행사를 보아야 한다. 나쁜 말은 듣지 말고 나쁜 일은 보지

---

87) 족소음신경(足少陰腎經): 12正經의 하나. 足底中央陷中으로 前1/3交界인 湧泉穴에서 起始하여 璇璣穴 兩傍 2寸 俞府穴까지이다. 좌우 54穴이다.

88) 족태양방광경(足太陽膀胱經): 足太陽膀胱經이다. 12正經의 하나. 目内眥外 1分陷 中의 睛明穴에서 起始하여 足5趾爪甲根角外側1分의 至陰穴까지이다. 좌우 134穴이다.

말며 삿된 생각은 일으키지 말아야 한다. 이렇게 삼가고 실행하면 출생하는 자녀는 복(福)과 수(壽)를 누리게 될 것이며 돈후(敦厚)와 충효(忠孝)를 함께 갖추게 될 것이다.

演山翁云、成胎後、父母不能禁慾、己爲不可。又有臨産行淫、致其子頭戴白被而出、病夭之端也。

연산옹(演山翁)이 말하기를, "잉태한 후 부부는 금욕생활을 해야 한다. 또한 산월(産月)이 가까워졌는데도 성교를 하면 출생하는 자녀는 머리에 흰 무늬를 갖게 되는데 이는 병으로 요절할 징조이다."

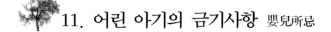

11. 어린 아기의 금기사항 嬰兒所忌

書云、兒未能行、母更有娠、兒飲姙乳、必作魃病、黃瘦、骨
立、發熱、髮落。

영아(嬰兒)가 걷지도 못하는데 어머니가 또다시 임신하게 되면 영
아는 임신부의 젖을 먹게 되어 반드시 발병(魃病)[89]이 생겨 몸이 마르
고 누렇게 되며 뼈만 남게 되고 열이 나며 머리털이 빠진다.

書云、小兒多因缺乳、喫勿太早、又母喜嚼食喂之致生病、病羸
瘦、腹大、髮竪、萎困。

모유 부족으로 인하여 소아가 음식을 먹게 된 시기가 지나치게 빠
르든지 혹은 어머니가 즐겨 음식을 씹어 소아에게 주어서 먹게 한 경
우에는 이로 인해 소아는 마르고 쇠약해지며 배만 불룩해지고 머리
털은 꺼칠해지며 몸은 누렇게 된다.

養子直訣云、喫熱莫喫令、喫軟莫喫硬、喫少莫喫多。眞妙法也。

---

89) 발병(魃病): 魅病, 魃病이라고도 한다. 영아가 점점 말라 뼈가 앙상해지며, 머리털도 빠지거나 누렇게 되
며 자라지 않는다. 때때로 高熱이 나고 대변은 순조롭지 못하다.

≪양자직결(養子直訣)≫에 이르기를, 소아는 찬 음식을 먹이지 말고 따뜻한 음식을 먹여야 하고 딱딱한 음식을 먹이지 말고 부드러운 음식을 먹여야 하며, 많은 양을 먹이지 말고 적은 양을 먹여야 한다. 이는 참으로 묘법이다.

書云、母淚勿墜、子目中、令目破生翳。

어머니의 눈물이 떨어져 소아의 눈에 들어가지 말아야 하나니 소아의 눈에 가림막이 생기기 때문이다.

鎖碎錄云、小兒勿令指月、生月蝕瘡。勿令就瓢、及瓶中飮水、令語訥。又衣服不可夜露。

≪쇄쇄록(鎖碎錄)≫에 이르기를, 소아에게 달을 가리켜 보게 해서는 아니 된다. 눈에 월식창(月蝕瘡)[90]이 생기기 때문이다. 또한 소아에게는 호롱박이나 병 속에 담겨 있던 물을 먹이면 안 되나니, 말을 더듬게 되기 때문이다. 또한 소아의 의복은 밤에 노천(露天)에 두어서도 안 된다.

---

90) 월식창(月蝕瘡): 눈의 角膜에 생기는 염증.

卷之二

1. 기거(起居)가 규칙적인 자는 지원(地元)으로 부터 수명을 얻는다 地元之壽、起居有常者得之

人之身、仙方以屋子名之。耳眼口鼻、其牖牖門戶也。手足肢
節、其棟梁槐桶也。髮毛體膚、其壁瓦垣墻。曰氣樞、曰血室、
曰意舍、曰倉禀、曰玄府、曰泥丸、曰絳宮、曰紫房玉闕、曰十
二重樓、曰貴門、曰飛門、曰玄牝等門、盖不一也、而有主之者
焉。今夫屋、或爲暴風疾雨之所飄搖、螯虫、蟻蠹之所侵蝕、或
又爲鼠竊狗盜之所損壞、苟聽其自如、而不之檢、則日積月累、
東傾西頹、而不可處矣。盖身者、屋也。心者、居屋之主人也。
主人能常爲之主、則所謂牖戶棟梁垣壁、皆完且固、而地元之
壽、可得矣。

사람의 몸은 선도(仙道)에서 집에 비유된다. 눈, 코, 귀, 입은 창(窓)
과 문이고 손발은 마룻대, 들보이고 손, 발가락은 여기에 매달려 있는
통들이며 머리털, 털, 피부는 벽, 담장이다. 또한 몸 전체 혹은 일부는
기추(氣樞),[1] 혈실(血室),[2] 의사(意舍),[3] 창름(倉廩),[4] 현부(玄府),[5] 니환

---

1) 기추(氣樞): 신체의 중추적 기능.

2) 혈실(血室): 子宮.

3) 의사(意舍): 신체. 뜻이 머무는 집이라는 뜻이다. 第11椎下에 있는 足太陽膀胱經의 意舍穴을 가리키기도
한다.

(泥丸),6) 강궁(絳宮),7) 자방옥궐(紫房玉闕),8) 12중루(十二重樓),9) 귀문(貴門),10) 비문(飛門),11)현빈(玄牝)12) 등으로도 부르기도 하는데 선서(仙書)마다 대개 일치하지 않는다.

대저 집이란 폭풍, 거센 비에 의하여 심하게 흔들리기도 하고 독충, 개미, 벌 등에 의해 침식(侵蝕)당하기도 하며, 쥐와 개의 도둑질에 의해 파손, 붕괴된다. 이를 아는데도 스스로 점검하지 않으면 해와 달이 갈수록 동쪽은 기울고 서쪽은 퇴락(頹落)하여 거주할 수 없게 된다.

그러므로 몸은 집이고 마음은 집의 주인이니 주인이 항상 주인 노릇을 제대로 하면 창, 문, 마룻대, 들보, 벽, 담이 완전하여 굳건하니 지원(地元)으로부터 수명을 얻을 수 있다.

---

4) 창름(倉廩): 脾胃.

5) 현부(玄府): 피부 사이에 있는 땀구멍.

6) 니환(泥丸): 上丹田으로 百會穴의 直下에 있다. 머리에 九宮이 있는데 제일 중앙에 泥丸宮이 있다.

7) 강궁(絳宮): 心神인 丹元이 거처하는 心臟.

8) 자방옥궐(紫房玉闕): 仙界에 있는 신선이 머물러 사는 곳. 즉 인체.

9) 12중루(十二重樓): 上同.

10) 귀문(貴門): 신체의 밖으로 난 구멍.

11) 비문(飛門): 上同.

12) 현빈(玄牝): ≪碧虛子親傳直指≫에 이르기를, 兩腎臟 사이에 텅 빈 한 구멍이 있는데 이름이 玄牝이다. 兩腎의 氣는 玄牝을 통하여 척추를 타고 상승하여 心腹과 膏肓에 이르고 마지막에는 泥丸에 이른다. ≪醫貫≫에서는 이곳이 命門이라고 하여 元眞이 있는 곳이라 하였다.
본서와는 무관하게 ≪道德經 · 六章≫의 "谷神不死、是謂玄牝°"이라는 道理用語로 쓰이는 예가 더 많다.

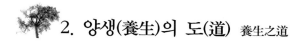

2. 양생(養生)의 도(道) 養生之道

老子曰、人生大期、百年爲限。節護之者、可至千歲、如膏之小炷與大耳。衆人大言而我小語、衆人多煩而我少記、衆人悖暴而我不怒、不以人事累意、淡然無爲神氣、自滿以爲不死之藥。

노자(老子)가 말하기를, "사람이 살 수 있는 기간은 크게 보아도 백년이 못 된다. 그러나 생명력을 절도 있게 보호하면 천 년을 살 수도 있다. 생명은 등잔기름과 심지가 각기 얼마나 크고 작으냐에 비유할수 있다. 뭇사람이 큰 소리로 말하면 나는 작은 소리로 말하고 뭇사람이 번다하게 말하는 것을 나는 간략하게 말한다. 뭇사람은 난폭해도 나는 분노하지 않고 나는 사람의 일로 얽매이지 않는다. 담연(淡然)하게 무위(無爲)하여 신기(神氣)를 기르고 스스로 만족함을 불사약(不死藥)으로 삼는다."

莊子曰、能尊生者、雖富貴不以養傷身、雖貧賤不以利累形。今世之人、居高年尊爵者、皆重失之。

장자(莊子)가 말하기를, "삶을 존숭(尊崇)할 줄 아는 자는 부귀하여도 양생(養生)한다 하여 잘못하여 몸을 상하는 일이 없고 빈천하여도 이득을 위해 몸을 괴롭히지 않는다. 지금의 세상 사람 중에서 나이 많은 고관(高官)들은 모두 양생의 도를 크게 잃은 채 살고 있다."

　　孫眞人養生銘曰、怒甚偏傷氣、思多太損神。神疲心易役、氣弱病相縈。勿使悲歡極、當令飮食均。再三防夜醉、第一戒晨嗔。亥寢鳴雲鼓、晨興漱玉津。妖邪難犯已、精氣自全身。若要無諸病、常當節五辛。安神宜悅樂、惜氣保和純。壽夭休論命、修行本在人。若能遵此理、平地可朝眞。

　　≪손진인양생명(孫眞人養生銘)≫에 이르기를, 분노가 한쪽에 치우칠 정도로 심하면 기(氣)가 상하고 생각이 많으면 정신이 크게 손상된다. 정신이 피로하면 마음도 쉽게 흔들리게 되고 기(氣)가 허약하면 병도 따라 생긴다. 슬픔과 기쁨을 지나치게 갖지 말며 음식을 고르게 먹으라. 두 번 세 번 말하나니 밤에 술 취하지 말며 첫째로 삼갈 것은 새벽에 화내는 것이다. 해시(亥時)13)에 잠들기 전에 운고(雲鼓)를 울리고14) 새벽에 일어나서 입안의 침을 모아 양치질하고 삼키라. 이렇게 행하면 요사(妖邪)가 침범하기 어렵고 정기(精氣)가 전신에 가득 차게 된다. 만약 온갖 병에 들고 싶지 않거든 마땅히 언제나 5신채(五辛菜)15)를 절제하라. 정신을 편안히 가져 마땅히 기쁘고 즐겁게 지내야

---

13) 해시(亥時): 오후 9시 32분∼11시 31분. 정부규정표준시각은 오후 9시∼11시이나 이는 태양이 經度135°
　　를 지나는 시각에 맞춘것이다. 실제로는 서울이 32분이 늦으므로 養生學, 東洋醫學, 仙道, 易學에서는 실
　　제시각을 사용해야 한다.

14) 운고(雲鼓)를 울리고: 道家의 養生法名으로 보통 鳴天鼓라고 한다. 양 손바닥으로 양 귀를 막은 후 左右
　　2指를 腦戶(숨골, 延髓) 위에 손끝이 닿도록 놓는다. 左右中指 끝을 左右 2指의 손톱 위에 놓았다가 갑자
　　기 떼면 귓속에서 북소리가 들리므로 이러한 명칭이 생겼다. 腦 속의 風邪를 제거하는 효과가 있어 36번
　　행한다.

15) 5신채(五辛菜): 氣味가 자극성 있는 채소 5종. 즉 파, 마늘, 달래, 부추, 고추.

하고 기(氣)를 아껴 화기(和氣)와 순수함을 지녀야 한다. 장수와 요절에 대해서 운명을 논하지 말라. 수행(修行)은 본래 사람에게 있나니 만약 이러한 이치를 지켜 행하면 평지에서 신선(神仙)이 되리라.

書云、未聞道者、放逸其心、逆于生樂。以精神循智巧、以懼畏循得失、以勞苦循禮節、以身世循財利、四循不置、心爲之病矣。陶隱居云、萬物惟人靈且貴、百歲光陰如旅寄。自非留意修養中、未免疾苦爲身累。

아직 도(道)를 듣지 못한 자는 그 마음이 방종하여 삶의 진정한 기쁨에 거슬린 생활을 하고 있다. 즉 정신은 삿된 지식을 따르고 이득과 손실을 걱정하며 예절 때문에 노고하며 처세는 재물을 따르니 이 넷 때문에 마음을 잡지 못하다가 이로 인해 병을 이룬다.

도은거(陶隱居)[16]가 말하기를, "만물 중에 오직 사람이 제일 신령스러우며 또한 고귀하다. 삶의 세월 백 년은 마치 나그네가 여관에 머무르는 것과 같다. 스스로 양생의 결심을 갖지 않는다면 질병의 고통을 면치 못해 몸에 누(累)가 되리라."

---

16) 도은거(陶隱居): 陶弘景. 字는 通明, 號는 隱居이다. 南北朝時代의 秣陵人. 거문고, 바둑, 草書에 능했고 道術을 좋아하였다. 음양, 오행, 지리, 醫藥에 밝았으며 齊國의 高祖 때 左殿衛中將軍이 되었고 후에 句曲山에 은거하여 混天象을 만들었다. 《本草》를 注하였고 《帝代年歷》, 《眞誥》, 《眞靈位業圖》 등을 저술하였다. 謚號는 貞白先生.

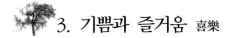

3. 기쁨과 즐거움 喜樂

書云、喜樂無極則傷魄、傷魄則狂、狂者意不存、皮革焦。

기쁨과 즐거움이 끝이 없으면 백(魄)을 상하고 백이 상하면 미치게 되고 미치면 뜻이 존속되지 못하고 피부의 털이 빠지고 꺼칠해진다.

書云、喜怒不節、生乃不固。和喜怒以安居處、邪僻不至、長生久視。

기쁨과 노함이 절도가 없으면 생명력이 견고하지 못하게 된다. 그러니 기쁨과 분노를 조화하여 거처에서 평안을 느껴야 한다. 그러면 사기(邪氣)가 이르지 못하고 몸에 편벽(偏僻)됨이 없게 되어 장생불노(長生不老)하게 되리라.

書云、喜怒不測、陰氣不足、陽氣有餘、榮衛不行、發爲癰疽。

기쁨과 분노가 절도 있지 못하면 음기(陰氣)가 부족해지고 양기(陽氣)는 남아돌게 되어 영혈(榮血)과 위기(衛氣)가 유통되지 못하게 되어 옹저(癰疽)가 생긴다.

聚書云、喜則氣和性達、榮衛通行。然大喜傷心、積傷則損。
故曰、少喜則神不勞。

취서(聚書)[17]에 이르기를, 기쁘면 기(氣)가 화평해져 성품이 활달해
지고 영혈(榮血)과 위기(衛氣)가 통행하게 된다. 그러나 지나치게 기뻐
하면 마음이 상하고 이것이 누적되면 몸 전체가 손상된다. 그러므로
"적은 기쁨은 정신을 피로하지 않게 한다."라는 말이 있다.

淮南子曰、大喜墜陽。唐柳公度喜攝生、年八十餘、步履輕健。或求其
術、曰、吾無術。但未嘗以元氣佐喜怒、氣海常溫耳。

회남자(淮南子)[18]가 말하기를, "크게 기뻐하면 양기(陽氣)가 급속히
소모된다."
당대(唐代)의 유공도(柳公度)는 섭생(攝生)하기를 즐겨 80세가 넘었어도 걸
음걸이가 경쾌하였다. 어떤 자가 그 방법을 묻자 답하기를, "나는 잘 걷는 방법
이 없소. 단지 기쁨과 분노에 의해 원기(元氣)가 손상되지 않게 하고 항상 기해
(氣海)를 따뜻하게 했을 뿐이오."[19]

---

17) 취서(聚書): 여러 분야의 책을 수집하여 분야별로 분류한 全書. 단행본을 원본 그대로 분류하여 集成했다
   는 점에서 類書와 다르다. 즉 문학전집은 聚書에 속하고 백과사전은 類書에 속한다.
18) 회남자(淮南子): 漢代의 淮南王 劉安. 혹은 그의 저술서명. 21권으로 구성되어 있으며 內外篇으로 나뉘
   어 있다. 大旨는 道德에 두고 있으며 天下事를 縱橫으로 열거하여 평론하였다.
19) 기해(氣海)~뿐이오: 氣海는 任脈의 要穴로 臍下 1寸5分處이다. 흔히 丹田, 下丹田이라고 부르며 臍下
   3寸의 關元穴과 혼용하여 氣海關元이라고도 부른다. 효능도 서로 같아, 調氣益元, 培腎補虛, 和榮血, 帶
   溫理經, 祛濕下焦한다.
   ≪類經≫에 이르기를, "氣海는 남자의 生氣의 바다이다." ≪扁鵲心書≫를 보면, 각 병마다 服藥處方은
   다르나 氣海關元灸 10壯~50壯이 공통적인 이유는 氣海關元灸만으로도 급만성질환을 通治할 수 있다는
   이론이다.
   仙道의 초급수련은 下丹田에 의식을 집중하고 하복부를 움직여 호흡을 조절하여 下丹田에 蓄氣하는 것
   이고 佛敎의 參禪도 下丹田에 의식을 집중하여 잡념을 가라앉히는 방법이다. 이러한 이치로 보아 下丹田
   의 중요성은 아무리 강조해도 지나침이 없다.
   민간요법에 의하면, 여름에 길을 가다가 日射病으로 昏絶한 사람은 그늘에 눕힌 후 햇볕에 데워진 뜨거

東樓法語曰、心喜則陽氣散、是故抑喜而養陽氣。

≪동루법어(東樓法語)≫에 이르기를, 마음이 지나치게 기쁘면 양기 (陽氣)가 흩어지므로 과도한 기쁨을 억제하여 양기를 기르라.

운 모래, 돌을 下丹田에 올려놓으면 회복된다. 또한 겨울에 야외에서 冬死하게 되었을 때에도 그 사람의 下丹田에 牛馬糞을 올려놓거나 타인이 下丹田 위에 放尿하면 回生한다. 그 예로 기절한 개구리를 눕혀 놓고 배 위에 방뇨하면 즉시 깨어나 달아난다.

○ 지하철 객차 내에서 30대 여자가 쓰러져 人事不省이며 온몸이 얼음장 같아 사람들이 모두 병원으로 이송하려고 하였다. 그러나 역자는 이를 저지하고 右掌心을 여자의 氣海穴에 대고 熱氣를 주입하니 10분 만에 일어나 걸어서 하차하였다.

○ 30대 여자가 선풍기를 과도히 쐬어 眩暈, 惡心, 顔面蒼白한 것을 氣海灸를 30분간 하니 완쾌되었다.

○ 여성의 생리통, 급만성하혈을 氣海灸를 10분~30분 하여 멎게 한 예는 80건도 더 된다. 또한 氣海灸 만 수개월 행하여 완치된 예도 不知其數이다.

○ 30대 여자의 3개월 된 脚氣를 1회의 氣海灸로 다음 날 50% 이상 호전시켰다.

○ 70대 여자의 腎不全으로 인한 全身浮腫을 氣海灸 3일에 50% 이상 호전시켰다.

○ 역자가 25세 때 暑滯로 인해 脹滿, 口渴, 眩暈, 尿閉로 10여 일간 洋韓方의 모든 방법이 무효일 때 氣海灸 10壯에 배뇨한 후 30분 만에 완쾌되었다. 이것이 氣海灸를 확신하게 된 결정적 동기이다.

○ 역자는 평소 감기, 두통, 불면이 있을 때 氣海關元을 핫백으로 찜질하는데 10분 정도 되면 온몸이 풀 리며 기분이 좋아지면서 잠이 오거나 회복된다. 이 방법은 虛冷人에게만 해당되는 것이 아니라 壯實한 少陽人, 太陽人에게도 모두 효과를 보았으니 四象體質을 따질 일이 못 된다.

治療機轉을 설명하겠다.

氣海關元穴이 따뜻해지거나 溫氣가 注入되면 任脈이 열리게 되고 相配된 督脈도 저절로 열리게 된다. 이렇게 二大根幹經脈이 개통되면 12正經도 순차적으로 개통되니 氣가 불통되어 발생한 급성병이 치료되 며 灸한 경우에는 虛弱者에게 補氣의 효과도 주게 된다. 2차적 효과는 火降하여 水昇하니 水火旣濟가 되어 신체의 모든 기능이 정상화되는 것이다.

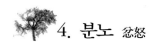

4. 분노 忿怒

書云、忿怒則氣逆、甚則嘔血。少怒則形佚、悁悁忿恨則損
壽。怒目久視日月則損明。

분노하면 기(氣)가 거꾸로 솟고 심하면 피를 토한다. 적은 분노는
몸을 손상시키고, 분노와 원한을 꾹꾹 참은 채 품고 있으면 수명이
깎인다. 노한 눈으로 해와 달을 오래 쳐다보아도 시력이 약해진다.

書云、大怒傷肝、血不榮于筋、而氣激矣。氣激上逆、嘔血飱
泄、目暗、使人薄厥。

크게 노하면 간(肝)이 상하여 혈액이 근육에서 본 기능을 발휘하지
못하게 되므로 기(氣)가 급히 망동(妄動)한다. 기(氣)가 급히 망동하면
위로 솟구쳐 피를 토하거나 설사하게 되고 눈이 어두워지고 박궐(薄
厥)[20]이 생긴다.

書云、切切忿怒、當止之。盛而不止、志爲之傷。喜忘前言、腰

---

20) 박궐(薄厥): 《素問·生氣通天論》에 이르기를, 大怒하면 形氣가 끊어져서 血이 上焦部에 엉켜 뭉쳐 薄厥
케 한다. 즉 이 증상은 血이 胸中에 쌓여 흩어지지 못하고 氣道가 막혀 갑자기 氣가 위로 솟구치는 것이다.

背隱痛、不可以俛仰屈伸。

마음 깊이 분노를 끓이고 있다면 당연히 그쳐라. 분노가 왕성하여 그치지 못하면 뜻이 손상되어 앞에 한 말을 자주 잊게 되고 등과 허리에 은근하게 통증이 오면서 굽힘, 폄, 구부림, 뻗음 등을 못 하게 된다.

書云、多怒則百脈不定。又多怒則鬢髮焦、筋萎、爲勞卒。不死俟、五臟傳遍終死矣。藥力不及、苟能改心易志、可以得生。

자주 노하면 백맥(百脈)21)이 불안정해진다. 또한 자주 노하면 머리털과 수염이 초췌해지며 근육이 위축되고 피로가 쌓여 죽는다. 불사(不死)를 기다리느니 오장(五臟)이 두루 기능이 다해 죽는 것을 기다려라. 약의 힘으로 분노를 그치게는 못하니 차라리 마음을 고쳐 뜻을 바꾸어 양생하면 장생할 수 있다.

陶隱居云、道家更有頤生旨、第一令人少嗔恚。

도은거(陶隱居)가 말하기를, "도가(道家)에서 양생하는데 첫째가는 가르침은 분노를 줄이라는 것이다."

書云、當食暴嗔、令人神驚、夜夢飛揚。

음식을 먹을 때 크게 노하면 그 사람은 정신이 놀라게 되어 밤에 하늘을 나는 꿈을 꾼다.

---

21) 백맥(百脈): 任脈, 督脈, 12正經, 奇經八脈, 그 외의 모든 氣道.

淮南子曰、大怒破陰。

회남자(淮南子)가 말하기를, "크게 노하면 음기(陰氣)가 파괴된다."

名醫敍論曰、世人不終者壽、皆由不自愛惜、忿爭盡意。聚毒
攻神、內傷骨髓、外乏肌肉、正氣日衰、邪氣日盛、不異擧滄波
以注爝火、頹華岳以斷涓流。

≪명의서론(名醫敍論)≫에 이르기를, 세상 사람 중에 제수명대로 늙
어 죽지 못하는 사람들은 그 원인이, 아까워서 마음을 놓지 못하거나,
분노하면 후련할 때까지 싸우려 하기 때문이다. 이는 독을 모아서 자
신의 정신을 공격하는 셈이니 안으로 골수(骨髓)가 상하고 밖으로는
기육(肌肉)이 감소되며 정기(正氣)는 나날이 쇠하고 사기(邪氣)는 나날
이 성해진다. 그 치료는, 바다의 파도를 떠다가 횃불을 끄는 것과 같
고 화악(華岳)[22]의 흙을 퍼다가 실개천을 막는 것과 다르지 않다.

先賢詩曰、怒氣劇炎火、焚火徒自傷。觸來勿與競、事過心淸凉。

선현(先賢)의 시(詩)에 이르기를, 노기(怒氣)의 불길이 타오르면 불을
일으킨 사람도 저절로 함께 태운다. 그러므로 사물(事物)을 대함에 있
어 사물과 다투지 않으면 어떤 사물을 겪더라도 마음은 청량(淸凉)하
리라.

---

22) 화악(華岳): 華山. 五岳中의 西岳으로 陝西省 華陰縣에 있다.

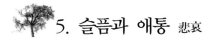

5. 슬픔과 애통 悲哀

書云、悲哀憔悴、哭泣喘乏、陰陽不交傷也。故吊死問病、則喜神散。

슬프고 애통하면 몸이 마르며 꺼칠해지고 소리 내어 울면 숨이 가빠지니 이는 음양이 서로 사귀지 못하여 몸이 상한 것이다. 그러므로 조문이나 문병을 가면 즐거운 마음이 흐트러진다.

書云、悲哀動中則傷魂、魂傷則狂妄不精。久而陰縮、拘攣、兩脇痛不擧。

슬프고 애통한 마음이 움직일 때는 혼(魂)이 상하나니, 혼이 상하면 망령되고 미치어 정확, 일정하지 못하다. 이런 증상이 오래되면 성기가 위축되고 전신근육에 경련이 생기고 양쪽 늑골이 아파 상체를 일으키지 못하게 된다.

書云、悲哀太甚、則胞絡絶、而陽氣內動、發則心下潰、溲數血也。

슬픔과 애통이 매우 심하면 심포락(心包絡)23)이 끊어져 양기(陽氣)가 안에서 움직여 심장의 아래쪽에서 궤산(潰散)되어 소변에 자주 피가 섞여 나온다.

書云、大悲伐性、悲則心系急、肺布叶擧、上焦不通、榮衛不舒、熱氣在中、而氣消。又云、悲哀則傷志、毛悴色夭、竭絶失生。近訥云、肺出氣、因悲而氣耗不行、所以心系急而消矣。夫心主志、腎藏志。悲屬商、因悲甚則失精陰縮。因悲而心不樂、水火俱離、神精喪亡矣。

큰 슬픔은 성품을 상하게 한다. 슬프면 심계(心系)가 급하게 되고 폐엽(肺葉)이 일어나 상초(上焦)가 통하지 못하여 영혈(榮血)과 위기(衛氣)가 유통되지 못하여 열기(熱氣)는 중초(中焦)에 울체되고 원기가 소모된다. 또한 이르기를, 슬프고 애통하면 뜻이 상하고 터럭이 꺼칠하여 색이 변하고 원기가 고갈되어 생명을 잃게 된다.

가까운 자가 이르기를, "폐는 기(氣)를 내보내는데 슬프면 기가 소모되어 행(行)하지 못하니 이는 심계(心系)가 급하여 기가 소모된 것이다. 무릇 마음은 지(志)를 주재(主宰)하고 신장(腎臟)은 지(志)를 간직한다. 슬픔은 상(商)에 속하는지라 슬픔이 심하면 정기(精氣)를 잃어 성기가 위축된다. 슬픔으로 인해 마음이 즐겁지 못하며 수(水)와 화(火)가 함께 분리되어 정신과 정(精)이 쇠망하게 된다."

---

23) 심포락(心包絡): ≪靈樞 · 邪客篇≫에 이르기를, 諸邪가 心에 있는 경우는 모두 心包絡에 있으니 心包絡은 心이 主하는 脈이다. 按考하면, 心包絡은 足三陰의 하나로 心下에 있는 橫膜의 위에 있으며 腎膜의 下에 있다.

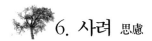

6. 사려 思慮

黃帝曰、外不勞形於事、內無思想之患、以恬愉爲務、以自得
爲功、形體不敝、精神不散、可壽百數也。

황제(黃帝)가 말하기를, "밖에서 일 때문에 몸을 피로하게 하지 말
고 안으로는 생각, 상상하는 병을 갖지 말라. 고요히 평안함을 업무로
삼고 이로 인해 저절로 얻어지는 것을 공(功)으로 삼아라. 그러면 몸
은 병약해지지 않고 정신은 흐트러지지 않게 되어 백 살까지 살 수
있다."

彭祖曰、凡人不可無思、當漸漸除之。人身虛無、但有游氣。
氣息得理、百病不生。又曰、道不在煩、但能不思衣、不思食、
不思聲色、不思勝負、不思失得、不思榮辱、心不勞、神不極、
但爾可得千歲。

팽조(彭祖)가 말하기를, "보통사람은 생각 없이 살기가 불가하니 의
당히 점점 생각을 없애야 한다. 사람의 몸은 본시 허무(虛無)한데 다
만 기(氣)가 소통되고 있을 뿐이다. 기(氣)와 호흡의 원리를 터득하면
온갖 병이 생기지 않는다."

또한 이르기를, "도(道)는 번다한 데에 있지 않나니 단지 옷, 음식, 음악과 여색, 승패, 득실(得失), 영욕(榮辱)만 생각하지 않으면 마음은 노고하지 않고 정신은 치우치지 않게 되어 천 년을 살 수 있다."

庚桑楚曰、全汝形、抱汝生、無使汝思慮營營。

경상초(庚桑楚)[24]가 말하기를, "너의 형체를 온전히 갖고 너의 생명을 감싸 안으며 너의 생각을 뒤숭숭하게 말라."

靈樞經曰、思慮怵惕則傷神、神傷則恐懼、自失破恟、脫肉、毛悴色夭。

≪영추경(靈樞經)≫[25]에 이르기를, 깊게 생각하여 근심하면 정신이 상하고 정신이 상하면 두려워하게 된다. 그리하여 순일(純一)한 뜻을 스스로 깨뜨리면 몸이 수척해지고 터럭도 꺼칠해져 색이 변한다.

書云、思憂過度、恐慮無時、鬱而生涎、涎與氣搏、升而不降爲憂、氣、勞、思、食、五噎之病。

생각과 근심이 지나쳐 두려움이 아무 때나 느껴질 정도가 되면 기(氣)가 엉켜 뭉쳐 담연(痰涎)이 생기고 담연과 기(氣)가 서로 싸워 엉키

---

24) 경상초(庚桑楚): 姓은 庚桑, 이름은 楚, 老子의 제자이다. ≪莊子·庚桑楚篇≫에 이르기를, 老聃의 제자 庚桑楚는 老聃의 道를 일부분 얻어 外壘山의 북쪽에 3년을 살면서 저술하여 書名을 ≪亢倉子≫라고 정하였다. ≪莊子·庚桑楚本篇≫의 내용은, 至人의 德行、心若死灰、忘大小之辯、禍福이 이르지 않으면 재난도 없다는것이다.

25) ≪영추경(靈樞經)≫: 鍼刺法을 論한 古代醫書로 12권으로 구성되어 있다. ≪漢志≫, ≪隋志≫, ≪唐志≫에는 書名이 없고 宋代의 中世 이후 처음으로 세상에 나왔다.

면 위로 올라가기는 하나 아래로 내려가지 못하여 우열(憂噎), 기열(氣噎), 노열(勞噎), 사열(思噎), 식열(食噎) 5열(五噎)²⁶⁾의 병이 생긴다.

書云、思慮則心虛、外邪從之、喘而積氣在中、時害于食。又云、思慮傷心、爲吐衄、爲發焦。

깊게 생각하면 마음이 허약해져 외부로부터 사기(邪氣)가 침입하여 숨이 가쁘게 되고 기(氣)가 중초(中焦)에 쌓여 때때로 소화 장애를 일으킨다. 또한 이르기를, 깊게 생각하여 마음이 상하면 코피를 흘리거나 피를 토하게 되고 머리털이 꺼칠해진다.

書云、謀爲過當、食飮不適、養生之大患也。諸葛亮遣使之司馬營。懿不問戎事、但以飮食及事之凡簡爲問。使答曰、諸葛夙興夜寐、罰二十以上、皆親覽焉。飮食不數升。懿曰、孔明食少事煩、其能久乎?後果然矣。

마음속에 계획이 과다하면 음식을 적합하게 섭취하지 못하니 이는 양생(養生)에 있어 큰 병이다.

제갈량(諸葛亮)²⁷⁾이 사마의(司馬懿)²⁸⁾의 진영에 사자(使者)를 보내니 사마

---

26) 5열(五噎): 5종의 噎塞症. 소화가 안 되어 목이 메어 트림, 딸꾹질, 구토 하며 大便이 통하지 못하는 병. 陽氣를 밖으로 내뿜지 못함을 塞이라 하고 陰氣를 내려보내지 못함을 噎이라 한다. 憂噎은 원인이 근심인 경우, 氣噎은 원인이 호흡인 경우, 勞噎은 원인이 過勞인 경우, 思噎은 원인이 생각인 경우, 食噎은 원인이 음식인 경우이다.

27) 제갈량(諸葛亮): 字는 孔明. 號는 伏龍. 琅邪陽都人. A.D. 181~234. 三國時代의 걸출한 정치가, 사상가, 군사가이다. 南陽隆中에 은거하다가 劉備의 방문을 받고 그를 보좌하여 赤壁大戰에서 曹操軍을 격파하고 荊州와 益州를 점령한 후 蜀漢國을 건립함. 南征北伐하며 勞心하여 五丈原에서 병사하였다.

28) 사마의(司馬懿): 字는 仲達. 河內溫縣人. 三國時代에 曹操의 主簿가 되었다가 후에 太子中庶子가 되었다. 曹丕의 신임을 받다가 조비가 죽자 遺命을 받들어 蜀軍과 대전을 치렀다. 明帝가 죽자 太尉로서 曹爽과 輔政을 하다가 曹爽을 죽이고 丞相이 되었다. A.D. 251에 사마의가 죽자 그의 손자 司馬炎이 魏國의 뒤를 이어 晋國을 세우자 宣帝로 追尊하였다.

의는 사자에게 병사(兵事)를 묻지 않고 제갈량의 식생활에 대해서만 간략하게 물었다. 사자가 답하기를, "제갈 공께서는 아침 일찍 일어나시고 밤늦게 주무시는데 매일 20건 이상 되는 징벌을 직접 처결하십니다. 음식은 3~4되 이상 드시지 않습니다." 사마의가 말하기를 "공명(孔明)은 적게 먹고 일은 많으니 어찌 오래 살 수 있으랴?" 후일 과연 그러하였다.

　　張承節云、勞經言、瘵證有虫、患者相繼、決無是理、只譬如俗言。昔有一不曉事人、嘗陰如一女人情密、忽經別離、念念不捨、失寐忘食、便覺形容瘦悴、不償所愿、竟爲沉疴。

　　장승절(張承節)이 말하기를, "노채(勞瘵)에 대해 의경(醫經)에 쓰여 있기를, 노채는 벌레 때문에 생긴 병이므로 전염된다고 하였으나 이는 결코 이치(理致)에 맞지 않다. 단지 속언(俗言)을 비유한 것이다.
　　옛적에 어떤 강륜(綱倫)에 어두운 자가 한 여인과 자주 밤에 만나 사통(私通)을 하였는데 어느 날 갑자기 헤어지게 되니 여인에 대한 정을 버리지 못하여 이윽고 잠을 못 이루고 음식도 먹지 못해 형체가 마르고 초췌해지더니 그 소원을 이루지 못하자 필경에는 고질병을 얻었다."

　　士人有觀書忘食、一日有衣紫人立前、曰、公不可久思、思則我死矣。問其何人。曰、我穀神也。于是絶思、而食如故。盖思則氣結、伏熱不散、久而氣血俱虛、疾至天枉也。

　　어떤 선비가 식사까지 잊은 채 독서에만 열중하였다. 어느 날 자줏빛 옷을 입은 사람이 그 선비 앞에 나타나 서서 말하기를, "공(公)은 오랫동안 골똘히 생각만 하며 지내지 마시오. 더 이상 생각만 하면 나는 죽게 되오." 선비가 누구냐고 묻자 답하기를 "나는 곡신(穀神)이오. 그러니 어서 생각을 그치고 예전처럼 식사를 하시오."

대저 생각하면 기(氣)가 맺히고 잠복되어 열이 흩어지지 않아서 오래가면 기(氣)와 혈(血)이 모두 허해져 병이 들이닥쳐 요사(夭死)한다.

7. 근심과 시름 憂愁

靈樞經曰、內傷於憂怒、則氣上逆。上逆則六輸不通、溫氣不
行、凝血蘊裏而不散、津液澀、滲著而不去、積遂成矣。

《영추경(靈樞經)》에 이르기를, 근심과 노함으로 인해 안이 상하면
기(氣)가 위로 치솟는다. 위로 치솟으면 6수(六輸)[29]가 통하지 못하고
온기(溫氣)가 유통되지 못하여 응결된 혈액이 내부에 뭉쳐 흩어지지
못하니 진액(津液)이 조금씩 겨우 흐르거나 스며들어 통하지 못하여
적병(積病)[30]을 이룬다.

---

29) 6수(六輸): 輸經絡의 氣가 注하는 곳이다. 足太陽膀胱經에 있는 六腑의 輸穴. 즉 大腸俞, 胃俞, 小腸俞,
膀胱俞, 三焦俞, 膽俞.

30) 적병(積病): 原名은 積聚. 五積六聚라고도 한다. 《濟生方》에 이르기를, 積은 五臟의 陰氣에서 생기고
聚는 六腑의 陽氣에서 생긴다. 陰陽이 不和하고 臟腑가 허약하여 風邪가 장부를 공격하면 積도 되고 聚
도 된다. 또한 憂, 思, 喜, 怒가 지나치거나 과로하여도 오장이 손상되고 四時의 養生을 어겨도 不調和된
氣가 오장에 머물러 맺혀 五積이 된다. 肝積은 肥氣, 心積은 伏梁, 脾積은 痞氣, 肺積은 息賁, 腎積은 賁
豚이다. 五積은 脈狀이 沈伏하고 복부에 發生하여 痛症에 一定處가 있다.
《內經》에 이르기를, 積聚, 癥瘕, 痞滿은 모두 太陰濕土의 氣로써 이루어진다. 考說하면, 外感, 內傷으
로 인하여 氣鬱된 것을 의사가 잘못 補하여 머무르게 하면 積이 된다.
현대인의 복부비만은 積聚와 癥瘕에 해당된다고 볼 수 있으며 외형상 정상, 無病인 경우도 적취, 징가에
서 결코 예외일 수 없다. 이유는, 정상인 누구라도 적취, 징가의 치료제를 복용하면 어느 기능이든 좋아지
기 때문이다. 이는 우리가 어떤 사람을 상대해 보지 않고 得道한 道人이 아니라고 말하여도 99.99%는 맞
는 이치와도 같다. 이러한 원리에 의거하여 현대인의 모든 성인병, 난치병은 병명을 不問하고 징가, 적취의
치료제를 투여해도 최소 70% 이상의 효력은 있다. 즉 비만이 모든병의 근원이라는 말속에는 무궁히 깊은 뜻
이 들어있다. 어느 秘方書에 이르기를, 扁鵲은 모든 병의 원인이 積聚, 癥瘕라고 말하였다.

書云、憂傷肺、氣閉塞而不行。又云、遇事而憂不止、遂成肺勞、胸膈逆滿氣、從胸達背、隱痛不已。

근심하면 폐를 상하여 기(氣)가 막혀 통하지 못한다. 또한 이르기를, 일을 만나 근심하기를 그치지 못하면 이윽고 폐로증(肺勞症)[31]을 이루어 가슴이 꽉 찬 듯 답답한 느낌이 등까지 도달한 채 은근한 통증이 그치지 않는다.

書云、憂愁不解則、傷意、恍惚不寧、四肢不耐。

근심과 시름을 풀어 버리지 못하면 의(意)를 상하게 되어 마음이 착잡하여 즐겁지 못하고 팔다리에 힘이 없게 된다.

書云、當食而憂、神爲之驚、夢寐不安。

음식을 먹을 때 근심하면 정신이 놀라게 되어 꿈자리가 뒤숭숭하게 된다.

書云、女人憂思哭泣、令陰陽氣結、月水時少時多、內熱苦凝色惡、肌體枯黑。

여인이 깊게 생각하고 근심하여 울 정도에 이르면 음기와 양기가 서로 맺히게 되어 월경의 양이 어느 때는 많았다가 어느 때는 적었다 한다. 그리하여 체내의 열이 굳게 응결되어 월경의 색이 나쁘고 기부

---

31) 폐로증(肺勞症): 五臟勞의 하나인 肺臟勞. 몸이 마르고 피곤하며 喘息, 咳嗽, 喀痰이 있다.

(肌膚)는 마르며 검게 된다.

書云、深憂重恚、寢食失時傷也。

깊게 걱정하고 큰 분노를 품으면 수면과 식생활이 절도가 없게 되어 몸이 상한다.

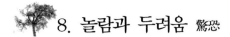

8. 놀람과 두려움 驚恐

書云、因事而有大驚恐、不能自遣、膽氣不壯、神魂不安、心虛
煩悶、自汗體浮、食飮無味。

어떤 일로 인하여 크게 놀라고 두려움을 느꼈으나 그 마음을 놓지
못하면 담기(膽氣)가 정상화되지 못하여 정신과 혼(魂)이 안정되지 못
하고 심허(心虛)하여 번민하게 된다. 그리하여 낮에도 땀이 저절로 흐
르고 몸은 부으며 음식의 맛을 느끼지 못한다.

書云、恐懼不解則精傷、骨痠、瘈瘲、精時自下。五臟失守、
陰虛氣弱、不耐。

두려워하고 무서워함을 풀어 버리지 못하면 정기(精氣)가 손상되어
뼈가 쑤시며 계종(瘈瘲)32)하고 정액이 때때로 몸 밖으로 저절로 흘러
나온다. 이렇게 오장(五臟)이 제 기능을 잃으면 음허(陰虛)하여 기약(氣
弱)해져 몸이 견디지 못한다.

---

32) 계종(瘈瘲): 風邪를 받아들였으나 날이 가도 치유되지 못하여 風邪가 心에 傳해져 筋脈이 서로 잡아당기
는 것처럼 느끼는 현상.

書云、驚則心無所倚、神無所歸、慮無所定、氣乃亂矣。

놀라면 마음이 기댈 곳이 없고 정신은 돌아갈 곳이 없으며 생각은 안정되지 못하니 이에 따라 기(氣)도 혼란해진다.

書云、大恐傷腎、恐不除則志傷、恍惚不樂、非長生之道。

크게 두려워하면 신장(腎臟)을 상하게 되고 두려움을 제거하지 못하면 뜻이 상하여 마음이 착잡하여 즐겁지 않으니 이는 장생(長生)의 도(道)가 아니다.

書云、驚恐憂思、內傷臟腑、氣逆於上、則吐血也。

놀라 두려워하여 근심하고 생각하면 안으로 장부(臟腑)가 상하여 기(氣)가 위로 치솟아 피를 토한다.

書云、恐則精却、却則上焦閉、閉則氣逆、逆則下焦脹、氣乃不行。有婦人累日不産、以坐草太早、恐懼氣結而然、遂爲紫蘇藥破氣、方得下。

두려워하면 정기(精氣)가 달아나고 달아나면 상초(上焦)가 막히게 되며 막히면 기(氣)가 거꾸로 솟는다. 거꾸로 솟으면 하초(下焦)까지 팽창(彭脹)해져 기(氣)가 통하지 못하게 된다.
한 부인이 출산일이 여러 날 지났는데도 분만하지 못하자 가족들은 기(氣)가 맺혀 일어날 사태에 대비하여 미리 온 방 안에 풀을 깔아 놓았다. 그러나 자소엽(紫蘇葉)을 달여 먹으니 맺힌 기(氣)가 뚫려 즉시 애를 낳았다.

書云、臨危冒險、則魂飛。戲猛禽異獸、則神恐。

위험한 일을 당해 모험을 하면 혼(魂)이 날아가고, 맹수나 이상한 동물을 희롱하면 정신이 두려워한다.

淮南子曰、大怖生狂。

회남자(淮南子)가 말하기를, "크게 무서워하면 미친다."

高逢辰表侄、嘗游惠山、暮歸遇一巨人、醉臥寺門。驚悸不解、自是便溺、日五六十次。心小腸受盛府也。因驚而心火散失、心寒腎冷而然。其傷心傷腎之驗歟。

고봉진(高逢辰)의 처조카가 일찍이 혜산(惠山)에 유람을 갔었다. 해가 저물자 귀가하려고 하는데 절문 앞에 한 거인이 술에 취한 채 잠자고 있었다. 그는 크게 놀라 가슴이 뛰며 자기도 모르게 소변을 배출하였다. 이후 매일 50~60차례 소변을 보았다.

심(心)과 소장(小腸)은 수성(受盛)의 장부(臟腑)이다. 놀라 심화(心火)가 흩어져 없어지니 심(心)은 차가워지고 신(腎)은 냉해져 그리된 것이다. 이것은 심(心)이 상하고 신(腎)이 상한 것이 나타난 증이다.

有朝貴坐寺中、須史雷擊坐後柱且碎、而神色不動。又有使高麗者、遇風檣折舟、人大恐、其人恬然讀書、如在齋閣。苟非所守如此、則其爲疾當如何耶。

조정의 한 고관(高官)이 절 안에 앉아 있었는데 한순간에 우레가 앉은 자리의 뒤 기둥을 쳐서 부셔 버렸으나 그는 정신과 낯빛이 변하지 않았다.

고려(高麗)의 한 사신이 배를 타고 오다가 풍랑을 만나 돛이 부러지니 배도 부서지게 되어 배에 탄 사람들이 크게 두려워하였다. 그런데도 사신은 태연하게 독서만 하고 있었는데 마치 제각(齋閣) 안에 있는 것 같았다.

구차하게 그 자리를 지키고 있을 것이 아니라 징조가 보일 때 미리 피함이 어떻겠는가?[33]

---

33) 또한 ~어떻겠는가?: 이 史實은 ≪海東續小學≫에도 기재되어 있는 고려사신 鄭夢周(A.D. 1337~1392) 고사와 같으나 시기가 맞지 않으니 후대에 누군가가 덧붙였을수도 있다고 思料된다..
心不動이니 身不動인데 어찌 俗人의 觀點에서 두려움을 참고 있다고 보는가? 위태한 순간에 命分도 없이 泰然한 大人인 척하는 자는 東西古今에 아무도 없다. 忠臣의 忠은 中과 心의 합성어로 흔들리지 않는 마음을 뜻하고 佛敎的인 如如不動의 뜻도 있으니 정몽주의 一生을 안다면 그런 俗評은 하지 못할 것이다.

9. 미움과 사랑 憎愛

老子曰、甚愛必大費、多藏必厚亡、知足不辱、知止不殆、可以
長久。甚愛色費精神、甚愛財遇禍患。所愛者少、所費者多。惟知足知止、則身
可不辱、而不危也。故可長久。

　노자(老子)가 말하기를, "매우 아끼면 크게 소비하게 되고 많이 간
직하면 반드시 크게 잃게 된다. 만족을 알면 욕되지 않고 그침을 알
면 위태롭지 않으니 오래갈 수 있다."
　여색을 깊이 사랑하면 정(精)과 신(神)을 소비하게 되고 재물을 매우 아끼면
화란(禍亂)을 만난다. 아낄 줄 아는 자가 적고 소비하는 자는 많다. 오직 만족
을 알아 그침을 알면 몸이 욕되지 않으니 위태롭지 않다. 그러므로 장구(長久)
하게 된다.

書云、憎愛損性傷神。心有所憎、不用深憎、常運心於物平
等。心有所愛、不用深愛、如覺偏頗、尋卽改正。不然損性傷神。

　미움과 사랑은 성품과 정신을 손상시킨다. 마음에 미움이 있으면
더 이상 미움이 깊어지지 않게 하여 항상 사물을 평등하게 보도록 마
음을 운용(運用)하라. 마음에 사랑이 있으면 더 이상 사랑이 깊어지지

않게 하여 마치 한쪽에 치우쳤음을 깨달아 바르게 고치듯 하라. 그렇게 하지 않으면 성품과 정신이 손상되리라.

書云、多好則轉迷不理、多惡則憔悴無懽、戕生之斧也。

너무 좋아하면 몰두하여 미혹(迷惑)해져 이치에 맞지 않게 되고 너무 싫어하면 몸이 마르고 수척해져 기능을 잃게 되니 이 둘은 생명을 찍어 내는 도끼이다.

淮南子曰、好憎者、使人心勞。弗疾去、則志氣日耗、所以不能終其壽。

회남자(淮南子)가 말하기를, "잘 미워하는 자는 이로 인해 마음이 노고(勞苦)한다. 속히 미움을 버리지 못하면 지기(志氣)가 나날이 소모되어 제 수명대로 살지 못한다."

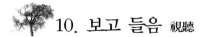

10. 보고 들음 視聽

老子曰、五色令人目盲、五音令人耳聾。

노자(老子)가 말하기를, "5색(五色)³⁴⁾은 보는 사람의 눈을 멀게 하고
5음(五音)³⁵⁾은 듣는 사람의 귀를 안 들리게 한다."

彭祖曰、淫聲哀音、怡心悅耳、以致荒耽之惑。知此可以長生。

팽조(彭祖)가 말하기를, "음탕한 소리와 애절한 음악은 마음을 늘어
지게 하고 귀를 즐겁게 하여 거칠게 없이 탐닉하는 미혹을 초래한다.
이러함을 알면 장수할 수 있다."

孔子曰、非禮勿視、非禮勿聽。

공자(孔子)가 말하기를, "예(禮)가 아닌 것은 보지 말고 예(禮)가 아
닌 것은 듣지도 말라."

---

34) 5색(五色): 靑, 黃, 赤, 白, 黑.
35) 5음(五音): 宮, 商, 角, 徵, 羽.

孟子曰、伯夷目不視惡色、耳不聽惡聲。

맹자(孟子)가 말하기를, "백이(伯夷)[36]는 눈으로 나쁜 형상은 보지 않았고 귀로는 나쁜 소리를 듣지 않았다."

孫眞人曰、生食五辛、接熱食飮、極目遠視、夜讀註疏、久居煙火、博奕不休、飮酒不已、熱食麵食、抄寫多年、雕鏤細巧、房室不節、泣淚過多、月下觀書、夜視星月、刺指頭出血多、日沒後讀書、數向日月輪看、極目瞻視、山川草木、馳騁田獵、冒涉風霜、迎風追獸、日夜不息、皆喪明之由、愼之。

손 진인(孫眞人)이 말하기를, "5신채(五辛菜)를 날로 먹은 후 이어서, 뜨거운 음식을 먹음, 눈을 부릅뜨고 먼 곳을 봄, 밤에 작은 글자를 읽음, 매연 속에 오래 있음, 장기와 바둑을 쉬지 않음, 음주를 그치지 않음, 뜨거운 음식과 면(麵)을 먹음, 여러 해 동안 글씨를 베껴 씀, 나무나 쇠를 세밀히 조각함, 성교에 절도 없음, 눈물 흘리며 우는 것이 과다함, 달빛 아래 독서, 밤에 달과 별을 쳐다봄, 손끝을 베어 피가 많이 나옴, 해 진 후 독서, 수시로 해와 달을 바라봄, 눈을 부릅뜨고 산천초목(山川草木)을 봄, 말을 질주하여 사냥, 바람과 서리를 맞음, 바람을 맞으며 짐승을 쫓아감, 낮과 밤에 걸쳐 쉬지 않음, 이러한 일들은 모두 시력을 손상시키는 원인이 되니 삼가라."

---

36) 백이(伯夷): 姓은 墨胎, 名은 元, 字는 公信. 周代人으로 孤竹君의 아들이다. 周武王이 商國을 치려 하자 말 앞에서 叩頭하며 人臣之道가 아니라고 諫하였다. 周國이 天下統一하자 周國의 식량을 먹는 것을 수치로 여겨 아우 叔齊와 함께 首陽山에 들어가 굶어 죽었다.

書云、心之神發乎目、久視則傷心。腎之精發乎耳、久聽則傷腎。

마음의 신령함은 눈에 나타나니 오래 바라보면 마음이 상한다. 신장(腎臟)의 정(精)은 귀에 나타나니 오래 들으면 신장이 상한다.

書云、耳耽淫聲、目好美色、口嗜滋味、則五臟搖動而不定、血氣流蕩而不安、精神飛馳而不守。正氣旣散、淫邪之氣乘此生疾。敍書云、久視日月星辰、損目。路井莫顧、損壽。故井及水瀆勿塞、令人目盲、耳聾。玩殺看鬪則氣結。

귀는 음탕한 소리를 듣고 싶어 하고 눈은 미녀 보기를 좋아하며 입은 맛있는 음식 먹기를 좋아하니 이렇게 하면 오장(五臟)이 흔들려 안정되지 못하고 혈기(血氣)가 방탕해져 안정되지 못하여 신(神)이 급히 날아가 버려 제정신을 지키지 못한다. 정기(正氣)가 이미 흩어져 버리면 넘치는 사기(邪氣)가 허한 곳에 침입하여 병이 생긴다. 또한 해, 달, 별을 오랫동안 쳐다보면 눈이 상한다. 길에 있는 우물 안을 보면 수명이 깎인다. 그러므로 우물이나 도랑에 뚜껑을 덮어 놓지 않으면 이를 보는 사람은 눈이 멀거나 귀가 들리지 않게 된다. 흥미 삼아 살생하거나 싸움하는 것을 보면 기(氣)가 맺힌다.

書云、五色皆損目、惟皂糊屏風、可養目力。

5색(五色)은 모두 눈에 해로우나 오직 검은 풀로 바른 병풍만은 시력을 기른다.[37]

---

37) 오직 검은 풀로 ~시력을 기른다: 눈은 마음의 窓이므로 心火가 發動해야만 기능을 발휘한다. 눈을 지나

淮南子曰、五色亂目、使目不明。五聲譁耳、使耳不聰。又
曰、耳目曷能久熏而不息乎。

회남자(淮南子)가 말하기를, "5색은 눈을 혼란케 하여 시력을 감소
시키고 5성(五聲)은 귀를 시끄럽게 하여 잘 들리지 않게 한다." 또한
말하기를, "사람들은 어찌하여 눈과 귀 쓰기를 즐겨 쉬지 못하는가?"

有年八十餘、眸子瞭然、夜讀蠅頭字。云、別不服藥、但自小
不食畜獸肝。人以本草、羊肝明目而疑之。余曰、羊肝明目、性也。
他肝不然、畜獸臨宰之時、忿氣聚於肝、肝主血、不宜于目明矣。

80세가 넘은 자가 있었는데 눈동자가 밝게 빛나 밤에도 개미 머리
만 한 문자를 읽을 수 있었다. 비법을 묻자 그가 답하기를, "별다른
약을 먹지는 않소. 다만 어려서부터 가축의 간을 먹지는 않았소. 사람
들은 본초서(本草書)에 양의 간은 눈을 밝게 한다고 믿지만 나는 의심
스럽소."

저자(著者)가 설명하겠다. 양의 간은 눈을 밝게 하는 성능이 있으나 다른 동
물은 그렇지 않다. 가축이 죽임을 당할 때 분기(忿氣)가 간에 모이고 간은 혈액
을 주재하니 눈을 밝게 하는 데 씀은 의당하지 못하다.

치게 사용하여 心火가 妄動해지면 腎水로 旣濟시킴이 正道이나 우선 腎水의 色인 黑色을 바라보기만 하
여도 心火는 沈定한다. 더 나아가 心火가 왕성하여 上焦疾患이 있는 자는 가구, 의복, 음식도 검은색이
몸에 좋다.

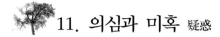

11. 의심과 미혹 疑惑

書云、疑惑不已、心無所主、正氣不行、外邪干之、失寐忘食、沈沈默默、氣血以虛、漸爲虛勞。

의혹이 그치지 않으면 마음이 주(主)됨을 잃게 되어 정기(精氣)가 유통되지 못해서 외부의 사기(邪氣)에 간섭당한다. 그리하여 잠자는 것을 잊고 음식 먹는 것도 잊으며 깊은 생각에 빠져 말이 없게 되고 기혈(氣血)도 허해져 점차 허로(虛勞)가 된다.

春秋晉使有疾、秦醫和視之、曰、不可爲也、疾如蠱。趙孟曰、何謂蠱。對曰、淫溺惑亂之所生也。於文皿虫爲蠱、在易女惑男、風落山謂之蠱、其卦巽下艮上、巽爲長女、爲風。艮爲少男、爲山。少男而悅長女、非匹故惑。山木得風而落也。

춘추시대(春秋時代)에 진국(晉國)에서 온 사절에게 병이 있었다. 진국(秦國)의 의화(醫和)가 이를 보고 말하기를, "어쩔 수 없소. 이 병은 고(蠱)[38] 같소." 조맹(趙孟)이 묻기를, "무엇을 고(蠱)라 하오?" 답하기를, "여색에 빠져 미혹되어 혼란해져 생겼소. 문자 모양은 그릇 명(皿)

위에 벌레 충(虫)이 셋이오. ≪주역(周易)≫39)에 있어서, 여자가 남자를 미혹게 하고 바람이 산을 무너뜨림을 고(蠱)라 하오. 그 괘(卦)는 손(巽)이 아래이고 간(艮)이 위니 손(巽)은 장녀(長女)이고 풍(風)이며 간(艮)은 소남(少男)이고 산(山)이오. 소남은 장녀를 좋아해도 배필이 될 수 없으니 미혹이라고 하오. 산이 바람을 맞아 무너진 것과 같소."

唐國史補云、常疑、必爲心疾。李蟠、常疑遇毒、鎖井而飮。心、靈府也、爲外物所中、終身不痊。多疑、惑病之本也。昔有飮廣客酒者、壁有雕弓、影落盃中、客疑其蛇也、歸而疾作。復再飮其地、始知其爲弓也、遂愈。又僧入暗室、踏破生茄、疑爲物命、念念不釋、中夜有扣門索命者、僧約明日薦拔、天明視之、茄也。疑之爲害如此。

≪당국사보(唐國史補)≫40)에 이르기를, 항상 의심하면 반드시 마음의 병을 얻는다. 이반(李蟠)은 언제나 음식에 독이 있을까 의심하여 우물에 자물쇠를 잠갔다가 혼자 열고서 물을 먹었다. 마음은 영부(靈府)이니 외물(外物)이 마음에 와서 박히면 평생토록 고치지 못한다. 의심이 많은 것은 미혹되어 생기는 병의 근본이다.

옛적에 나그네가 주막에서 술을 마셨는데 벽에 걸어 놓은 활 그림자가 술잔

---

38) 고(蠱): ≪素問 · 玉樞眞藏論≫에 이르기를, 아랫배에 열이 뭉쳐 풀리지 않아 소변이 희고 혼탁하며 脹滿한 것을 蠱라고 한다. 按考하면 風邪를 받아 여러 날 동안 치유되지 못하다가 병증이 下焦로 들어가 소변시 白濁이 되어 배출되는 것이다.
흔히 蠱脹이라고 하는데 배 속에 異物質이 있어 배가 더부룩하고 숨이 가쁜 증이다. 古醫書의 대부분은 治療法이 積聚, 癥瘕, 疝症과 거의 같다.

39) ≪주역(周易)≫: 五千年 전 河水에 출현한 龍馬의 등에 있는 河圖의 이치를 伏羲氏가 八卦로 만들어 易의 祖宗이 되었고 夏禹氏 때 洛水에서 나온 神龜의 등에 있는 洛書의 이치를 文王이 깨달아 後天八卦를 만들고 64卦에 卦辭를 붙였다. 후에 孔子가 十翼을 贊하여 ≪周易≫을 완성하니, ≪上經≫, ≪下經≫, ≪繫辭傳≫, ≪說卦傳≫, ≪雜卦傳≫으로 구성되었다.

40) ≪당국사보(唐國史補)≫: 書名. 唐代의 李肇가 開元에서부터 長慶 연간의 雜事를 듣고 기록한 3卷이다. 神風, 敎, 資談 등이 대부분인데 唐宋의 諸說部中에 此書의 내용이 제일 사실에 가깝다.

에 비쳤는데 뱀이라고 여겼을 때는 이미 술이 목에 넘어간 후였다. 그는 뱀을 먹었다고 여겨 귀가한 후 병이 생겼다. 그러나 얼마 후 그는 그 주막의 그 자리에서 술을 마시다가 벽 위에 활이 걸려 있는 것을 보고 병이 나았다.

어떤 중이 깜깜한 방에 들어갔다가 연뿌리를 발로 밟았다. 중은 사람을 죽였을지도 모른다고 여겨 마음을 놓지 못하고 살리려고 바닥을 더듬었다. 그러다가 중은 다음 날 찾아보기로 결심하였다. 날이 밝자 보니 연뿌리였다. 의혹의 해로움은 이와 같다.

12. 웃으며 대화함 談笑

老子曰、塞其兌、閉其門、終身不勤。開其兌、濟其事、終身 不救。謂、目不妄視、口不妄言、終身不勤苦。若目視情慾、又 益其事則沒身、不可救矣。

노자(老子)가 말하기를, "그 구멍을 막고 그 문을 닫으면 죽을 때까 지 노고(勞苦)롭지 않다. 그 구멍을 열고 그 일을 이루려면 죽을 때까 지 그 몸을 구하지 못한다."[41] 이르노니, 눈은 쓸데없이 보지 말고 입 은 함부로 말하지 않으면 죽을 때까지 노고롭지 않다. 만약 눈을 욕 정이 가는 대로 보다가 그 보는 것이 심해지면 몸을 망쳐 구할 수 없 게 된다.

書云、談笑以惜情氣爲本、多笑則腎轉腰疼。

웃으며 대화함은 정(情)을 해소시킴을 근본으로 삼기는 하나 많이 웃으면 신장(腎臟)이 흔들려 요통이 생긴다.

---

41) 노자(老子)가 말하기를 ~구하지 못한다: 《道德經·五十二章》에 있는 文句로, 兌는 욕심거리가 말미암 아 생기는 것이고 門은 욕심거리가 말미암아 좇는 곳이다.

書云、多笑則神傷、神傷則悒悒不樂、恍惚不寧。

많이 웃으면 정신이 손상되고 정신이 손상되면 우울하여 즐겁지 않으며 착잡하여 상쾌하지 못하다.

書云、多笑則臟傷、臟傷則臍腹痛、久爲氣損。

많이 웃으면 장(臟)이 상하게 되고 장이 상하면 배꼽을 중심으로 복통이 생기고 오래되면 기(氣)가 손상된다.

眞人云、人若不會將理者、只是多說話。戒多言損氣、以全其壽也。

진인(眞人)이 말하기를, "사람이 진리를 모르면 횡설수설(橫說竪說)할 뿐이다. 말을 많이 하여 기(氣)가 소모되는 것을 삼가면 온전히 제 수명을 누릴 수 있다."

書云、呼叫過常、辯爭問答、冒犯寒暄、恣食鹹苦、肺爲之病矣。

외치고 부르짖음이 지나침, 묻고 답하며 논쟁함, 추위나 더위를 무릅씀, 짠 음식과 쓴 음식을 마음대로 먹음, 이렇게 하면 폐에 병이 생긴다.

書云、行語令人失氣、語多須住乃語。

말하면 기(氣)를 잃게 되니 말을 많이 했으면 반드시 휴식 후 말해야 한다.

13. 침뱉음 津唾

眞人曰、常習不唾地。盖口中津液、是金漿玉醴。能終日不唾、常含而咽之、令人精氣常留、面目有光。

진인(眞人)이 말하기를, "땅에 침 뱉지 않음을 평소의 습관으로 삼아라. 대저 입안의 진액(津液)은 금장옥례(金漿玉醴)42)이니 종일토록 뱉지 말고 언제나 입안에 모아서 삼키면 몸에 언제나 정기(精氣)가 머물게 되어 눈과 얼굴은 빛나게 되리라."

書云、養性者、唾不至遠。遠則精氣俱損、久成肺病。手足重、皮毛麤澁、脊痛咳嗽。故曰、遠唾不如近唾、近唾不如不唾。

양생하는 자는 침을 멀리 뱉지 말라. 멀리 뱉으면 정(精)과 기(氣)가 함께 손상되어 오래되면 폐병(肺病)이 되어 손발이 무겁고 피부와 터럭은 꺼칠해지고 척추에 통증이 오고 숨이 가쁘고 기침을 하게 된다. 그러므로 말하겠다. 침을 멀리 뱉음은 가까이 뱉음만 못하고 가까이 뱉음은 뱉지 않음만 못하다.

---

42) 금장옥례(金漿玉醴): 금을 녹인 漿水와 옥을 녹인 단술. 먹으면 不老不死할 수 있다는 仙藥이다.

書云、唾者、溢爲醴泉、聚流爲華池、府散爲津液、降爲甘露、漑臟潤身、宣通百脈、化養萬神、肢節、毛髮堅固、長春。

침이란 입안에 가득 차 넘칠 정도면 예천(醴泉)[43]이 되고 모여서 흐르면 화지(華池)[44]가 되며 육부(六腑)에 흩어지면 진액(津液)이 되고 하강하면 감로(甘露)[45]가 되니 침은 오장(五臟)에 흘러들어 몸을 윤택게 하고 백맥(百脈)을 통하게 하며 만신(萬神)[46]을 화육(化育)시키고 팔다리의 관절과 모발을 튼튼하게 하여 젊음을 오래 지속게 한다.

書云、人骨節中有涎、所以轉動滑利。中風則涎上潮、咽喉衮響、以藥壓下、俾歸骨節可也。若吐其涎、時間快意、枯人手足、縱活亦爲廢人。小兒驚風、亦不可吐涎也。

사람의 골절(骨節)에는 액체가 있어 몸을 움직이고 돌릴 때 원활(圓滑)케 한다. 그 액체가 바람과 접촉하면 위로 밀려 올라와 인후(咽喉)에서 끓어 소리 나게 되니 약을 먹어서 눌러 골절로 돌아가게 해야 한다. 만약 그 액체를 뱉으면 그 순간에는 시원하나 팔다리가 마르게 되고 이대로 마음대로 하다가 폐인(廢人)이 되기도 한다. 그러므로 소아에게 경풍(驚風)[47]이 있으면 침을 토하게 해서는 안 된다.

---

43) 예천(醴泉): 口中의 唾液이다. 口中上下의 침샘에서는 단침이 솟아나오니 이러한 이름이 붙게 되었다.

44) 화지(華池): 仙道에서 口中을 가리키는 異名.

45) 감로(甘露): 이슬의 美稱. 하늘이 식물을 育盛키 위해 밤사이에 이슬을 하강시킨다는 뜻으로 보아 甘露에 비유하였다.

46) 만신(萬神): ≪黃庭經≫에 의하면 인체의 오장육부, 五官, 피부, 모발, 어디에도 이를 주관하는 神이 존재하고 있다 하여 神名까지 기재하였다. 즉 인체 각 부분의 神을 총칭하는 말이며 기능 자체를 의미한다고 보아도 거의 맞는다.

有人喜唾液、乾而體枯、遇至人教以回津之法、久而體復潤。
蓋人身以滋液爲本、在皮爲汗、在肉爲血、在腎爲精、在口爲
津、伏脾爲痰、在眼爲淚。曰汗、曰血、曰淚、曰精、此旣出、
則皆不可回、惟津唾則獨可回、回則生意、又續續矣。滋液者、
吾身之寶、金丹訣曰、寶聚則爲富家翁、寶散則爲孤貧客。

어떤 사람이 즐겨 침을 뱉는 습관으로 인해 몸이 마르고 허약해졌
다. 한 도인(道人)과 만났을 때 도인이 그에게 진액을 회복하는 방법
을 가르쳐 주니 실천하여 오랜 후에 몸이 다시 윤택해졌다.

대저 사람의 몸은 자액(滋液)이 근본이 된다. 자액은 피부에서 땀이
되고 근육에 있어서 혈액이 되며 신(腎)에 있어서는 정액이 되며 입에
있어서는 침이 되고 비(脾)에 있어서는 담(痰)이 되고 눈에 있어서는
눈물이 된다. 땀, 혈액, 눈물, 정액은 한 번 배출되면 몸 안으로 되돌
릴 수 없으나 침만은 유일하게 몸 안으로 되돌릴 수 있다. 되돌리면
의(意)가 생하여 계속 이어질 수 있다. 그러므로 자액(滋液)은 사람 몸
의 보물이다. 금단결(金丹訣)[48]에 이르기를, 본유(本有)의 보물을 모으
면 부자 노인이고 보물이 흩어지면 외롭고 빈궁한 나그네이다.

---

47) 경풍(驚風): 驚氣. 嬰兒가 주위의 인물, 소리 등에 놀라 평소 잘 울고 깜짝깜짝 놀란다거나 靑便을 보는 증세.

48) 금단결(金丹訣): 不老不死하여 신선이 되는 방법을 적어 놓은 책으로 본서에서는 보통명사로 쓰였다. 수
천 종이 現存하는데 서적에 따라 金丹의 내용을 藥材로 만든 外丹藥과 수련에 의해 인체 내에 결성되는
內丹으로 규정하였다.

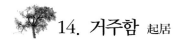

14. 거주함 起居

廣成子曰、無勞爾形、無搖爾精、乃可以畏生。所謂無勞者、非
若飽食坐臥、無然不動、使經絡不通、血氣凝滯。但不必提重執輕、兀兀終日、
無致精力疲極、則妙矣。

광성자(廣成子)[49]가 말하기를, "너의 몸을 피로하게 말고 너의 정
(精)을 흔들지 말라. 그것이 양생(養生)이다."

피로하지 말라는 말은, 배불리 먹고 편히 앉거나 누워 마냥 움직이지 않는다
는 뜻은 아니다. 그렇게 하면 경락(經絡)이 불통하여 기혈(氣血)이 응체된다.
단지 꼭 하루 종일 움직이지 않고 있을 필요는 없이 가볍게 움직이라는 뜻이
다. 그러면 힘과 정(精)이 원활히 소모되어 극히 피로해지지 않아 묘(妙)함이
있다.

莊周曰、人有畏影惡迹而走、擧足愈數而迹愈多、走愈疾而影
不離身。自以爲尙遲、疾走不休、絶力而死不知處。蔭以休影
處、靜以息迹、愚亦甚矣。

---

49) 광성자(廣成子): 上古時代의 仙人. 崆峒山(河南省 臨汝縣)의 동굴에 살았는데 黃帝가 찾아와 至道의 要
諦를 물었다. 광성자의 道說은 ≪莊子 · 在宥篇≫에 전한다.

장주(莊周)가 말하기를, "어떤 자는 자신의 그림자와 발자국을 남기는 것을 꺼려하여 살금살금 여러 걸음을 걸으니 발자국이 도리어 많게 된다. 혹은 빨리 달리기도 하나 그래도 그림자는 몸에서 떠나지 않는다. 그러니 자연스럽게 천천히 걸어야 함에도 불구하고 급히 달리기를 그치지 않으면 힘이 소모되어 어느 곳에서 죽을지 알 수 없다. 또한 그림자를 생기지 않게 하기 위하여 그늘진 곳에서 조용히 휴식만 하며 지내는 것도 역시 어리석음이 지나치다."50)

書云、勇於敢則殺、勇於不敢則活。盖敢於有爲卽殺身、不敢有爲則活其身也。

용감하여 남을 견강(堅强)하게 대하면 그는 죽임을 당하고 용감한 데도 남에게 견강하게 대하지 않으면 그는 살게 된다. 대개 인위(人爲)적으로 견강하게 남을 대하는 자는 곧 죽임을 당하고 인위(人爲)적이라도 견강하지 않게 남을 대하는 자는 그 몸이 살게 된다.

書云、起居不節、用力過度、則絡脈傷。傷陽則衄、傷陰則下。

기거(起居)에 절도가 없고, 지나치게 힘을 쓰면 맥락(脈絡)을 상한다. 그리하여 몸의 양(陽)을 상하면 코피가 나고 음(陰)을 상하면 하혈(下血)을 한다.

---

50) 어떤 자는 ~자신의 어리석음이 지나치다: 그림자, 초상화, 사진, 이름에는 그 사람의 魂靈이 배어 있다. 초상화, 사진, 이름을 앞에 놓고 기도나 저주를 하면 반드시 당사자에게 감응하는 이유는 그것을 안테나로 하여 그 사람에게 通信되기 때문이다. 그러나 남이 자신의 그림자를 밟지 못하게 하기 위해 달리거나 그늘에만 있는 것도 생활에 불편이 지나치니 운명이라고 체념하여 허용하는 것이 지혜이다. 그렇다 해도 시체, 오물 위에 자신의 그림자가 비치지 않게 해야 하며 본인의 초상화나 사진이 찢겨지거나 길에서 딩구는 일이 없게 해야 神魂이 불안정하지 않게 된다.

書云、起居不時、食慾不節者、陰受之而入五臟、塡滿拍塞爲
飱泄、爲腸澼、賊風虛邪者、陽受之而入六腑、身熱不得臥、上
爲喘呼。

기거(起居)에 절도가 없고 음식을 무절제하게 먹으면 병사(病邪)가 몸
의 음분(陰分)으로 들어가서 오장(五臟)에 침입하여 가득 차서 막히게
되면 손설(飱泄),[51] 장벽(腸澼)[52]이 된다. 적풍(賊風)[53]과 허사(虛邪)[54]는
몸의 양분(陽分)으로 들어가서 육부(六腑)에 침입한다. 그리되면 몸에
열이 생겨서 잠을 못 이루고 상초부(上焦部)는 숨이 가쁘게 된다.

書云、精者神之本、氣者神之主、形者氣之宅。神太用則歇、
精太用竭、氣太勞則絶。

정(精)은 신(神)의 근본이고 기(氣)는 신(神)의 주인이며 몸은 기(氣)
의 집이다. 신(神)을 지나치게 쓰면 흐트러져 버리고 정(精)을 지나치
게 쓰면 고갈되며 지나치게 노역(勞役)하면 기(氣)가 다해 끊어진다.

書云、甚勞則喘息汗出、損血耗氣。

심하게 노역하면 숨이 가쁘고 땀이 나며 혈(血)이 손해나고 기(氣)
가 소모된다.

---

51) 손설(飱泄): 大腸이 寒冷하여 腸鳴하여 설사하는 증상.
52) 장벽(腸澼): 痢疾의 異名이며 俗稱 腸病이다. 소량의 묽거나 진한 膿便을 자주 보는 경우이다. ≪素問·
  通便虛實論≫에 이르기를, 腸澼하여 便血하는데 身熱이 있으면 죽고 寒하면 산다.
53) 적풍(賊風): 不正之風이다. 暴風, 冷風, 濕風 등은 水毒을 지니고 있어 적풍이라고 한다. 선풍기, 에어컨바
  람 등도 이에 해당된다.
54) 허사(虛邪): 인체에 해로운 모든 邪氣.

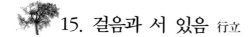

15. 걸음과 서 있음 行立

書云、久行傷筋、勞於肝。久立傷骨、損於腎。

오래 걸으면 근(筋)이 상하여 간장(肝臟)을 노곤케 한다. 오래 서 있
으면 뼈가 상하여 신장(腎臟)에 손해를 끼친다.

養生書云、行不疾步、立不至疲、立勿背日。

양생서(養生書)에 이르기를, 빠르게 걷지 말고[55] 피로할 정도로 서
있지 말며 태양을 등지고 서 있지 말라.[56]

書云、奔及走馬、大動其氣、氣逆於膈。未散而又飲水、水搏
於氣爲上逆。

달리는 말에 이를 정도로 빠르게 달리면 몸의 기(氣)가 크게 움직여
횡격막 위로 솟아오른다.[57] 그 기(氣)가 흩어지지 않았는데 물을 마시

---

55) 빠르게 걷지 말고: 달리거나 빠르게 걷는 방법은 心肺와 근력을 강화시키는 효과가 있으나 氣가 산란해
　　져 호흡이 가빠지니 마음까지 불안정해진다. 氣功의 三大要素인 調身, 調息, 調心에 위배된다.

56) 태양을 등지고 서 있지 말라.: 인류 최초의 자연숭배는 태양이었다. 古代人의 상식으로 인간을 존속게 하
　　는 天地日月에 대해 몸을 향하지 않는 것은 마음도 향하지 않는 의미로 간주되었다.

57) 달리는 말에 ～위로 솟아오른다: 行, 住, 坐, 臥, 語, 黙, 動, 靜의 모든 상황에서 언제나 마음은 下丹田을

면 물이 기(氣)를 때리게 되어 기(氣)가 위로 솟구친다.

書云、水有沙風處、勿浴勿渡。當隨牛馬、急渡之不傷人。水中 又有水弩、射人影卽死。以物打水、令弩散急渡吉。

사풍(沙風)이 있는 강물, 바닷물에 목욕을 하지 말며 건너서도 안 된다. 우선 소, 말을 빠른 속도로 건너가게 하여 탈이 없으면 사람이 건너도 된다. 이유는 물속에 수노(水弩)가 있어 사람의 물에 비친 그림자 에게만 그 독을 쏘아도 그 사람은 즉사하기 때문이다. 그러므로 손에 물건을 들고 물을 때려 수노를 흩어지게 한 후 급히 건너면 길하다.[58]

書云、行汗勿跂床懸脚、久成血痺、足痛腰疼。

의식하고 있어야 한다. 意守丹田하면 氣血이 안정되면서 水昇火降하여 마음까지 寂靜해진다. 동양의 모든 무술에서 수련과 실전 중에 意守丹田을 하라고 강조하는 이유가 바로 여기에 있다. 그런데도 걷거나 달리는 중에 이어폰 음악을 듣거나 러닝머신 중에 TV를 보는 행위는 더욱 氣血을 혼란시켜 유해하다. 이는 心, 意, 氣가 一致해야 한다는 무술의 內三合의 原理에 어긋난다.

58) 사풍(沙風)이 있는 ~급히 건너면 길하다: 原名은 㾴風, 㾴瘡이다. 寒冷한 水毒 및 이에 의해 생기는 모든 病症을 일컫는 용어이나 본서에서는 급성 악증을 말하였다. 風, 寒, 暑, 濕, 諸氣에 의해 多發하는데 급성악증은 水毒이 물속에서 石弓을 쏘는것처럼 빠르고 危害하다하여 水弩라고 칭하였으며 반드시 紅癍 이 있고 頭痛, 發熱, 神昏, 麻痺 등을 수반하기도 한다. 쉽게 말하면 바다, 강, 습지, 이상기후에 있는 水毒 에 감염된 급만성질환을 通稱한다. 醫書를 보면 오래된 우물, 閉礦에 들어갔다가 가스에 중독된 경우도 㾴風症의 범주이며 요즘 거론되는 地下의 水脈도 사풍증의 원인이다. 최급악성의 紅㾴瘡인 경우는 죽기도 하는데 의학계에서는 감기, 몸살, 급성피부염, 심장마비로 오인하고 있다.
○ 역자가 단체관광을 가서 대형 방에서 잠을 잤는데 아침에 일어나 등이 가려워 보니 검붉게 불에 탄 것 같은 손바닥만 한 흉터가 생겨 있었다. 그러나 방바닥은 입실 때부터 온기 하나 없는 냉방이었다. 아래층으로 내려가 보니 역자가 잠잔 곳은 온천탕의 바로 위였다.
○ 역자의 知人은 건강한 30대인데도 어느 날 양수리 강변에서 낚시를 하고 와서 3일 만에 죽었다.
○ 한 50대 낚시꾼은 북한강에 이르러 낚시하려고 앉았다가 1분도 못 되어 온몸에 붉은 두드러기가 돋아 3개월 만에 겨우 나았다.
○ 8월 중순 이후 해수욕장에 다녀온 후 감기몸살로 백약이 무효인 사례를 수십 명 듣고 보아 왔다.
○ 어느 가을날, 역자가 지방에 출장을 갔었는데 그날 그 동네에만 가벼운 산들바람이 불었다. 그날부터 역자를 비롯한 그 동네 사람 모두가 심한 감기에 걸렸다. 이는 서해 혹은 남해 바다 속에 수만 년 잠복되 었던 水毒이 氣流移動을 한 것이다. 이런 일은 기상청에서도 예보할 수 없고 오직 靈能과 易學으로만 예 상할 수 있다. 그래서 한의학에는 醫易이라는 분야가 있어 東西古今과 과거, 현재, 미래의 天下, 國家, 지 역, 개인의 모든 질병을 推斷한다.

134   삼원연수서

걸어서 땀이 났을 때 발을 상 위에 높이 올려놓지 말라. 장시간 행하면 혈액이 통하지 못하여 발에 통증이 생기고 요통도 생긴다.

眞人曰、夜行常啄齒、殺鬼邪。

진인(眞人)이 말하기를, "밤에 걸어 다닐 때 항상 치아를 부딪치면 귀사(鬼邪)를 죽일 수 있다."[59]

沈存中筆談云、草間有黃花蜘蛛、名天蛇。遭其螫仍濡露、則病如癩、通身潰爛。露涉者愼之。

심존중(沈存中)의 ≪필담(筆談)≫에 이르기를, 식물 중의 누런 꽃에 사는 거미가 있는데 이름은 천사(天蛇)이다. 천사가 독충을 만나면 온몸에 진액을 흐르게 하여 자신을 보호한다. 사람 몸에 천사의 진액이 묻으면 온몸이 썩고 문드러져 진물이 흐르는데 증상이 나병(癩病)과 같다. 그러므로 풀 위에 이슬이 있으면 삼가며 지나가야 한다.

書云、大霧不宜遠行。行宜飮少酒、以御霧瘴。昔有早行三人、一食粥而病、一空腹而死、一飮酒而健、酒能壯氣、辟霧瘴也。

짙은 안개가 낀 날에 먼 길을 가는 것은 좋지 않다. 길을 떠나기 전에 술을 조금 마시면 안개로 인해 생기는 병을 예방할 수 있다.[60]

---

59) 밤에 걸어 ~죽일 수 있다: 잡귀, 鬼邪, 魍魅魍魎들은 금속성소리를 두려워한다. 승려가 錫杖을 집고 다닌다거나 무속인이 逐邪하기 위해 방울을 흔드는 것도 같은 의미이다.

60) 짙은 안개가 ~예방할 수 있다: 역자는 본 구절을 1977년에 읽고 현재까지 金科玉條로 실천하고 있다. 비 오는 날, 눈 오는 날, 추운 날, 疹風이 있는 바람 부는 날, 모두에 해당된다. 그러나 더운 날만은 예외이다. 역자는 1996년도 11월 중국 하얼빈에서 10일 동안 생활하였는데 매일 영하 30℃가 넘는 혹한이 제일

옛적에 세 사람이 안개 낀 날 새벽에 길을 떠났는데, 떠나기 전에 아무것도 먹지 않은 사람은 중도(中途)에 죽고 죽을 먹은 사람은 병이 생겼으며 술을 먹은 사람은 건강하였다. 술은 능히 기(氣)를 장(壯)하게 하여 안개 때문에 생긴 병을 쳐부순 것이다.

견디기 어려웠다. 평소 음주하지 않았으나 이때만은 매일 고량주를 반 홉씩 먹음으로써 감기에 걸리지 않았다. 귀국을 하루 앞둔 날, 방심하여 음주하지 않았더니 당일로 감기에 걸려 여러 날 고생하였다.

서양에서는 민간요법으로, 감기에 독한 술을 마신다. 또한 서양인들은 등산 시에 필수적으로 술을 휴대하여 어떤 경우이든 몸에 이상이 있으면 남녀노소 누구나 마신다.

즉, 피부와 경락에 침투하여 응결되어 있으면서 病因이 되는 寒冷, 濕毒한 氣를 飮酒하여 體表로 발산시키면 傷寒症을 예방과 치료할수 있다. 생강차도 효력이 비슷하다.

○ 술(酒): 血脈을 通하고 적게 마시면 精神을 壯하게 하며 寒滯를 흩어 버리며 瘀結을 열고 음식을 消化시키고 經絡을 流通케 한다. -≪本草綱目≫

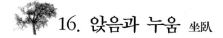

16. 앉음과 누움 坐臥

書云、久坐傷肉、久臥傷氣。坐勿背日、勿當風濕成勞。坐臥
於塚墓之傍、精神自散。

오래 앉아 있으면 육(肉)이 상하고 오래 누워 있으면 기(氣)가 상한
다. 앉아 있을 때는 태양을 등지지 말아야 하고, 바람이 불거나 습한
곳에 앉으면 5로(五勞)를 이룬다. 무덤의 곁에 앉거나 누우면 정신이
저절로 흐트러진다.

書云、臥出而風吹之、血凝於膚爲痺、凝於脈爲血行不利、凝於
足爲厥。

야외에 누워서 바람을 쐬면 피부에 혈액이 응결되어 마비되고, 경
맥(經脈)에 응결되면 혈액순환이 잘 안 되며 발에 응결되면 다리가 짧
게 된다.

書云、燭燈而臥、神鬼不安。臥宜側身屈膝、不損心氣。覺宜
舒展、精神不散。舒臥招邪魅。孔子云、寢不尸。

등불, 촛불을 켜 놓고 자면 신혼(神魂)이 불안하다. 잘 때는 옆으로 누워 한쪽 무릎을 굽혀야만 심기(心氣)가 손상되지 않는다.[61] 잠에서 깨어나면 서서히 일어서서 팔다리를 펴야 정신이 흐트러지지 않는다. 팔다리를 펴고 편히 누우면 삿된 도깨비를 부르게 된다.

공자(孔子)가 말하기를, "시체처럼 누워 자지 말라."

書云、寢不得言語。五臟如懸磬不懸、不可發聲。孔子云、寢不言。

누워서 말하지 말라. 오장(五臟)은 본시 석경(石磬)[62]처럼 매달려 있는데 누워 있을 때는 매달려 있지 않으니 소리를 내어서는 안 된다.

공자가 말하기를, "누워서 말하지 말라."

書云、臥勿以脚懸踏高處、久成腎水虛損足冷。

누운 채 발을 높은 곳에 올려놓지 말라. 오래 행하면 신장(腎臟)의 수기(水氣)가 허손(虛損)되어 발이 차가워진다.

書云、臥不可戱、將筆墨畵其面、魂不歸體。

누워서 잠자는 사람의 얼굴에 장난삼아 붓으로 그림을 그리지 말라. 자는 사람의 혼(魂)이 몸으로 돌아오지 못한다.

---

61) 잘 때는 옆으로 ~손상되지 않는다: 道士 陳希夷(五代末~宋初)의 《睡功圖》도 그러하나 양손의 위치는 정확하지 않다. 左右 어느 쪽으로 누워도 무관하나 석가모니불은 우측으로만 누워 주무셨으며 우측으로 누워 涅槃에 드셨다고 한다.

62) 석경(石磬): 正樂의 연주 때 사용하는 악기의 일종. 여러 개의 옥돌을 크기와 두께가 다르게 ㄱ 자 모양의 板으로 깎아서 일렬로 매달아 놓고 쳐서 소리를 낸다.

書云、臥魔不語、是魂魄外游爲邪所執。宜暗喚、忌以火照、照則神魂不入、乃至死於燈前。魘者本由明出、不忌火、並不宜近喚及急喚、亦恐失伸魂也。

잠을 자다가 가위에 눌려 의식은 있으나 깨어날 수도 말할 수도 없는 경우가 있다. 이는 혼백(魂魄)이 몸 밖으로 돌아다니는 틈에 사기(邪氣)가 침입한 것이다. 마땅히 조용히 말하며 흔들어 깨워야 하고 얼굴에 등불을 비추면 혼백이 불빛을 싫어해 몸 안으로 들어오지 못하여 등불 앞에서 죽게 된다. 가위 눌린 자는 병의 원인이 밝음을 좋아하여 등불을 끄지 않았기 때문이므로 작은 소리든 큰 소리든 소리로써 깨우려다가는 혼백을 잃는 수가 있다.

書云、臥處頭邊、勿安火爐。日久引火氣頭重、目赤、鼻乾、發腦癰、瘡癤。

누워서 머리 있는 곳의 주변에 화로를 두지 말라. 여러 날 동안 지내면 화기(火氣)가 머리로 침입하여 머리가 무겁고 눈은 충혈되고 코는 마르고 뇌 안이 곪게 되고 온몸에 부스럼과 종기가 생긴다.[63]

書云、臥習閉口、氣不失、邪不入。若張口、久成消渴、失血色。又夜臥勿覆頭、得長壽。濯足而臥、四肢無冷病。

---

63) 누워서 머리 있는 곳의 ~종기가 생긴다: 인체의 건강은 水氣는 상승되고 火氣는 하강되어야만 이루어질 수 있다. 水昇火降이 되지 못하여 생기는 질병의 대표적인 것이 두통, 불면, 고혈압, 비염, 眼充血, 顔面紅潮이다. 즉 肋膜以上의 心肺와 頭部는 차게 해야만 火降이 되는데 근래에는 가슴 윗부분이나 머리 부근에 온풍기, 온열기를 사용하니 이는 頭寒足熱의 원칙에 어긋나므로 上焦疾患의 원인이 된다. 역시 의료기관에서도 온열치료기를 가슴, 머리 부근에 시술해서는 안 된다.

又醉臥當風、使人發瘡。醉臥黍穰中、發瘡、患大風、眉
墮。又雷鳴時仰臥、星月下倮臥、當風中醉臥、以人扇之、
皆不可也。

잠잘 때 입 다무는 습관을 지니면 기(氣)를 잃지 않고 사기(邪氣)가
입으로 들어오지 못한다. 만약 입을 벌리고 잠자는 버릇이 오래되면
당뇨병이 생겨 얼굴이 혈색을 잃는다.
　또한 밤에 잠잘 때 이불을 머리 위까지 덮지 않으면 장수한다.
　발을 씻고서 누우면 팔다리가 차가운 병이 생기지 않는다.
　또한 술에 취한 채 누워서 바람을 쐬면 목이 쉰다.
　술에 취한 채 기장줄기의 사이에 누우면 악창(惡瘡)이 생기는데 악
화되면 대풍창(大風瘡)64)이 되어 눈썹이 빠진다.
　우레가 칠 때 누워 있거나, 달, 별이 뜬 밤에 나체로 누워 있거나,
바람을 쐬거나, 술 취한 채 누워서 바람을 쐬는 것, 부채바람을 쐬는
것도 모두 불가하다.

陶隱居云、臥處須當傍虛歇、烘爐衣衾、常損人。

　도은거(陶隱居)가 말하기를, "누워 있는 곳의 곁은 반드시 별다른
물건이 없이 비어 있어야 한다. 또한 의복, 이부자리가 지나치게 따뜻
하면 사람에게 해롭다."

書云、飽食卽臥、久成氣病、腰痛、百疴不消、成積聚。

---

64) 대풍창(大風瘡): 原名은 大風이다. 世間에서는 보통 나병이라고 부른다. ≪素問·長刺節論≫에 의하면, 骨
節이 무겁고 머리카락과 눈썹이 빠진다.

배불리 먹은 즉시에 눕는 습관이 오래되면 기병(氣病)과 요통을 이
룬다. 또한 온갖 고질병이 낫지 않으며 적취(積聚)를 이룬다.[65]

書云、汗出不可露臥及浴、使人身振、寒熱、風疹。

땀이 흐르는데 노천(露天)에 눕거나 목욕하면 몸이 떨리거나 한열
(寒熱)이 있게 되고 피부에 두드러기가 돋는다.[66]

書云、坐臥處有隙風、急避之。尤不宜體虛年老之人。有人三
代不壽、問彭祖。祖觀其寢處、果有一穴、當其腦戶、令塞之、遂得壽盡。隙風
入耳、吹腦則陽氣散。頭者、諸陽所聚、以主生也。

앉거나 누워 있는 곳에 틈 사이로 바람이 들어오거든 급히 피하라.
이는 허약한 노인에게만 해당되지는 않다.[67]

---

65) 배불리 먹은 ∼이룬다: 氣血이 어느 한 부위로 이동할 때는 全身의 氣流通을 위해 서 있는 것이 제일 좋
고 다음은 무릎 꿇은 자세, 다음은 앉은 자세. 누운 상태가 氣流通에 제일 나쁘다. 그래서 옛 명의는 환자
를 세워 놓고 침 시술을 했으며 예로부터 西歐에서 임신부는 앉은 자세로 출산한다.
어느 30代 남자가 소화불량과 두통, 불면으로 3개월 이상 고생하였다. 역자가 그에게 말하기를, "저녁식
사 후에는 절대 소파에 앉지 말고 방에 기대지 말고 3시간만 앉아 있으면 병은 저절로 나을 것이요." 3개
월 뒤 그가 말하기를, "당일부터 모든 증상이 호전하였습니다."
평소 소파에 앉는 것은 눕는 것이나 마찬가지이니 소화가 안 되고 氣血이 응체되어 百病이 생긴다. 그래서
옛말에 "밥먹고 즉시 누우면 소가 된다"고 하였다. 저녁식사후 기대지 않고 앉아서 TV를 보면 하복부와
허리에 힘이 들어가 氣血이 모이니 자연히 소화가 잘되며 火降하여 잠이 오는 것이다.

66) 땀이 흐르는데 ∼돋는다: 역자는 20代까지 祖父와 유도사범에게서 땀이 그친 뒤에 목욕하라는 훈계를 귀
에 못이 박히게 들어왔다. 당시는 이해하지 못했으나 땀 난 채 냉수샤워를 하고 나서 보통체력에 內熱이
많은데도 寒熱, 身痛, 風疹을 누차 체험하였다.
땀이 흐를때는 피부의 氣門이 크게 열려있어 外邪의 침입받기가 쉬운 상태인데 이때 찬물을 끼얹으니 寒冷
한 水毒이 침투하여 皮膚와 經絡에 응결되었기 때문이다.

67) 앉거나 누워 있는 곳 ∼해당되지는 않다:
역자는 27세때 어느 날 仙道의 調息訣의 내용 중에서 창문을 닫고 수련하라는 한 구절을 읽는 순간, 本
書의 本句節에 대해 지금까지 8년 이상 가져 왔던 의문에 대한 답을 한순간에 깨달았다.
이를 설명하겠다. 역자는 한동안 어떤 의문을 가지고 있었다. 즉 청소년기에는 20대에 비해 의식과 생활
이 단조로웠는데도 "그때는 왜? 언제나 여름밤에는 자주 꿈을 꾸고 겨울에는 꿈을 꾸지 않는가?" 하는
것이었다. 해답은 自然風이든 人工風이든 바람을 쬐면서 잠잤다는 점이다. 즉, 여름이라 문을 열어 놓고

어떤 사람이 3대째 오래 살지 못하여 그 이유를 팽조(彭祖)에게 물었다. 팽조가 침실을 보니 잠자리 가운데 누운 사람의 뇌호(腦戶)에 해당되는 곳에 과연 한 구멍이 있기에 이를 막게 하니 이로 인하여 그는 제 수명이 다하도록 장수하였다. 틈 사이로 들어온 바람이 귀로 들어가 뇌를 침입하면 양기(陽氣)가 흩어진다. 머리는 제양(諸陽)이 모여서 생명을 주관하기 때문이다.

잤기 때문이며 때로는 선풍기바람을 맞으며 잠잔 것이다.
仙道의 이론에 의하면, 호흡 수련의 목적은 감정과 정신을 조절하는 외에 氣를 섭취, 축적하여 체력증진을 추구하는 것이다. 즉 창문을 통해 들어오는 바람, 선풍기 바람 등은 실내의 氣를 이동시켜 산란케 한다. 그리하여 실내에 있는 사람은 산란한 氣를 호흡하게 되니 체내의 氣도 저절로 산란되어 몸과 마음이 불안정해지므로 뒤숭숭한 꿈을 꾸게 된다.
이러한 논리에 의거하면 자주 自然風, 人工風을 맞는 사람은 단연코 장수할 수 없다. 自然風이라고 하더라도 바닷바람에는 수억 년 된 深海의 한랭한 水毒인 痧風이 함유되어 있으니 모든 바람중에 제일 해롭다. 그러므로 세계 최장수촌이 코카서스산맥의 압하지아마을, 에콰도르안데스산맥의 빌카밤바마을, 히말라야 산맥의 훈자마을인 것은 그 이유가 海風과 단절된 고산지대의 음이온이 매우 풍부한 淸凉한 공기때문이라고 확신한다. 전세계적으로도 내륙산지방거주자가 해변거주자보다 장수함은 공인된 正說이자 상식이다.
○ 뇌호(腦戶): 督脈의 要穴로 後髮際上 2寸5分이다. 숨골, 호흡중추, 延髓라고도 한다.

17. 머리 감기, 목욕과 얼굴 씻기 沐浴洗面

書云、頻沐者、氣壅於腦、滯於中、令形瘦體重、久而經絡不通暢。

자주 머리를 감는 자는 뇌에 기(氣)가 엉키고[68] 중초(中焦)에 기(氣)가 응체되어서 몸이 마르고 무겁게 느끼며 오래되면 경락(經絡)이 잘 통하지 못하게 된다.

書云、飽食沐髮、冷水洗頭、飲水沐頭、熱泔洗頭、冷水濯足、皆令人頭風。

배불리 먹고서 머리를 감거나,[69] 차가운 물로 머리를 씻거나, 끓였다 식힌 물로 머리를 씻거나, 뜨거운 쌀뜨물로 머리를 감거나, 차가운 물로 발을 씻는 등[70] 모든 행위들은 두풍(頭風)[71]을 생기게 한다.

---

68) 자주 머리를 ~엉키고:
역자는 자주 將棋를 둔다. 좀처럼 실수하는 법이 없는데 어쩌다 실수를 하여 그 원인을 따져 보면 아침에 머리를 감았었다. 몇 차례 그런 후부터는 장기시합이 있기 이틀 전부터는 목욕, 머리 감기를 삼간다. 옛사람의 말씀에 시험 보기 전에는 목욕, 머리 감기, 손발톱 깎기를 삼가라고 하였는데 맞는 말씀이다.

69) 배불리 먹고 머리를 감거나: 결과는 147p 註解 81)과 같다.

70) 차가운 물로 발을 씻는 등: 頭寒足熱이란 말이 있다. 머리는 차고 발이 따뜻하면 모든 병이 없어진다는 뜻이다. 이는 水昇火降이 되기 위한 방법이며 결과이니 그 의미는 깊고 크다. 유럽의 전설적명의 네델란드인 헤르만 부르하페(A.D 1668~1738)는 자신의 비법이 담긴 두터운 노트 한권을 남겼다. 노트를 펴보

書云、新沐髮、勿令當風、勿濕縈髻、勿濕頭臥。令人頭風、
眩眼及生白屑、髮禿而黑齒痛、耳聾。

머리를 감고 나서 곧바로 바람을 쐬면 안 되고[72] 마르지 않은 상태
로 상투를 틀어도 안 되며 마르지 않은 상태로 누워도 안 된다. 이를
어기면 두풍(頭風)이 생겨 눈이 어지럽고 흰 비듬이 생기며 머리털이
빠지며 치아가 검게 변하며 귀가 들리지 않게 된다.

書云、女人月事來、不可洗頭、或因感疾、終不可治。

여인은 월경 중에 머리를 감으면 안 된다. 혹시 이로 인해 질병이
생기면 평생 고치지 못한다.[73]

書云、沐浴漬水而臥、積氣在小腹與陰、成腎痺。

목욕할 때 물속에 몸을 담근 채 누워 있으면 사기(邪氣)가 아랫배와
성기에 쌓여 이로 인해 신비(腎痺)를 이룬다.[74]

니 백지뿐이었고 맨 뒷장에 "머리는 차갑게 하고 발은 따뜻하게 하라. 몸속의 노폐물을 제거하라."라고
쓰여 있었다. 이는 동양의학의 "頭寒足熱하고 癥瘕, 積聚를 다스려라"와 같은 뜻이다.
　　역자는 28세 때, 일 년간 불면증으로 고생이 심하여 양한방의 모든 방법이 무효였다. 어느 날 밤 左右 申
脈穴과 照海穴에 施針하니 금세 양 발목 이하 발바닥이 따뜻해지며 잠이 와 오랜만에 숙면을 취하였다.
즉 신경과로로 인하여 氣血이 頭部까지 올라와 응체되어 하강하지 못했기 때문에 생긴 현상이었다. 이에
착안하여 足湯도 해보고 意守湧泉穴도 해보니 효과 역시 針과 동일하였다.
　　≪黃石公素書≫에 이르기를, 발이 차가우면 마음이 상하고 백성이 원한을 품으면 나라가 상한다(足寒傷
心 人怨傷國). 발이 따뜻해야 心病과 頭病이 없는 이치거늘, 찬물로 발을 씻거나 찬물에 발을 담그는 행
위는 足寒하여 頭熱케 하므로 頭病이 생김은 당연하다.

71) 두풍(頭風): 頭痛, 神昏, 眩暈, 發熱, 不眠 등을 수반한 頭病.

72) 머리를 감고 ~쐬면 안 되고: 머리를 감은 후 바람을 쐬면 머리카락, 頭皮에 있던 濕氣가 바람의 風毒과
융합하여 열려 있던 毛孔에 바람의 힘으로 침투하여 腦에 氣血을 응체시킨다. 머리 감은 후 선풍기, 드라
이로 머리를 말리는 행위는 病을 自招한다.

73) 여인은 월경 중에 ~고치지 못한다: 여자들에게 월경 중에 머리 감지 말라고 충고하였더니 대부분의 여자
들이 머리를 감고 당일로 생리가 불순해진 예가 있었다고 말하였다.

書云、炊湯經宿、洗體成癖、洗面無光、作甌哇瘡。

끓인 물이 하룻밤 이상 경과되었는데도 그 물로 몸을 씻으면 벽질
(癖疾)[75]을 이루고 얼굴을 씻으면 얼굴에서 광택이 나지 않으면서 증
왜창(甌哇瘡)[76]이 생긴다.

書云、頻浴者、血凝而氣散、體雖澤而氣自損。故有癰疽之疾
者、氣不勝血、神不勝形也。

자주 목욕하는 자는 혈액이 응체됨으로써 기(氣)가 흩어지니 몸은
윤택한 것 같으나 기(氣)는 저절로 훼손된 것이다.[77] 그러므로 옹저(癰
疽)의 병이 있는 자는 기(氣)가 혈(血)을 이기지 못하고 정신은 형체를
이기지 못한 소치(所致)이다.

書云、時病新愈、冷水洗浴、損心胞。

감기가 낫자마자 냉수로 목욕하면 심포(心胞)가 손상된다.

---

74) 목욕할 때 물속에 ～이룬다: 목욕, 식사, 대소변을 봄, 성교, 이러한 때는 氣가 급격하게 이동하므로 氣滯
하기 쉽다. 이때 氣滯를 예방하거나 해소하는 최상의 방법은 서 있는 것이다. 누워서 목욕하면 자세불량
까지 더해져 이중으로 氣滯하니 병이 생긴다. 그러므로 목욕은 필수적으로 서서 해야 한다.
　〇 신비(腎痺): 腎氣가 제대로 行하지 못하여 생기는 병으로 小腹과 성기에 氣가 쌓여 위로 견고하면 큰
것을 腎痺라고 한다. -《素問 · 五臟生成篇》
75) 벽질(癖疾): 주로 兩肋間에 積聚가 있는 병증. 원인은 起居無度, 飲食無節, 强力作勞하여 精血이 훼손되
어 邪冷之氣가 울결되어 은벽한 곳에 잠복되어 있는 증상.
76) 증왜창(甌哇瘡): 둥글면서 매우 큰 형태의 피부질환으로 헐고 진물이 흐르는 증상.
77) 자주 목욕하는 ～훼손된 것이다: 목욕은 몸을 청결케 하여 병을 예방하는 효과가 있음을 모르는 자는 없
다. 그러나 목욕은 氣를 소모시켜 피곤케 하고 쉽게 감기에 걸리게 한다. 古養生書에 보면, 목욕을 자주
하면 肥白해지니 최소 3일 이상에 한 번씩 하라고 하였다.

書云、因汗入水、卽成骨痺。昔有名醫、將入蜀、見負薪者、猛汗河
浴。醫曰、此人必死。隨而救之、其人入店中、取大蒜細切、熱麵洗之、食之、
汗出如雨。醫曰、貧下人此知藥、況於富貴乎。遂不入蜀。

땀이 났을 때 물에 들어가면 즉시 골비(骨痺)를 이룬다.[78]

옛적에 한 명의(名醫)가 촉지(蜀地)에서 개업하기 위해 길을 걷다가 한 사내
가 등에 땔나무를 지고서 땀을 비 오듯이 흘리며 마주 오는 것을 보았다. 그때
사내는 강물에 뛰어들어 목욕을 하는 것이었다. 명의가 놀라 혼자 말하기를,
"저자는 반드시 죽으리라." 명의가 그에게 사는 방법을 알려 주려고 가까이 가
니 그는 벌써 물으로 올라 주막에 들어간 후 마늘을 잘게 썰어 뜨거운 국수물
에 씻어서 먹으며 땀을 비 오듯이 흘리고 있었다. 명의가 감탄하여 말하기를,
"빈천한 자가 저토록 약을 잘 아니 부귀한 자는 어떠하랴?" 이에 따라 명의는
촉지로 가지 않았다.[79]

---

78) 땀이 났을 때 ~골비(骨痺)를 이룬다.:
  1978년 8월 밤, 역자가 자기 전에 샤워를 하려고 수도꼭지를 트니 더운물이 나왔다. 이때 문득 스치는
  생각이 있었으니 그것은 《三元延壽書》에 있는 땀이 났을 때 찬물로 목욕하지 말라는 내용이었다. 비록
  이해는 하지 못하였으나 本書의 내용 중 옆으로 누워 자는 방법으로써 큰 효과를 거두었으므로 이번 기
  회에 시험해 보고 싶었다. 따뜻한 물로 샤워하고 일어난 아침, 어렸을 적에 아침에 일어났을 때와 같은
  온몸의 포근함과 상쾌함에 놀랐다. 이후 現今까지 三伏 더위에도 온수샤워를 어기지 않는다.
  ○ 골비(骨痺): 뼈가 쑤시고 아프며 관절에 경련이 오는 증상. 《素問 · 痺論》에 이르기를, 겨울철에 風,
  寒, 濕 三氣가 인체에 들어오면 骨痺가 된다. 《靈樞 · 刺節眞邪篇》에 이르기를, 虛邪가 몸 안에서 뭉쳐
  공격하면 骨痺가 된다.

79) 옛적에 한 명의(名醫)가 ~가지 않았다: 땀이 나서 腠理가 열렸을 때 寒濕한 水氣가 침투하면 骨痺를 이
  룬다. 그러나 寒濕한 水氣가 肌膚에 있을 때 마늘을 먹음으로써 辛溫한 藥性의 發熱發散作用을 이용하
  여 땀을 내어 肌膚의 寒濕氣를 배출하면 骨痺를 예방할 수 있다. 이와 동일한 원리로 생강차를 먹거나
  매운 음식을 먹어 땀을 내도 되며 술을 먹어도 된다.
  역자는 가정과 직장에 에어컨, 선풍기, 부채조차 없앤 지 30년이 넘었다. 그러나 어쩔 수 없이 여름철에
  공공장소에 오래 있다 보면 에어컨 과다로 인하여 냉방병증상이 多少 느껴질 때가 있다. 그러면 밖으로
  나가 뜨거운 햇빛을 받아 땀을 내면 증상은 즉시 소멸되어 원상태를 회복한다. 즉 피부에 스며들어 축적
  되어 있던 冷毒氣가 땀을 통해 배출되니 병이 나을 수밖에 없다. 그러므로 감기에 땀을 내면 낫는다는 俗
  言은 金言이다.
  ○ 촉지(蜀地): 지금의 四川省 일대의 成都, 龍安, 潼川州, 雅州, 保寧이다.

書云、盛暑衝熱、冷不洗手。尚令五臟乾枯、況沐浴乎。

불볕더위로 인하여 몸 안에서 열이 치솟을 때 사람들은 흔히 찬물
에 손이라도 씻는다. 그러나 이것은 오장(五臟)을 마르게 하는데 하물
며 목욕이야?[80]

書云、遠行觸熱逢河、勿洗面、生烏斉。

먼 길을 가다가 더위를 느꼈을 때 강을 만나도 얼굴을 씻지 말라.
얼굴에 검은 반점이 생긴다.

閑覽云、目疾切忌浴、令人目盲。白彦良將歲、常患赤目。道人曰、
但能不沐頭則不病。此彦良記之、七十餘更無眼病。

≪한람(閑覽)≫에 이르기를, 눈에 병이 있을 때는 절대로 목욕하지
말라. 눈이 멀게 된다.[81]

---

80) 불볕더위로 ~목욕이야?: 건강 원리는 水昇火降이다. 水昇火降이 되면 손, 발, 아랫배는 따뜻하고 가슴과
머리는 서늘하다. 이와 반대로 손, 발, 아랫배를 차게 하면 水昇火降이 失調되어 百病이 생긴다. 인체의
氣를 찍는 의료용 진단기로 자기공명장치(M.R.A)가 있고 킬리안 카메라가 있다. 건강한 사람의 손, 운동
직후의 손을 찍으면 강한 오라가 분출되는 것이 찍히는데 찬물에 씻고 찍으면 오라도 많이 사라지고 氣의
양도 많이 감소된 것으로 나온다. 찬물은 氣血을 응체시키니 몸에 해롭다. 그러므로 운동 직후에는 손을
씻지 말 것이며 어떠한 경우에도 손발은 체온보다 따뜻한 물에 씻어야만 한다.
○ 70년대 후반 전남의 某 건전지그룹 2세인 20대 회장이 여름 음주 후 강물에 들어갔다가 심장마비로
죽었다.
○ 냉탕과 온탕을 번갈아 가며 목욕하던 사람이 즉사한 예는 지금도 TV와 신문에서 자주 접할 수 있다.
이는 현대인이 알고 있는 잘못된 목욕법 중에서 가장 대표적인 극히 유해한 방법이다.
81) 눈에 병이 있을 때 ~멀게 된다.
역자는 본시 시력이 좋았으나 3년 전부터 악화되어 안구건조증상이 생겨 고생하였다. 그러나 1년 전부터
본서를 번역하던 중, 본 구절을 읽고 나서부터 매일 하던 머리 감기를 3~4일에 한 번 하니 나날이 호전
되어 지금은 거의 완치되었다. 참으로 신기하다 아니 할 수 없다.
눈은 精神機能의 外表이나 그 기능을 주관하는 臟器는 肝과 腎이다. "머리카락은 혈액의 餘有分 (髮是
血之餘)"인데 血은 肝이 주관하니(肝主血) 본구절은 형이 망하면 부모가 망하고 이로 인해 아우까지 망
한다고 비유할수 있다.

백언량(白彦良)이 새해를 앞두고 항상 눈이 빨갰었다. 도인(道人)이 말하기를, "머리만 감지 않는다면 병은 절로 나을 것이오." 백언량은 이를 기억하여 실천하니 70여 세까지 살며 두 번 다시 눈병이 생기지 않았다.

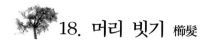

18. 머리 빗기 櫛髮

眞人曰、髮多櫛、去風明目、不死之道也。又曰、頭髮梳百度。

진인(眞人)이 말하기를, "머리를 자주 빗으면 풍(風)이 없어지고 눈이 밝아지니 죽지 않는 도술(道術)이다." 또한 말하기를, "머리에 빗질을 백 번 하라."

陶隱居云、飽則入浴、饑則梳櫛多、浴少益心目。故道家晨梳、常以百二十爲數。

도은거(陶隱居)가 말하기를, "배부를 때 목욕하고 배고플 때 머리를 많이 빗어라. 목욕을 덜하면 마음과 눈에 유익하다."[82]

---

82) 목욕을 덜하면 마음과 눈에 유익하다: 본서의 主旨는 몸 씻기에서 얻어지는 청결한 외모와 질병예방보다는 잘못된 몸 씻기에 의한 發病이 더 중요하다는 것이다. 역자의 견해도, 지금까지의 임상통계로 보아 7:3으로 發病 쪽이다.
현대인, 선진국인들이 前時代人, 후진국인들보다 암, 중풍, 당뇨병, 난치성 희귀병이 많은 이유는 무엇인가? 누구나 짐작하는 스트레스, 과식, 운동부족, 공해가 主原因이긴 하나 잘못된 몸 씻기의 해독이 이상 것들 중 어느 하나에 못지않게 심각하다고 인식하고 있는 사람은 전문 의료인과 국민을 총망라해도 거의 없다. 감기의 원인 정도로 아는 것이 한·양방의학계와 국민의 실상이다.
唐代의 문헌을 보면 官員과 富豪는, 머리 감기는 3일에 한 번, 목욕은 7~10일에 한 번이다. 중국의 俗說에 "자주 몸을 씻으면 복이 달아난다."가 있으니 五福인 壽, 富, 貴, 多男, 考終命 중 首位의 壽를 잃는다고 推理할 수도 있다. 또한 전문적인 養生書와 仙經도 목욕의 횟수에 대해 동일하게 기록하고 있으니 땔나무로 불 지펴 물 데워 씻는 시대의 관습 혹은 물이 부족한 지방의 전통이라고 致付하기에는 無理가 있다. 이에 해당되는 哲言이 있으니.
"지나침은 오히려 못 미치는 것이다. 過猶不及' 《論語·先進》

그러므로 도가(道家)에서는 새벽에 일어나 항상 머리를 120번 빗는다.

眞人曰、髮宜多櫛、手宜在面、齒宜數叩、津宜常嚥、氣宜精
煉。 此五者、所謂子欲不死、修崑崙耳。

진인(眞人)이 말하기를, "머리는 자주 빗어야 좋고, 손은 마땅히 얼
굴을 자주 문질러야 하며, 치아는 의당히 자주 부딪쳐야 하고 입안의
침은 마땅히 항상 삼켜야 하고, 기(氣)는 정성껏 수련해야 한다."
이 다섯 방법에 대해, 불사(不死) 하기 위해 곤륜(崑崙)을 수련한다고 이른다.[83]

安樂詩云、髮是血之餘、一日一次梳、通血脈、散風濕。鎖碎
錄云、亂髮藏臥房壁中、久招不祥。

안락시(安樂詩)에 이르기를, 머리털은 혈(血)의 나머지이므로 하루
한 차례 여러 번 빗으면 혈맥(血脈)이 통하고 풍습(風濕)이 흩어진다.
≪쇄쇄록(鎖碎錄)≫에 이르기를, 빠진 머리카락을 뭉쳐 누워 자는
방의 벽장 속에 간직하여 오래되면 상서롭지 못한 일을 부르게 된다.

書云、髮落飮食中、食之成瘕。 宋明帝、官人腰痛引心、發則氣絶。

현대인. 선진국인들은 분명히 지나치게 많은 몸 씻기를 하며 잘못된 몸 씻기를 하고 있다. 전 세계적인 물
부족현상의 주요원인 중 하나가 몸 씻기를 위한 물소비가 아니라고는 누구도 부정할 수 없을 것이다.
모든 학설은 이론의 바탕 위에 실험으로 증명해야 正說이 될 수 있다. 목욕이 인체에 미치는 영향에 대해
지금까지 한·양방의학계에서 청결에 의한 질병예방 외에는 연구된 바가 거의 없다. 그러므로 讀者諸位
부터 청결 위주의 목욕개념을 버리시고 본서의 방법을 실천하여 체험한다면 기존의 오류에서 벗어나 건
강장수의 새로운 地坪을 열게 될 것이다.

83) 곤륜(崑崙)을 수련한다고 이른다: 崑崙은 ① 파미르 고원의 곁에 있는 西藏에서 시작하여 중국 쪽으로 뻗
어 있는 大山脈. ② 足太陽膀胱經의 經穴名. 足外踝後5分 跟骨後外側.
仙道의 수련법중에서 崑崙이라는 명칭이 없는것으로 보아 원문은 본시 "崑崙山에서 修道하는것과 같다.
(如修於崑崙山耳)"인데 傳來과정에서 脫字되지는 않았을까?

徐文宿曰、髮瘕也。以油灌之、吐物長二尺、頭以成蛇、懸柱上水瀝盡、惟餘一髮。唐、甄立言爲太常丞、有人病心腹滿煩。彌童診曰、誤食髮而然。令餌雄黃、吐一蛇如拇指無目。燒之有髮氣、若頭尾全。誤食必然。

머리카락이 음식 중에 떨어졌는데도 함께 먹으면 가병(瘕病)[84]을 이룬다.

송대(宋代)의 명제(明帝) 때에 한 관리가 있었는데 요통이 있으면서 심부(心部)까지 잡아당기는 것 같아 발병하면 기절(氣絶)하곤 하였다. 서문숙(徐文宿)이 말하기를, "이는 발가(髮瘕)이다." 관리의 입속에 기름을 부어 넣으니 잠시 후 한 물건을 토하였는데 머리는 뱀 모양으로 길이는 2척(二尺)[85]이었다. 기둥에 걸어 놓으니 물이 뚝뚝 떨어져 다 마른 뒤에 보니 오직 머리카락 한 올 뿐이었다.

당대(唐代)의 진립언(甄立言)이 태상경(太常卿)으로 재직할 때 한 사람이 심부(心部)와 복부가 가득 찬 것 같으면서 답답해하며 고롱스러워하였다. 진립언이 진단 후 말하기를, "잘못하여 머리카락을 먹어서 생긴 병이다." 그런 후 웅황(雄黃)[86]을 먹게 하니 한 마리 뱀 같은 물건을 토했는데 엄지손가락 크기에 눈이 없었다. 불태우니 머리와 끝이 완전한 머리카락이었다. 잘못 먹으면 반드시 이렇게 된다.

---

84) 가병(瘕病): 原名은 癥瘕 《劉河間三六書》에 이르기를, 癥은 배 속에 뭉쳐 단단한 것이 있어 눌러 보면 손으로 알 수 있는 것이다. 《聖惠方》에서는 그 명칭을 癥에 비유하였다. 처음에는 물처럼 柔順하였으나 땅처럼 단단하게 변한 것이니 단단해질수록 해로우니 속히 다스려야 한다. 瘕는 만져 보면 단단하기는 하나 홀연히 모이기도 하고, 흩어지기도 하여 常形이 없다. 그래서 《聖惠方》에서 假라고 하였다. 癥瘕의 병인과 治法은 積聚와 같다. 자세한 것은 卷之二의 109p 註 30) 적병(積病)을 참고하시라.

85) 2척(二尺): 一尺은 30.3cm이니 60.6cm이다.

86) 웅황(雄黃): 黃金石, 石黃이라고도 한다. 氣味는 苦, 平寒, 有毒하다. 主治는 寒熱, 惡瘡疽, 痔疾, 殺精物, 惡鬼邪氣, 治蟲毒, 制煉하여 먹으면 輕身하고 神仙이 된다. 雄黃을 몸에 차고 다니면 귀신이 감히 근접하지 못하며 산에 들면 범과 이리도 복종하고 물에 들면 毒物이 감히 해치지 못한다. 《抱朴子》에 이르기를, 웅황을 휴대하고 숲에 들면 뱀이 근접지 못하고 뱀에 물린 상처에 가루 내어 붙이면 즉시 낫는다. 또한 瘲風을 당하지 않게 되고 당한 자는 가루를 몸에 바르면 낫는다. -《本草綱目》

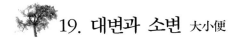

19. 대변과 소변 大小便

書云、忍尿不便、成五淋、膝冷成痺。忍大便、成五痔。

소변을 참고서 배설하지 않으면 5림(五淋)[87]을 이루고 무릎이 차가
워지며 쑤시게 된다. 대변을 참으면 5치(五痔)[88]가 된다.

書云、弩小便、足膝冷。呼氣弩大便、腰疼目澁。

소변을 참으면 무릎과 발이 차갑게 된다. 숨을 내뿜을 정도까지 대변
을 참으면 요통이 생기고 눈이 따갑고 잘 보이지 않으며 눈물이 흐른다.

書云、或飮食、或走馬、或疾走、或爲寒熱所迫、令胞轉、臍下
痛。胞屈辟、不小便致死。

소변을 참은 채 음식을 먹거나 걷거나 달리거나 말 타거나 추위나
더위를 겪으면 전포(轉胞)가 되어 배꼽 아래가 아프다. 포(胞)가 구부
러져 위축되어 있는데도 소변을 보지 않으면 죽는다.

---

87) 5림(五淋): 소변이 좁쌀처럼 떨어지며 성기와 배꼽에 통증이 있고 아랫배가 땅기는 증상을 淋이라고 하고
    원인과 증상에 따라 勞痲, 血淋, 熱淋, 氣淋, 石淋으로 나눈다.
88) 5치(五痔): 항문 안팎에 생기는 5종의 질환. 牡痔, 牝痔, 陽痔, 脈痔, 血痔.

書云、大小二事、勿强閉抑忍、又勿失度。或澁或滑、皆傷氣害生、爲禍甚速。劉惟簡至乾寧軍、有人獻金花丸以縮小便、藥把砒蠟。服三日、小便極少。至霸州肢體通踵。盖被閉却水道、水溢妄行。不遇盧昧、幾爲所誤。盖水泉小止者、膀胱不藏也。宜服暖劑以攝水、其可强止之耳。

대소변을 보는 일을 억지로 참으면 안 되고 또한, 절도를 잃어서도 안 된다. 대소변이 조금씩 새거나 자주 조금씩 배설하는 경우에는 모두 기(氣)가 상하여 생명에 해가 되었으니 그 화가 매우 빠르게 이루어진다.

유유간(劉惟簡)이 건녕군(乾寧軍)의 진영에 갔을 때 소변을 자주 보는 증상이 있어 어떤 자가 이를 치료하라고 금화환(金花丸)을 바쳤는데 실은 제련(制煉)한 비상(砒霜)[89]을 밀랍에 버무린 알약이었다. 먹은 지 3일이 되니 소변 양이 극히 감소되더니 패주(霸州)에 이르렀을 때는 팔다리와 온몸이 부었다. 이는 도리어 수도(水道)를 막아 그 물길이 다른 곳으로 넘쳐 망령되게 행하여 올바르게 통하지 못한 것이다. 이는 제대로 추스르는 약을 먹지 못해 잘못된 것이다. 대저 소변을 자주 보는 자는 방광에서 저장하지 못하기 때문이니 마땅히 온난(溫暖)한 약을 먹어 몸을 추슬러야 하는데 억지로 그치게 하면 되겠는가?

鎖碎錄云、對三光便溺、及向西北、並損人年壽。

≪쇄쇄록(鎖碎錄)≫에 이르기를, 해, 달, 별, 서쪽, 북쪽을 향하고서 대소변을 보지 말라. 수명이 깎인다.[90]

---

89) 비상(砒霜): 信石, 人言이라고도 하며 生者는 砒黃이고 錬者는 砒霜이다. 氣味는 苦酸하고 暖하고 有毒하다. 主治는 療諸瘧, 風痰在胸膈, 婦人이 血氣가 치솟아 생긴 心痛과 落胎를 다스린다. 蝕癰敗肉, 枯痔. 大毒하므로 소량만 먹어도 사람, 짐승이 죽는다.

90) 해, 달, 별, ~수명이 깎인다: 해, 달, 별은 天地萬物을 養育하는 根源이어서 太古以來 神聖視하였다. 서쪽은 佛敎의 西方極樂淨土가 있는 곳으로 인식되고 있고 북쪽은 陰寒의 근원지로 妖鬼, 邪鬼, 陰鬼가 사는 곳이라고 易學에서는 說한다.

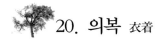

20. 의복 衣着

書云、春氷未泮、衣欲下厚上薄、養陽收陰、繼世長生。

얼음이 아직 녹지 않은 이른 봄에는 옷을 하체는 두텁게 입고 상체
는 얇게 입어야 한다.[91] 이는 양(陽)을 기르고 음(陰)을 거두어들이는
방법이니 해마다 계속하면 장생하게 된다.

書云、春天不可薄衣、傷寒、霍亂、食不消、頭痛。

봄 날씨에 옷을 얇게 입으면 감기에 걸리거나 두통, 소화불량, 곽
란(霍亂)[92]이 생긴다.

書云、大汗能易衣佳、或急洗亦好。

많은 땀을 흘린 후 옷을 갈아입으면 참으로 좋다. 혹은 급히 몸을
닦아도 역시 좋다.[93]

---

91) 옷을 하체는 ~입어야 한다: 인체의 理想的인 건강상태는 水昇火降이 아니고서는 불가능하다. 火降하면
　　水昇하므로 그중 한 방법으로 어느 계절을 막론하고 하체를 상체보다 따뜻하게 해야 한다.

92) 곽란(霍亂): 發熱, 嘔吐, 頭痛, 身疼痛하며 泄瀉하는 증상. 음식을 잘못 먹어서 腸胃의 淸氣와 濁氣가 相
　　亂하여 발생한다.

93) 많은 땀을 ~역시 좋다: 옷에 젖은 땀이 마르는 과정에서 체온을 빼앗으니 땀 흘린 후에 감기에 걸리는

書云、大汗偏脫衣、得偏風、半身不遂。

많은 땀이 나서 옷을 일부만 벗었는데 벗은 부위에 바람을 쐬면 그쪽 반신이 마비된다.[94]

書云、濕衣汗衣、不可久著、發瘡及風燥、二腑不利。

젖은 옷, 땀에 젖은 옷을 오랫동안 입고 있지 말라. 두드러기 및 피부건조증이 생기고 폐(肺)와 대장(大腸)에 불리하다.

書云、飮酒汗出脫衣、靴、襪、當風取冷、成脚氣。

술 마시고 땀이 나서 옷, 신발, 버선을 벗고서 다리에 바람을 쐬어서늘해지면 각기(脚氣)가 된다.[95]

書云、冬時綿衣氈褥之類、急寒急着、急換急脫。

겨울에 솜옷, 털로 짠 이부자리 종류는 갑자기 추울 때 급히 입거나 덮었다가 기온, 체온이 상승하면 급히 벗거나 치워야 한다.

陶隱居云、綿衣不用頓加添、稍暖又宜時暫脫。

경우가 많다. 특히 小兒의 盜汗症은 만성감기, 百日咳의 원인이다.

94) 많은 땀이 ~마비된다: 땀이 나면 피부의 氣門이 열리는데 이때 차가운 自然風, 선풍기바람, 에어컨바람을 쐬면 冷氣가 腠理에 著着하여 감기, 중풍을 일으킨다. 목욕, 洗髮, 사우나 후에도 이에 해당되니 머리를 말리려고 드라이를 머리에 쐬어도 해롭다.

95) 각기(脚氣): 다리에 風, 寒, 濕 三氣가 침투하여 생기는 병. 痲痺, 冷痛, 萎弱, 攣急, 腫或不腫의 증상이 있다. 飮酒, 房勞에 의한 예도 있다.

도은거(陶隱居)가 말하기를, "솜옷은 항상 입지 말고 추울 때 급히 입었다가 더워지면 마땅히 잠시 벗어야 한다."

鎖碎錄云、若要安樂、不脫不着、北方語也。若要安樂、頻脫頻着、南方語也。

≪쇄쇄록(鎖碎錄)≫에 이르기를, 그대 만약 안락(安樂)하고 싶거든 옷을 벗지 말고 갈아입지도 말라. 이는 북방의 속언(俗言)이다. 그대 만약 안락하고 싶거든 옷을 자주 벗고 자주 갈아입어라. 이는 남방의 속언이다.

21. 피해야 할 기상(氣象) 天時避忌

內經曰、陽出則出、陽入則入。無擾筋骨。無見霧露。違此三時、形乃困薄。

≪내경(內經)≫[96]에 이르기를, 해 뜨면 밖으로 일하러 나가고 해 지면 집에 들어와 자라. 근육과 뼈를 지나치게 사용치 말라. 안개와 이슬을 대하지 말라. 이 셋을 어기면 몸이 곤고하고 허약해지리라.

經云、大寒、大熱、大風、大霧、勿冒之。天之邪氣、感則害人五臟。水澈寒熱、感則害人六腑。地之濕氣、感則害人皮肉筋脈。先賢曰、人以一握元氣、豈可與大造化敵。康節有四不出之訓。

큰 추위, 큰 더위, 큰 바람, 큰 안개를 무릅쓰고 행동하지 말라. 하늘의 사기(邪氣)에 사람이 감응하면 오장(五臟)이 해롭고, 강과 골짜기의 한열(寒熱)에 감응하면 육부(六腑)에 해롭다. 땅의 습기에 감응하면 피부, 근육, 경맥(經脈)에 해롭다.

---

96) ≪내경(內經)≫: ≪黃帝內經≫. 上古時代의 黃帝가 그의 신하 岐伯에게 醫理를 물으니 岐伯이 대답하는 식으로 구성된 醫學原典인 ≪素問≫과 針灸理論을 記述한 ≪靈樞≫로 구성된 서적. ≪漢書 · 藝文志≫에 ≪黃帝內經≫18卷, ≪外經≫37卷이라는 명칭이 처음 보인다. 즉 前漢末(B.C. 1세기 말)이다.

선현(先賢)이 말하기를, "사람은 한 움큼의 원기(元氣)를 지남이 마땅한데 어찌 대조화(大造化)와 적대적으로 행동하려 하는가?" 소강절(邵康節)[97]은 기상(氣象)이 나쁜 네 종류의 날에는 집 밖에 나가지 말도록 가르쳤다.

書云、犯大寒而寒至骨髓、主腦逆、頭痛、齒亦痛。又云、不遠熱而熱至則頭痛、身熱、肉痛生矣。

큰 추위를 범하여 한기(寒氣)가 골수(骨髓)에 침입하면 기(氣)가 뇌로 치솟아 두통이 생기며 치통까지 따라 생긴다. 또한 이르기를, 열을 멀리하면 안 좋다 하여 열을 가까이하면 두통과 근육통이 생기고 몸에서 열이 나게 된다.

眞人曰、在家在外、忽逢大風、暴雨、震雷、昏霧、皆是諸龍鬼神經過。宜入室燒香靜坐以避之、過後方出吉、不爾殺人。

진인(眞人)이 말하기를, "집 안에 있거나 집 밖에 있거나 큰 바람, 폭우, 우레, 짙은 안개가 있는 때는 여러 귀신, 용들이 그곳을 통과하는 시점이다. 의당히 방에 들어가 향을 사르고 정좌한 채 피하였다가 사라진 후 밖으로 나오면 길하다. 이렇게 하지 않으면 죽는 수도 있다."[98]

---

97) 소강절(邵康節): 北宋의 性理學者 겸 象數學者. A.D. 1011~1077. 字는 堯夫. 自號는 安樂. 百泉. 諡號는 康節이다. 共城 출신으로 北海의 李之才에게 先天象數學을 배웠다. 神宗이 著作郎을 제수하였으나 사양하였다. 저서는 《皇極經世書》, 《觀物外篇》, 《伊川擊壤集》이 있다.

98) 집 안에 있거나 ~죽는 수도 있다: 正常이 아닌 기후, 특히 大風, 暴雨 등은 天地의 氣가 大移動하는 때이다. 그 시각에 부는 바람은 아마도 10만 리 떨어진 시베리아, 태평양의 毒氣일 수도 있다. 身土不二는 먹을거리에만 해당되지 않는다. 한국 사람은 한국의 공기를 호흡해야 건강을 유지할 수 있도록 五臟六腑가 짜여 있으니 身氣不二라는 용어도 있어야 한다. 한국 사람에게 異域萬里의 공기는 몸에 맞지 않으며 혹시라도 沙風이 함유되어 있으면 죽을 수도 있다. 卷之二의 134p 註解 58) '사풍(沙風)이 있는 ~급히 건너면 길하다'를 참조하시라.

書忌云、朔不可哭、晦不可歌、招凶。

초하룻날에는 울면 안 되고 그믐에는 노래를 부르지 말라. 흉한 일
을 부르게 된다.[99]

---

99) 초하룻날에는 울면 안 되고 그믐에는 노래를 부르지 말라. 흉한 일을 부르게 된다: 醫學統計에 의하면 음
력1일, 15일, 30일은 질병이 급변하는 날이다. 또한 교통사고와 범죄통계에서도 초하룻날과 그믐은 사건
발생이 다른 날보다 현저히 높다.
인간은 小宇宙로 大宇宙와 감응하여 살아가고 있는데 태양과 달은 인간의 생체리듬을 조절하고 있다. 밀
물과 썰물은 달과 지구와 인력때문에 생기는 현상인데 인체의 75%가 수분인 인간이 달의 영향을 받지
않을수 있을까? 인간의 자유의지도 어느 정도는 腦속의 血流의 영향아래 있으며 뇌속의 혈류는 어느 정
도 달의 영향을 받고 있으니 運命이 있음은 당연하다. 즉 음력1일 과 30일은 달의 영향 때문에 신체의
陰陽의 氣가 극히 불균형을 이루어 濁陰이 왕성한 상태인데 울거나 노래하여 체내의 氣를 산란케하면 정
신도 산란해져 失言과 誤判을 하여 흉한일을 부른다.

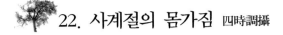

22. 사계절의 몸가짐 四時調攝

內經曰、春三月、此謂發陳。夜臥早起、生而勿殺。逆之則傷
肝、夏爲寒變、奉長者少。又曰、春傷於風、夏必殤泄。

≪내경(內經)≫에 이르기를, 봄의 석 달은 발진(發陳)[100]이라고 이른
다. 밤늦게 자고 아침 일찍 일어남이 좋고 생명을 죽이지 말라. 어기
면 간(肝)을 상하여 여름에 추위를 타게 되는데도 지침을 받들어 실천
하는 자는 적다. 또한 이르기를, 봄에 바람에 상하면 여름이 되면 반
드시 손설(殤泄)이 생긴다.

書云、春夏之交、陰雨卑濕、或引飮過多、令患風濕、自汗、
體重、轉側難、小便不利。作他治、必不救、惟五苓散最佳。

봄에서 여름으로 넘어가는 환절기는 비가 지루하게 내려 기후가
습한데 이러한 때 음주가 지나치면 풍습(風濕)에 이환(罹患)되어 낮에
가만히 있어도 땀이 나고 몸이 무거워 몸을 돌리기가 어려우며 소변
보기가 어렵다.

---

100) 발진(發陳): ≪素問·四氣調神大論≫王氷注에 이르기를, 春陽은 上昇하고 잠겼던 氣를 發散하여 萬物
을 生育시켜 그 품성대로 形容을 갖게 하여 發陳이라고 한다. 봄의 석 달은 음력 1, 2, 3월이다.

이러한 소변불리(小便不利)에 대해서 다른 치료법은 반드시 효과가 없고 오직 오령산(五苓散)101)만이 제일 신묘(神妙)하다.

內經曰、夏三月、此謂蕃秀。夜臥早起、使志無怒、使氣得泄。逆之則傷心、秋爲痎瘧、奉收者少。

≪내경(內經)≫에 이르기를, 여름의 석 달은 번수(蕃秀)102)라고 이른다. 밤늦게 자고 아침 일찍 일어남이 좋고 뜻을 씀에 노(怒)함이 없어야 하지 노하면 기(氣)가 빠져나가 버린다. 어기면 심(心)을 상하여 가을에 해학(痎瘧)103)이 생기는데도 지침을 받아들이는 자는 적다.

陶隱居云、四時惟夏難將息、伏陰在內腹冷滑、補腎湯劑不可無、食物稍冷休哺啜。書云、夏之一季、是人蛻神之時、心肝腎衰、化爲水、至秋而凝、冬始堅。當不問老少、皆食暖物、則不患霍亂。腹暖百病不作。

도은거(陶隱居)가 말하기를, "사계절 중에서 오직 여름철만이 지내기 어렵다. 음기(陰氣)가 몸속에 잠복하면 배가 차서 설사한다. 음식물 또한 차가워 함부로 먹지 말아야 한다. 그러므로 여름철에는 보신(補腎)하는 탕제(湯劑)를 먹지 않으면 안 되며 음식이 조금만 차가워도 급히 마시거나 먹으면 안 된다."

여름 한 철은 심신(心身)이 탈진(脫盡)하는 때이어서 심(心), 간(肝), 신(腎)

---

101) 오령산(五苓散): 太陽症이 裏로 들어가 煩渴, 小便不利하는 증상을 치료한다. 澤瀉 9.4g, 赤茯苓, 白朮, 猪苓 各 5.6g, 肉桂 1.9g을 가루로 만들어 7.5g씩 白湯에 먹든지 혹은 1첩으로 하여 달여서 먹는다.

102) 번수(蕃秀): ≪素問 · 四氣調神大論≫ 王氷注에 이르기를, 春에 陽이 生하여 夏에 洪盛하게 되니 萬物이 크게 生長한다 하여 蕃秀라 한다. 여름의 석 달은 음력 4. 5. 6월이다.

103) 해학(痎瘧): 瘧의 總稱. 밤에 발현하는 瘧을 痎, 낮에 발현하는 瘧을 瘧이라고 한다. 瘧은 發熱惡寒이 일정한 주기를 지니고 발현하는 증상이다.

이 허약해져 조직이 변화하여 물이 되고 가을이 되면 응결되다가 겨울이 되면 비로소 견고해진다. 늙고 젊음을 따질 것 없이 모든 이가 따뜻한 음식을 먹음으로써 곽란(霍亂)을 예방해야 한다. 배가 따뜻하면 온갖 병이 생기지 못한다.

書云、夏氷止可隱映飲食、不可打碎食之。入腹、冷熱相搏成疾。

여름에 얼음을 먹으려거든 음식 속에 깊숙이 넣어서 먹어야지 얼음만을 깨뜨려 먹어서는 안 된다. 배 속에 들어가면 냉(冷)과 열(熱)이 서로 엉키며 싸워 병을 이룬다.

書云、夏至以後迄秋分、須愼肥膩餅、霍油酥之屬。此物與酒漿瓜菜、極理相妨、所以多疾者爲此也。

하지(夏至) 이후 추분(秋分)까지는 기름지고 두터운 떡, 기름, 우유나 양젖 종류를 모름지기 삼가야 한다. 이러한 식품은 술, 장(漿), 오이, 과일 종류와 극단적 상극이므로 병이 많은 자는 이러한 음식의 배합이 원인인 경우가 많다.

陶隱居云、冷枕凉床心勿喜。凡枕冷物、大損人目。

차가운 베개, 서늘한 침대를 마음으로 좋아하지 말라.
차가운 물건으로 베개를 삼으면 눈이 크게 손상된다.

書云、夏不用露臥、令皮膚厚成癬、或作而風。

여름에는 노천(露天)에서 눕거나 잠자지 말아야 한다. 피부가 두터워 지고 가려움증이 생기기 때문인데 혹은 중풍(中風)이 생기기도 한다.

書云、夏傷暑、秋痎瘧。忽大寒、勿受之、患時病由此。

여름에 더위에 몸이 상하면 가을에는 해학(痎瘧)이 생긴다. 갑자기 매우 추운 날씨가 닥치면 추위를 받아들이지 말아야 한다. 생기는 병 중에 날씨 때문인 경우가 많다.

書云、暑月日、曬處有石、不可便坐。熱生瘡、冷成疝。

뜨거운 여름철에 편하려고 햇볕에 뜨거워진 돌 위에 앉지 말아야 한다. 열 때문에 창증(瘡症)이 생기고 돌이 식어 차갑게 되면 산증(疝 症)104)이 생긴다.

書云、盛熱帶汗、當風不宜、過自日中來。勿用冷水沃面、成目 疾。伏熱者、未得飮水、及以冷物迫之、殺人。

찌는 듯한 더위로 땀이 날 때 바람을 쐬면 안 좋다. 당일로 그 해독 을 입는다. 이러한 때 또한 차가운 물로 얼굴을 씻으면 눈병이 생긴 다. 몸에 열이 잠복되어 있는 자가 먹을 물을 얻지 못하여 차가운 음 식을 갑자기 먹으면 죽는다.

---

104) 산증(疝症): 고환에서부터 아랫배까지 근육이 땅기면서 아픈 증상. 외형이 정상과 다른 경우와 같은 경 우가 있다. 원인은 내인으로는 濕熱이 下焦經絡을 막아 濁液이 응체되어 血絡으로 들어가 厥陰에 流入 된 경우이다. 외인은 風寒이 下焦經絡에 침투한 경우이다.

書云、五六月、澤中停水、多有魚鼈精、飮之成瘕。

5, 6월에 못에 고여 있는 물에는 물고기, 자라의 정(精)이 많이 포함
되어 있으므로 마시면 가증(瘕症)을 이룬다.[105]

內經曰、秋三月、此謂容平。早臥早起、使志安寧。逆之則傷
肺、冬爲飱泄。奉藏者少。

≪내경(內經)≫에 이르기를, 가을의 석 달을 용평(容平)[106]이라고 이
른다. 밤에 일찍 자고 아침에 일찍 일어남이 좋고 뜻을 편안하고 조용
하게 해야 한다. 이를 거스르면 폐(肺)를 상하여 겨울이 되면 손설(飱
泄)이 생긴다. 이러한 지침을 받들어 마음에 간직하는 자는 적다.

書云、秋傷於濕、上逆而咳、發爲痿厥。又立秋日勿浴、
令皮膚粗燥、因生白屑。又八月一日後、微火暖足、勿令
下冷。

가을에 습(濕)에 상하면 사기(邪氣)가 위로 치솟아 기침이 나며 위궐
(痿厥)[107]이 생긴다. 또한 입추일(立秋日)에는 목욕을 하지 말라. 피부
가 거칠어지고 건조해져 흰 가루가 생긴다. 또한 8월 1일 이후에는
약한 불로 발을 쬐어 하지가 차가워지지 않게 해야 한다.

---

105) 5, 6월에 못에 ~가증(瘕症)을 이룬다: 淨化된 深海水를 식수로 사용하는 사람들이 있다고 한다. 海水에
는 痧風이 있고 심해수는 더욱 심하니 有害할 뿐이다.

106) 용평(容平): ≪素問·四氣調神大論≫ 王氷注에 이르기를, 萬物이 夏에 長盛하여 實해져 秋에 이르러
형태가 平하여 定해지므로 容平이라고 한다. 가을 석 달은 음력 7, 8, 9월이다.

107) 위궐(痿厥): 痿症과 厥症이 雜合한 症. 痿는 手足이 위축되고 무력해져 百節이 늘어져 거두지 못하는
증이다. ≪素問·生氣通天論≫에 이르기를, 濕熱이 몸에 침투하였을 때 떨쳐 버리지 못하면 大筋은 위
축되어 짧아지고 小筋은 늘어져 길게 된다. 厥은 逆氣를 말함이다.

內經曰、冬三月、此謂閉藏。水氷地坼、無擾乎陽、早臥晚起、必得日光、去寒就溫、毋泄皮膚。逆之則傷腎、春爲痿厥、奉生者少。

≪내경(內經)≫에 이르기를, 겨울의 석 달은 폐장(閉藏)[108]이라고 이른다. 강물은 얼고 땅은 갈라지니 천지에 양(陽)의 요동(搖動)함이 없기 때문이다. 밤에 일찍 자고 반드시 아침 늦게 해 뜰 때에 맞춰 일어나야 한다. 춥게 지내지 말고 따뜻하게 생활하며 체내의 온기(溫氣)가 피부를 통해 빠져나가지 않도록 해야 한다. 어기면 신장(腎臟)이 손상되어 봄이 오면 위궐(痿厥)이 생긴다. 이러한 지침을 받들어 생활하는 자는 적다.

書云、冬時忽大熱、勿受之、患時病由此。又曰、冬傷於寒、春必溫病。

겨울이라도 큰 열기(熱氣)를 받아들이면 안 된다. 이로 인해 병이 생기기 때문이다. 또한 이르기를, 겨울에 한기(寒氣)에 몸이 상하면 봄이 되면 반드시 온병(溫病)[109]이 생긴다.

書云、冬時天地閉、血氣藏。作勞、不宜汗出冷背。

겨울은 천지의 기(氣) 운행이 닫히므로 혈(血)과 기(氣)를 움직이지

---

108) 폐장(閉藏): ≪素問 · 四氣調神大論≫ 王氷注에 이르기를, 冬이 되면 草木이 시들어 죽고 벌레도 땅속에 들어가 蟄居하여 외부와 단절하니 이는 陽氣가 閉藏되었기 때문이다. 음력 10, 11, 12월이다.

109) 온병(溫病): 熱病의 一種. ≪難經 · 五十八難≫에 이르기를, 傷寒 5日에 風을 맞으면 濕溫, 熱病, 溫病이라고 한다. ≪傷寒論≫에 이르기를, 太陽病이 있는데 發熱하여도 渴症은 없으며 惡寒이 없는 자는 溫病이다.

않게 간직해야 한다. 일을 하되 땀이 나서 등이 차가워질 정도는 안 된다.

書云、冬寒雖近火、不可令火氣聚、不須於火上烘炙。若炙手暖則已、不已損血、令五心熱。手足應於心也。

겨울 추위에 불을 쬐더라도 화기(火氣)를 집중되게 쬐어 몸이 달아올라 뜨거워질 정도는 절대 안 된다. 만약 손이 따뜻할 정도에서만 그치면 혈(血)에 손해는 없다. 5심(五心)[110]이 따뜻해질 정도가 좋다.

손과 발은 마음에 응한다.

書云、大雪中跣足人、不可便以熱湯洗、或隨飮熱酒、足趾隨墮。又觸寒來、寒未解、勿便飮湯食熱物。

눈 속을 걸어 발이 젖었거든 뜨거운 물로 씻지 말고 뜨거운 술을 적당량 마시거나 의자에 앉아 발을 늘어뜨리고 있어야 한다. 또한 이르기를, 추운 날씨로 한기(寒氣)를 받아 한기가 덜 풀렸을 때는 그 즉시 탕(湯)이나 뜨거운 음식을 먹지 말라.

四氣調神大論曰、夫四時陰陽者、萬物之根本也。所以聖人春夏養陽、秋冬養陰、與萬物沈浮於生長之門。逆基根則伐其本、壞其眞矣。故陰陽四時者、萬物之終始、死生之本也。逆之則災害生、從之則苛疾不起、是謂得道。故天眞論曰、有賢人者、逆

---

110) 5심(五心): 兩手心. 兩足心과 心. 즉 손발 바닥의 한가운데와 가슴 한가운데.

從陰陽、分別四時、將從上古、合同於道、亦可使益壽、而有極
時也。

　　≪소문・사기조신대론(素問・四氣調神大論)≫에 이르기를, 대저 네
계절의 음기(陰氣)와 양기(陽氣)는 만물의 근본이다. 그래서 성인(聖人)
은 봄, 여름에는 몸의 양기(陽氣)를 기르고 가을, 겨울에는 음기(陰氣)
를 기름으로써 천지 생장(生長)의 문(門)이 열림에 응하여 만물과 더불
어 부침(浮沈)을 같이한다. 천지원칙을 거역하는 것은 몸의 근본을 베
어 버리고 진기(眞氣)를 무너뜨리는 짓이다. 그러므로 네 계절의 음기,
양기는 만물의 시작과 끝을 주관하니 사람의 살고 죽음의 근본이다.
어기면 재해(災害)가 생기고 따르면 못된 병이 일어나지 않으니 이를
안 것을 득도(得道)하였다고 이른다. 그러므로 ≪소문・상고천진론(素
問・上古天眞論)≫에 이르기를, 현인(賢人)은 네 계절을 분별하여 그때
에 맞춰 음양(陰陽)을 따르며 상고시대(上古時代)의 가르침을 지켜 자
신을 도(道)와 하나가 되게 한다. 그리하여 또한 더욱 장수하게 되어
더 이상 살 수 없을 만큼 산다.

23. 아침과 저녁에 피할 일 旦暮避忌

書云、早出含煨生薑少許、辟瘴開胃。又旦起、空腹不宜見
尸、臭氣入鼻、舌上白起、口臭。慾見、宜飮少酒。

아침 일찍 길을 나설 때에는 불에 구운 생강을 조금 입안에 머금고
있으면 장기(瘴氣)[111]의 침입을 막고 위기(胃氣)를 통하게 한다. 또한
아침에 일어나 배 속이 빈 채로 송장을 보는 것은 좋지 않다. 악취와
독기가 코로 들어오면 혀 위에 백태(白苔)가 끼고 입 냄새가 생긴다.
병이 생기지 않으려거든 먼저 술을 조금 마셔라.

眞人曰、平明欲起時、下床先左脚、一日無災咎、去邪兼辟
惡。如能七星步、令人長壽樂。又淸旦常言善事、聞惡事則向所
來方、三唾之吉。又旦勿嗔恚、暮無大醉、勿遠行。

진인(眞人)이 말하기를, "아침에 잠자리에서 일어나면 침대에서 내
려올 때 왼발 먼저 바닥에 디디면 그날 하루는 재해가 없다. 사기(邪

---

111) 장기(瘴氣): 土地가 濕熱하여 鬱蒸한 毒氣 혹은 冷濕한 毒氣. 山, 江, 海의 주변 땅이나 장마, 안개지역
　　에 많다. 出行前에 미리 생강차, 술을 먹으면 외부의 寒邪를 피부의 氣門에서 물리쳐 感氣, 瘴氣, 痧風
　　을 예방할 수 있다.

氣)를 쫓아내고 악을 쳐부수는 효과가 있기 때문이다. 7성보(七星步)[112]를 걸을 수 있다면 장수하는 즐거움을 누리게 된다. 또한 맑은 아침에는 항상 좋은 일만을 말하라. 나쁜 일에 대해 듣거든 그 말이 온 방향을 향해 침을 세 번 뱉으면 길하다. 또한 아침에는 분노하지 말고, 저녁에는 크게 술 취하지 말며, 먼 길을 떠나지 말라."[113]

經曰、平旦人氣生、日中陽氣隆、日西陽氣已虛、氣門乃閉。是故暮而收拒、無擾筋骨、無見霧露。達此三時、形乃困薄。

아침에는 사람 몸에 기(氣)가 생기어 한낮에 이르면 양기(陽氣)가 왕성하고 해가 저물 때면 양기는 이미 비어져 기문(氣門)이 닫힌다. 그러므로 저녁에는 몸을 거두어들여 근골(筋骨)을 움직이지 말고 안개와 이슬을 맞지 말라. 이러한 세 때의 양생을 어기면 몸이 곤고(困苦)하여 허약해진다.

書云、夜行用手掠髮、則精邪不敢近。常啄齒殺鬼邪。又夜臥二足伸屈不並、無夢泄。

밤에 길을 갈 때 손톱으로 머리카락을 할퀴듯이 긁으면 정령(精靈)

---

112) 7성보(七星步): 北斗七星禹步法. 道敎의 方術의 하나로 年, 月, 日, 時에 따라 각기 다른 방향으로 北斗七星 모양으로 七步를 걷는 방법이다. 奇門遁甲法에서는 六丁六甲神將을 불러 그 加被力으로 道術을 행하기 위하여 사용하고 仙道에서는 六丁六甲神將과는 無關하게 天地의 靈氣를 聚集하여 去邪, 健康, 長壽하는 데 사용한다. 本書에서는 仙道用을 가리킨다. 道術用이든 仙道用이든 공통필수로 左步 먼저 내딛으니 평상시 무슨 行爲를 하든 첫걸음은 왼발 먼저 시작하면 去災招吉하게 된다.

113) 먼 길을 떠나지 말라: 현 거주지에서 먼곳일수록 기후와 음식이 몸에 맞지 않으니 해롭다. 그러나 예외도 있다. 역자는 선천적으로 內熱이 많았으므로 하얼빈, 연변에 봄, 가을에 장기체류할때는 음식이 맞지 않아도 기후가 맞아 몸과 마음이 좋아졌으며 샌프란시스코에 체류할때는 기후는 한국과 비슷하나 한냉한 미국음식이 몸에 맞아 몸이 좋아졌다. 그러나 홍콩, 동남아등지를 여행하면 더위 때문에 나날이 고통을 겪어 몸이 약해졌다. 즉 자기체질에 맞는 지방은 아무리 먼 국외라할지라도 心身에 유익하다.

과 사귀(邪鬼)가 감히 가까이 오지 못한다.[114] 평상시에 치아를 부딪치면 귀사(鬼邪)를 죽이게 된다. 또한 밤에 잘 때 양다리를 모두 펴거나 함께 구부리지만 않으면 몽설(夢泄)을 않게 된다.[115]

眞人云、夜夢惡不須說、旦以水面東噀之。呪曰、惡夢着草木、好夢成珠玉、吉。

진인이 말하기를, "밤에 악몽을 꾸었거든 남에게 절대로 꿈을 말하지 말고 해 뜰 때 동쪽을 향해 입으로 물을 뿜고 나서 주문(呪文)을 말하기를, '나쁜 꿈은 풀과 나무에 붙고 좋은 꿈은 구슬과 옥이 되어라' 이렇게 하면 길하다."[116]

有敎入廣者、旦朝不可虛、暮不可實。今氣候不齊、不獨入廣也。

교령(敎令)을 받들어 광야(廣野)에 가는 자 말하기를, "아침에 배 속이 비면 안 되고 저녁에는 배 속이 가득 차면 안 된다."
지금은 기후가 한결같지 않으니 혼자서 광야에 가면 안 된다.

---

114) 밤에 길을 갈 때 ~가까이 오지 못한다: 精靈과 雜鬼는 불빛, 밝음을 싫어한다. 氣血이 충실하여 머리카락에 精氣가 많이 함유된 사람은 머리카락이 윤이 나고 대낮에 닿아도 정전기가 발생하여 불빛이 번뜩인다.

115) 밤에 잘 때 ~않게 된다:
한 20代 남자가 夢精이 심했는데 이 방법을 실천하여 그날 밤부터 30세에 결혼할 때까지 단 한 번도 재발하지 않았다.
○ 몽설(夢泄): 남자가 성교하는 꿈을 꾸는 순간에 실제로 射精하는 증상. 현대는 夢精이라고 부르는데, 心神과 腎氣가 不調和한 상태에서 精液이 가득 차니 억제하지 못하여 泄하는 현상이다.

116) 밤에 악몽(惡夢)을 ~하면 길하다: 악몽에 대한 定義는, 첫째 꿈꿀 당시의 감정이 불쾌한 경우이고 둘째는 내용이 凶한 경우이며 셋째는 꿈의 예시대로 현실에서 凶事를 만난 경우이다. 本書의 악몽해소법은 他書에도 더러 登載되어 있다.
그 방법은, 잠자리에서 일어나자마자 어느 누구의 눈에 띄지 않게 동쪽을 향하여 가되 어떤 말도 해서는 안 되며 呪術을 행하는 나무는 常綠樹여야 하고 行한 후에도 비밀에 붙여야 한다. 다른 방법으로는, 잠자리에서 눈을 뜨기 전에 마음속으로 "貊아! 내 꿈을 먹어라!"를 3번 말하면 避凶爲吉된다는 중국의 俗說이 있다. 역자도 이 방법을 가끔 행하여 대개 避災하는데 그 효과는 대략 70% 정도이다. 또한 念佛이나 祈禱를 해도 同一한 효과가 있다. 이로써 보면 人間의 幸, 不幸은 前生의 業과 現生의 努力의 결과라고 생각된다.

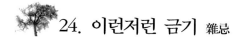

24. 이런저런 금기 雜忌

書云、過神廟勿輕入。入必恭謹、不宜恣視、吉。

신묘(神廟)를 지날 때는 가벼이 들어가지 말라. 공근(恭謹)한 자세로 들어간 후 함부로 쳐다보지 않으면 길하다.

書云、忽見光怪變異之物、强抑勿怪、吉。 伊川官廟多妖、有報曰、鬼使扇。曰、他熱故尓。又報曰、鬼報鼓、曰以槌與之。范文正讀書、府學夜有大面之怪近之、范以笔書其面、曰、汝面非常大、難欺范仲淹。二公不以怪處之、而怪自滅、可爲法。

갑자기, 빛나거나 괴상한 물체를 보았을 때는 강한 마음으로써 괴이하게 여기지 않으면 길하다.

이천(伊川)의 관청에 요사스러운 일이 자주 일어났다. 어떤 자가 보고하기를, "이는 귀신이 부채를 부치고 있는 것입니다." 다른 자는, "그는 몸에 열이 있어서 그렇게 보입니다." 또 다른 자는 "귀신이 북을 쳐서 알리려고 합니다." 그러자 이천의 관장(官長)이 명령하기를, "귀신을 몽둥이로 쳐라."이 말과 동시에 요사(妖事)는 없어졌다.

범문정(范文正)[117]이 부학(府學)[118]에서 밤에 독서를 하고 있는데 큰 얼굴의 괴물이 가까이 다가왔다. 그러자 범문정이 괴물 얼굴에 붓으로 쓰기를, "네 얼굴이 보통이 넘게 크나 범문정을 속이기는 어렵도다." 그러자 괴물은 즉시 사라졌다. 두 공(公)은 요괴에 대처함이 달랐으나 요괴는 스스로 사라졌으니 본받아야 한다.

書云、脂油燃燈、人神不安、在血光之下。

등불의 연료로 동물 기름을 사용하면 사람의 정신이 안정되지 않는다. 피로써 된 빛 아래 있기 때문이다.

書云、凡刀刃所傷、切勿飲水、令血不止而死。若血不止、急以布醮熱湯盒之、或冷水浸之、嚼寄生葉止血妙。

칼날에 베고서 물을 먹으면 절대로 안 된다. 출혈이 그치지 못하여 죽게 되기 때문이다. 만약 지혈(止血)이 되지 못하면 급히 파초뿌리(芭蕉根)[119] 끓인 물을 수건에 적셔 환부에 덮거나 환부를 냉수에 담그라. 또는 기생엽(寄生葉)[120]을 씹어 먹어도 묘하게 지혈된다.

鎖碎錄云、簫管掛壁取之、勿便吹、恐有蜈蚣。師祖劉復眞赴召、早起見店婦仆地、叫號可畏。但見吹火筒在傍、劉知其蜈蚣入腹、刺猪血灌

---

117) 범문정(范文正): 范仲淹. 諡號는 文正. 宋代의 吳縣人. 字는 希文. 少時에 孤貧하였으나 力學하여 進士에 급제하여 秘閣校理, 知饒州를 지내다가 龍圖閣直學士가 되어 羗人과 夏人을 잘 다스렸고 參知政事로 근무하다가 河東, 陝西를 宣撫하였다.

118) 부학(府學): 省都의 관청을 府라 하고 그 官府에 부설된 학교를 府學이라고 한다.

119) 파초뿌리(芭蕉根): 氣味는 甘하고 無毒하다. 主治는 癰腫하여 結熱한 데에 뿌리를 짓이겨 붙이고 그 즙을 먹어도 치유가 된다. 煩悶消渴하거나 金石을 잘못 먹어 燥熱口乾한 경우에도 根을 먹는다.

120) 기생엽(寄生葉): 劉寄奴草의 莖葉. 氣味는 苦溫無毒. 主治는 破血下脹, 下血止痛' 金瘡血을 그치게 하는 데 極效하다.

之、吐出蜈蚣、可不慎歟。

《쇄쇄록(鎖碎錄)》에 이르기를, 벽에 걸어 두었던 퉁소를 내려서 입으로 불지 말라. 그 안에 지네[121]가 있을까 두렵다.

사조(師祖) 유복진(劉復眞)이 조칙을 받고서 임지를 향하여 가는 중에 여관에 묵었다. 아침에 일어나 보니 여주인이 바닥에 쓰러져 있어 놀란 채 그녀를 깨우려고 큰 소리로 불렀다. 곁을 보니 입으로 불어 불을 피우는 대나무 통이 있었다. 유복진은 대나무 통 속에 지네가 있다가 입에 댄 순간 배 속으로 들어갔다고 여기고 돼지피를 그녀의 입속으로 흘려 넣으니 지네를 토하였다. 피리, 대롱 등을 입에 대는 것에 대해 신중하지 않으면 안 된다.

書云、凡古井及深阱中、多毒氣、不可輕入。五六月最甚、先下雞鴨毛試之、若旋轉不下、是有毒、便不可入。又云、山有孔穴采寶者、惟三月九月、餘月山閉氣交死也。

대저 오래된 우물이나 깊은 구덩이 안에는 독기(毒氣)가 많으므로 함부로 들어가지 말라. 5, 6월에 독기가 제일 심하다. 먼저 닭털이나 오리털을 떨어뜨려서 맴돌기만할뿐 떨어지지 않으면 독기가 있으니 들어가지 말라. 또한 이르기를, 산의 동굴이나 구덩이에 들어가 보물을 가지려 하는 자는 오직 3월과 9월만이 가능하다. 다른 달은 산의 기(氣) 운행이 막혔으므로 들어가면 죽는다.

---

121) 지네(蜈蚣): 지네는 보통 쌓아 논 풀 더미의 썩은 부분 속에 산다. 黃足者는 藥用으로 쓸 수 없고, 赤足者가 良하다. 지네에 물린 경우에는 뽕잎 즙을 흰 소금에 섞어 바르면 즉시 낫는다. 또한 오골계 똥이나 마늘 즙을 붙여도 낫는다. 氣味는 辛溫有毒하다. 主治는 鬼疰蠱毒, 諸蛇蟲魚毒, 殺鬼物老精, 去三尸蟲, 療心腹寒熱積聚, 去惡血.

卷之三

1. 노력해서 되는 수명은 음식을 절도 있게 먹는 자가 얻는다 人元之壽、飮食節度者得之。

黃帝內經曰、陰之所生、本在五味、陰之五宮、傷在五味。

≪황제내경(黃帝內經)≫에 이르기를, 음(陰)에서 생기는 것은 그 근본이 오미(五味)에 있고 음(陰)의 5궁(五宮)1)을 손상시키는 것도 오미이다.

扁鵲曰、安身之本、必資於食。不知食宜者、不足以存生。

편작(扁鵲)2)이 말하기를, "몸을 편안케 하는 근본은 반드시 음식을 제대로 먹는 데 있다. 음식의 중요성을 모르는 자는 생명을 존속하는 데 부족하다."

鄕黨一篇、其載聖人飮食之節爲甚詳。後之人、奔走於名利、

---

1) 5궁(五宮): 五臟.

2) 편작(扁鵲): 姓은 秦 名은 越人. B.C. 5세기~4세기. 戰國時代의 名醫. 편작이 齊國을 지나다가 齊桓公을 방문하였다. 편작이 말하기를 "公의 병은 腠理에 있어 치료하지 않으면 심해질 것입니다." 제환공이 답하기를 "나에게는 병이 없소." 편작이 밖으로 나가자 제환공이 말하기를 "醫者는 利得을 좋아하여 병이 없는 데도 功을 세우려 한다." 5일 후 편작이 제환공에게 말하기를 "公의 병은 血脈에 있으니 치료하지 않으면 깊어질까 두렵소." 다시 5일 뒤에는 "公의 병은 腸胃의 사이에 있소." 다시 5일 뒤 편작이 말이 없자 제환공이 물었다. 답하기를 "병이 骨髓에 있으니 司命神이라도 고칠 수 없소." 과연 얼마 지나지 않아 제환공은 죽었다. -≪史記 · 扁鵲傳≫

而飢飽失宜。沉酣於富貴、而肥甘之是務。不順四時、不和五
味、而疾生焉。戒乎此則人元之壽可得矣。

≪향당편(鄕黨篇)≫3)에는 성인(聖人)의 음식에 대한 절도가 매우 상
세하게 쓰여 있다. 그러나 후대의 사람들은 명리(名利) 때문에 분주하
여서 굶주릴 때가 있고 배부를 때도 있게 되니 이는 옳음을 잃은것이
다. 부귀의 단술에 빠져 있는 자들은 맛있는 오미(五味), 기름진 음식
먹는 것을 업무로 삼는다. 그리고 대부분의 사람들은 네 계절의 법도
를 따르지 않고 오미를 고르게 섭취하지 않아서 병이 난다. 이러한
것들을 경계하면 노력으로 가능한 수명을 얻을 수 있다.

---

3) ≪향당편(鄕黨篇)≫ : ≪論語≫에 있는 一篇으로 孔子의 私的인 言動을 기록하였다. 그중 孔子의 음식습관
에 대해 기록하기를,
밥은 흰수록 좋아하시고, 회는 가늘수록 즐기셨다. 밥이 쉬어 맛이 변한 것과 물고기가 물크러지고 썩은 것
은 잡숫지 않으셨다. 빛깔이 나쁜 음식은 잡숫지 않으시고, 냄새가 나빠도 드시지 않았고, 삶기를 잘못한 것
도 잡숫지 않으시고, 계절에 맞지 않은 음식도 드시지 않았고, 칼로 벤 모양이 바르지 않아도 드시지 않았
고, 적당한 간장이 없어도 드시지 않았고, 고기는 아무리 많은 분량이 있어도 밥보다 많이 드시지 않았고,
酒量은 일정치 않으셨어도 혼란해질 정도까지 드시지는 않았고, 사 온 술과 저자에서 파는 脯는 드시지 않
았고, 생강을 곁들였으나 많이 드시지는 않았다.

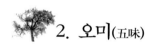

2. 오미(五味)

內經曰、謹和五味、骨正筋柔、氣血以流、腠理以密、長有天命。

《내경(內經)》에 이르기를, 오미(五味)를 삼가여 고르게 섭취하면 뼈는 바르게 되고 근육은 유연해지며 기혈(氣血)이 잘 유통되고 주리 (腠理)[4]는 치밀해져 천명(天命)대로 오래 살 수 있다.

淮南子曰、五味亂口、使口爽傷、病也。

회남자(淮南子)가 말하기를, "5미를 난잡하게 먹으면 입맛을 버려 병이 된다."

陶隱居云、五味偏多不益人、恐隨臟腑成殃咎。五味稍薄、令 人神爽。若稍偏多、損傷臟腑。此五行自然之理、初則不覺、久當爲患也。

도은거(陶隱居)가 말하기를, "5미를 편중되게 먹으면 유익하지 않나 니 이로 인해 장부(臟腑)에 병환이 생길까 걱정된다."

---

4) 주리(腠理): 《金匱 · 臟腑經絡先後病脈證篇》에 이르기를, 腠는 三焦가 元氣와 會通하는 곳이다. 이곳은 皮膚와 臟腑가 交通하는 곳이다.

5미를 소량으로 고르게 먹으면 정신이 상쾌하나 편중되게 많이 먹으면 장부 (臟腑)가 손상된다. 이는 5행(五行)의 자연스러운 이치이니 처음에는 느끼지 못하나 오래가면 당연히 병이 된다.

酸多傷脾、肉臕而脣揭。故春七十二日、省酸增甘、以養脾 氣。曲直作酸屬木、脾主肉屬土、木克土也。

신 음식을 많이 먹으면 비(脾)를 상하여 근육에 주름이 생기고 입술 이 부르튼다. 그러므로 봄 72일[5] 동안은 신맛을 줄이고 단맛을 늘려 비기(脾氣)를 키워라.

곡직(曲直)[6]은 신맛을 만들고 목(木)에 속한다. 비(脾)는 육(肉)을 주관하 며 토(土)에 속한다. 목은 토를 극한다.

酸過食、損胃氣及肌臟筋骨、不益男子、損顔色。不與蛤同 食、相背也。有云、飮少熱醋、辟寒勝酒。黃戩云、自幼不食醋、今踰 八十、尤能傳神。又心赤色、宜食酸、小豆、犬肉、李、韭皆酸。

신 음식을 과식하면 비위(脾胃), 기육(肌肉), 근골(筋骨)이 상하고 남 자에게 좋지 않으며 안색이 나빠진다. 대합조개와는 상극이므로 같이 먹지 말라. 뜨거운 식초를 조금 마시는 것은 방한(防寒)의 효과가 술 보다 낫다.

---

5) 봄 72일: 1년 중 봄은 木運月로 1, 2, 3月이고, 여름은 火運月로 4, 5, 6月이고, 가을은 金運月로 7, 8, 9月이고, 겨울은 水運月로 10, 11, 12月이다. 각 계절은 3개월이니 90일이 옳으나 본서에서 72일씩으로 說한 이유는 각 계절에 나뉘어 있는 土運日 18日을 뺐기 때문이다. 土運日은 天干이 戊와 己인 날이다. 10일마다 戊日과 己日이 연이어 이틀 있으니 1개월에 6일이 있고 각 계절에 18일이 있게 되고 1년에는 72일이 있으니 各 五行運日의 총합은 72×5=360日 되어 1년이다.

6) 곡직(曲直): 木의 성질을 대표하는 말. 곧으나 구부러지는 기능이다.

황전(黃戩)이 말하기를, "나는 어려서부터 식초를 먹지 않아 지금 80세가 넘었는데 정신도 왕성하다."

심(心)의 색은 붉다. 심이 약할 때는 신맛을 먹어야 하나니, 식초, 소두(小豆), 개고기, 자두, 부추 등은 모두 신맛이다.

鹹多傷心、血凝泣而變色。故冬七十二日省鹹增苦、以養心氣。 潤下作鹹屬水、心主血屬火、水克火也。

짠 음식을 많이 먹으면 심(心)을 상하게 되어 혈액이 응결되며 색이 변한다. 그러므로 겨울 72일 동안은 짠맛을 줄이고 쓴맛을 늘려 심기(心氣)를 키워라.

윤하(潤下)[7] 짠맛을 만들고 수(水)에 속한다. 심(心)은 혈(血)을 주관하고 화(火)에 속하며 수는 화를 극한다.

塩過於鹹則傷肺、膚黑、損筋力。西北人食不耐鹹、多壽。東南人食絕欲鹹、少壽。病嗽及水氣者、全宜禁之。 晋桃源、避世之人、塩味不通、故多壽。後五味通、而壽嗇矣。又脾色黃、宜食鹹、大豆、豕肉、栗、藿皆鹹。

소금을 많이 넣어 짤 정도가 되면 폐(肺)를 상하여 피부가 검어지고 근력이 줄어든다. 서북지역 사람들은 짠맛을 참지 못하므로 장수자가 많고, 동남지역 사람들은 절대적으로 짜게 먹으려 하므로 오래 살지 못한다. 기침병이 있거나 수기(水氣)에 의한 병이 있는 자는 짠 음식

---

7) 윤하(潤下): 水의 성질을 대표하는 말. 만물을 윤택하게 적시며 아래로 향하는 기능이다.

을 완전히 금함이 마땅하다.

진선원(晉桃源)은 세상을 피하는 사람들이 사는 곳이다. 그들이 짠맛을 모를 때는 장수자가 많았는데 후대에 오미(五味)를 알면서부터는 수명이 줄었다.

비(脾)의 색은 누렇다. 지나친 비기(脾氣)로 인해 약해진 신(腎)을 보하려면 짠맛을 먹어야 한다. 소금, 흰콩, 돼지고기, 밤, 콩잎은 모두 짠맛이다.

甘多傷腎、骨痛而齒落。故季月各十八日、省甘增鹹、以養腎氣。稼穡作甘屬土、腎骨屬水、土克水也。蜜餳沙糖各見本條。又肝青色、宜食甘、粳米、牛肉、棗、葵皆甘。

단 음식을 많이 먹으면 신(腎)이 상하여 뼈가 아프고 치아가 빠진다. 그러므로 계월(季月) 18일[8] 안은 단맛을 줄이고 짠맛을 더함으로써 신기(腎氣)를 키워라.

가색(稼穡)[9] 단맛을 만들고 토(土)에 속한다. 신(腎)과 뼈는 수(水)에 속하고 토는 수를 극한다.

꿀, 엿, 사탕은 해당 조항을 보라. 간(肝)의 색은 푸르다. 지나친 간기(肝氣)로 인해 약해진 비(脾)를 보하려면 단맛을 먹어야 한다. 꿀, 사탕, 쌀, 쇠고기, 대추, 아욱 등은 모두 단맛이다.

苦多傷肺、皮槁而毛落。故夏七十二日、省苦增辛、以養肺氣。炎上作苦屬火、肺主皮毛屬金、火克金也。膽、柏皮等。又肺色

---

8) 계월(季月) 18일: 각 계절에 분포되어 있는 土運日 18일.

9) 가색(稼穡): 土의 성질을 대표하는 말. 稼는 播種하여 경작함이고 穡은 수확하는 것이다.

白、宜食苦、麥、羊肉、杏、薤皆苦。

쓴 음식을 많이 먹으면 폐(肺)가 상하여 피부가 건조해져 털이 빠진다. 그러므로 여름 72일 동안은 쓴맛을 줄이고 매운맛을 더함으로써 폐기(肺氣)를 키워라.

염상(炎上)[10] 쓴맛을 만들고 화(火)에 속한다. 폐는 피부와 털을 주관하고 화는 금을 극한다.

쓸개, 잣나무껍질 등은 해당 조항을 보라. 폐(肺)의 색은 희다. 지나친 폐기(肺氣)로 인해 약해진 심(心)을 보하려면 쓴맛을 먹어야 한다. 보리, 양고기, 살구, 염교 등은 모두 쓴맛이다.

辛多傷肝、筋急而爪枯。故秋七十二日、省辛增酸、以養肝氣。從革作辛屬金、肝主筋屬木、金克木也。

매운 음식을 많이 먹으면 간(肝)이 상하여 근육이 땅기며 손톱, 발톱이 마른다. 그러므로 가을 72일 동안은 매운맛을 줄이고 신맛을 더함으로써 간기(肝氣)를 키워야 한다.

종혁(從革)[11] 매운맛을 만들고 매운맛은 금(金)에 속한다. 간(肝)은 근(筋)을 주관하고 목(木)에 속하고 금은 목을 극하기 때문이다.

胡椒、和氣過多損肺、令吐血。紅椒久食、失明乏氣、合口者害人。十月勿食椒、損人心、傷血脈、多忘。除濕溫中、益婦人。又腎色黑、宜食辛、黃黍、鷄肉、桃、葱皆辛。

---

10) 염상(炎上): 火의 성질을 대표하는 말. 왕성하고 뜨겁게 타올라 위를 향하는 기능이다.

11) 종혁(從革): 金의 성질을 대표하는 말. 順從하다가 變革하는 기능이다.

후추12)는 기(氣)를 조화케 하나 과식하면 폐(肺)를 상하여 피를 토한다. 빨간 후추를 오래 먹으면 눈이 멀게 되고 기력도 약해진다. 껍질이 벌어져 있지 않은 후추를 먹으면 죽는다. 10월에는 후추를 먹지 말라. 심(心)이 손상되고 혈맥이 상하여 건망증이 생긴다. 후추는 몸의 습기(濕氣)를 제거하고 중초(中焦)를 따뜻하게 하니 부인에게 유효(有效)하다. 신장(腎臟)의 색은 검다. 신을 보하기 위해 매운맛을 먹어야 한다. 누런 기장쌀, 닭고기, 복숭아, 파 등은 모두 매운맛이다.

---

12) 후추: 胡椒. 氣味는 辛하고 大溫하며 無毒하다. 主治는 下氣溫中去痰, 除臟腑中風冷, 去胃口虛冷氣, 宿食不消, 霍亂氣逆, 心腹卒痛, 冷氣上衝, 調五臟, 壯腎氣, 治冷痢, 殺一切魚肉毒.

3. 마시고 먹음 飮食

書云、善養生者、先渴而飮、飮不過多。多則損氣、渴則傷
血。先饑而食、食不過飽。飽則傷神、饑則傷腎。

양생(養生)에 능한 자는 목마르기 전에 물 마시되 과다하지 않는다.
물을 많이 마시면 기(氣)가 상하고 목이 마르면 혈(血)이 상한다. 배고
프기 전에 먹되 배불리 먹지 않는다. 배부르면 정신이 상하고 굶주리
면 신장(腎臟)이 상한다.

書云、飮食務取益人者、仍節儉爲佳。若過多膨亨、短氣、便成疾。

음식을 섭취하여 몸을 유익게 하려는 자는 절제하고 근검(勤儉)함
이 아름답다. 만약 과식하여 배불러 팽팽할 정도가 되어 숨이 가쁘면
곧 병이 생긴다.

書云、飮食於露天、飛絲墮其中、食之咽喉生泡。

노천에서 마시거나 먹는 중에 날아다니던 실이 먹을거리에 떨어졌
는데도 먹으면 인후(咽喉)에 물사마귀가 돋는다.

書云、飲食收器中、宜下小而上大。若覆之不密、虫鼠欲盜食、而不可環器墮涎。食者得黃病、通身如蝎、鍼藥不療。

그릇에 음식을 담을 때는 모름지기 아래는 작은 것, 위는 큰 것을 담아야 한다. 뚜껑을 치밀하게 덮지 못하면 벌레나 쥐가 음식을 훔쳐 먹다가 입안의 침이 떨어져 음식에 묻게 된다. 그 음식을 먹은 사람이 온몸이 누렇게 부어 전갈(全蝎)의 껍질처럼 되면 약으로도 고칠 수 없다.

書云、飲食以銅器盖之、汗若入內、食者發惡瘡、肉疽。

음식을 구리뚜껑으로 덮었는데도 그 안에 땀이 들어갔다면 그 음식을 먹은 자는 악창(惡瘡)이 생기고 근육에 옹저(癰疽)가 생긴다.

書云、飲食生冷、北人土厚水深、稟賦堅實、不損脾胃。久居南方者、宜忌之。南人土薄水淺、稟賦多虛、不宜脾胃。久居北方者、尤宜忌之。

익히지 않은 차가운 음식을 북방인이 먹었다면, 북방은 땅이 기름지고 물이 깊으므로 선천적 체력이 견실하여서 비위(脾胃)가 손상되지 않으나 오랫동안 남방에 살아온 자는 모름지기 금해야 한다. 남방은 토질이 박(薄)하고 물이 얕아 선천적 체력이 허약하여서 비위에 좋지 않다. 그렇다고 해도 오랫동안 북방에 살아온 자도 마땅히 크게 삼가야 한다.

書云、飮食土蜂行住、或猫犬吃破之水、生病。

땅벌이 앉았던 음식이나 개, 고양이가 마셨던 물을 사람이 먹으면 병이 난다.

書云、空心茶宜戒、卯時酒、申後飯宜少。

배 속이 비었을 때는 차를 마심을 삼가고[13] 묘시(卯時)에 마시는 술과 신시(申時)에 먹는 밥은 의당히 소량이어야 한다.[14]

書云、極饑而食、且過飽結積聚。極渴而飮、且過多成痰癖。日沒後食託便未、須飮酒不乾嘔。

극도로 굶주렸을 때 배부르게 먹으면 적취(積聚)가 생기고 매우 목말랐을 때 지나치게 마시면 담벽(痰癖)[15]을 이룬다. 해 진 후 급하게

---

13) 배 속이 ~마심을 삼가고: 차는 原名이 名茶이다. 氣味는 甘寒하고 無毒하다. 主治는 瘻瘡, 利小便, 去痰熱, 止渴, 悅志, 下氣消息. 李廷飛가 말하기를, "大渴 혹은 음주 후 茶를 마시면 물이 腎經으로 들어가 脚氣痛, 膀胱冷痛, 水腫이 생긴다."
  100년 전까지만 해도 거의 대부분 서민은 한 달에 달걀 한 개, 우유 한 잔, 생선 한 토막, 고기 한 점 중 어느 하나도 입에 댈 수조차 없을 정도로 빈궁하였으며 극심하게 노동하므로 체내에 脂肪이 있을 수 없었다. 그러니 차 마심을 경계하는 이론도 나올 수 있으나 스트레스, 영양과잉에 운동 부족한 현대인에게는 차의 해로움이 옛사람만큼 해당되지는 않는다.

14) 묘시(卯時)에 마시는 ~소량이어야 한다: 卯時는 오전 5시 32분~7시31분이니 체내의 淸氣가 日出에 相感하여 上昇하는 때이다. 이때 음주하면 酒中의 熱氣가 上昇氣를 더욱 강하게 하여 心亂케 하니 법도에 맞지 않는다.
  申時는 오후 3시32분~5시31분이다. 500년 이전의 동양 서민은 이틀에 한 끼, 好時節이나 약간 여유 있는 자는 하루 한 끼를 이때에 먹었다. 그런 후 酉時 오후 5시32분~7시31분에 해가 지면 TV, 라디오, 책도 없으므로 고단한 일과를 견디지 못하고, 또한 다음 날 새벽 농사일을 하기 위해 일찍 잠자리에 들었다. 즉 저녁식사 후 곧바로 잠자는 것은 癥瘕 積聚를 이루어 萬病의 원인이 된다는 뜻이다. 그러나 옛사람들은 다음 날 고되게 일하므로 징가, 적취가 잘 생기지 않으나 현대인은 밤늦게 잔다 해도 저녁식사 후 소파에 반쯤 누워 TV를 보니 징가, 적취가 생기는 것이 당연하다.

15) 담벽(痰癖): 痰飮이 심해져 固疾이 된 症. 痰은 稠濁한 것이고 飮은 淸稀한 것이다. 痰의 근원은 腎이고 脾에 의해 動하여 肺에 머문다. 대저 陰火가 炎上하여 上焦를 熏하면 肺氣가 응체된다. 즉 津液이 氣를 따라 올라가 응결되어 痰이 되는 것이다.

식사를 하다가 마치지 못했을 시에는 반드시 술을 마셔라. 헛구역질
이 생기지 않게 된다.[16]

太宗謂宰相曰、朕每日所爲、自有常節、飮食不過度、行之已
久、甚覺有力。老子云、我命在我不在天、全在人之調適。卿等
亦當加意、毋自輕攝養也。

태종(太宗)[17]이 재상에게 말하기를, "짐은 매일 하는 일에 언제나
스스로 절도가 있어 음식도 과다하게 먹지 않은 지가 이미 오래되어
몸에 힘이 있음을 깊이 느끼고 있다. 노자(老子)가 말하기를, '사람의
수명은 자신에게 있지 하늘에 있지는 않다'고 했으니 이는 모든 것이
사람의 행위에 적합하게 나타난다는 뜻이다. 그러니 경(卿)들은 이를
사사로이 해석하여 가벼이 양생하지 말라."

陶隱居云、何必殘霞服大藥、妄意延年等龜鶴。但於飮食嗜欲
中、去其甚者將安樂。漿水按本草、味甘酸、微溫無毒、調中引
氣、開胃止渴、强力通關。治霍亂泄痢、消渴。食解煩去睡、調

<hr>

濕痰은 腹痛, 腫脹, 泄瀉한다. 食痰은 食積瘀血하여 痞塊를 이룬 것이다. 火痰은 痰飮이 胃脘에 머물러
嘔吐하고 頭面이 洪熱한 증이다. 酒痰은 음주로 인하여 트림이 많고 脇痛이 있는 증이다. 燥痰은 痰飮이
肺에서 생겨 초췌하고 枯骨 같으며 咳嗽한다. 氣痰은 七情으로 인해 生痰하여 咽膈에 맺혀 胸脇痛한 경
우이다. 熱痰은 痰飮이 心竅를 막아 怔忡, 顚狂하고 夢寐奇怪한 증이다. 風痰은 眩暈, 頭痛, 左癱右癱,
痲木한 증이다. 上焦部의 諸病은 90%가 그 원인이 痰飮이라고 보아도 맞다.
○ 1979년 MBC 라디오방송에서 전국민간요법효험사례를 공모하였다. 1등 수상자는, 동생의 癲疾病을
藜蘆 한 가지만 복용시켜 완치시킨 사람이었다. 藜蘆는 風痰을 湧吐케 하는 毒劇藥材이다.
○ 역자는 1980년 스트레스로 인하여 3개월 동안 극심한 頭痛, 齒痛이 생겨 진통제를 매일 20알씩 먹어
도 효과가 없었다. 洋韓方 모든 방법이 무효인 중에 風痰과 熱痰의 混合症으로 판단하고 一味劑를 吸入
하여 30분 동안 吐痰한 후 卽差하였다.

16) 해 진 후 급하게 식사를 ~생기지 않게 된다: 밤늦게 먹는 밥일수록 소화되기 어렵고 급하게 먹으면 소화
되기 더욱 어렵다. 적당량의 술은 소화기능을 돕는다. 즉 酒中의 火氣는 火生土하니 脾胃土가 활성화된다.
17) 태종(太宗): 元國의 2代 皇帝. 재위 A.D. 1229~1241.

理臟腑、治嘔噦。白人膚體如繒帛、爲人常用、故不齒其功。世
之所用熱水、品目甚多、貴如沉香、則燥脾。不骨草、則澁氣。密香、則冷胃。
麥門冬、則體寒。如此之類、皆有所損。紫蘇湯令人朝暮飲之、無益
也。芳草致豪貴之疾、此有一焉。宋仁宗命翰林院、定熱水。奏曰、紫
蘇第一、沉香第二、麥門冬第三。以蘇能下胸膈浮氣、殊不知、久則泄人眞氣、
令人不覺。

도은거(陶隱居)가 말하기를, "어찌하여 반드시 인생의 황혼 무렵 노
을이 졌을 때 좋은 약을 먹으며 거북이, 학처럼 장수하려는 허망한
뜻을 가지는가? 장수는 음식과 기욕(嗜欲) 가운데 있으니 양쪽 극단만
피하면 장차 안락(安樂)하리라."

미음에 대해 본초서(本草書)를 살펴보면, 그 맛은 달고 시며 그 기
(氣)는 약간 따뜻하며 독이 없다. 중초(中焦)를 조화시켜 기(氣)를 끌어
당긴다. 위기(胃氣)를 열고 갈증을 그치게 하며 통관(通關)의 작용이
강력하다. 그러므로 곽란(霍亂)[18]과 설사, 이질(痢疾),[19] 소갈(消渴)을
다스리며 소화를 잘 되게 하고 번민(煩悶)을 없애 잠이 오게 한다. 또
한 장부(臟腑)를 조화롭게 활동케 하며 구토와 트림을 다스린다. 피부
와 몸이 희어서 비단 같은 사람은 미음을 항시 먹어서 헤아릴 수 없
을 만한 공효(功效)를 얻은 자이다.

세상에 통용되는 익힌 물은 그 종류가 매우 많다. 침향(沉香)을 달인 물은
비(脾)를 건조하게 하고 불골초(不骨草)를 달인 물은 기(氣)를 추스르게 하고

---

18) 곽란(霍亂): 곽란은 본시 胃病에 속한다. 찬 음식, 飮水, 水毒에 손상되거나 濕氣에 感해서 발병한다. 冷
    熱이 不調하고 水火가 相干하며 陰陽이 相搏하여져서 轉筋, 攣痛, 經絡亂行, 暴作吐瀉한다.

19) 이질(痢疾): 大便 中에 끈끈한 물질이 있으면서 시원치 않은 증상. 《素問·太陰陽明篇》에 이르기를,
    음식이 不節하고 起居不時하면 陰을 받게 되어 陰이 五臟에 들어가 䐜滿閉塞하여 飱泄이 되고 오래되
    면 腸澼이 된다. 按考하면 이런 과정 중에 나타나는 大便形色으로 붙여진 이름이다. 赤白痢가 제일 많다.

밀향(密香)을 달인 물은 위(胃)를 차게 하며 맥문동(麥門冬)20)을 달인 물은 몸을 서늘하게 하니 이 같은 종류는 모두 인체에 해롭다.

"자소엽(紫蘇葉)21)을 달인 물은 아침저녁으로 갈증 나게 하니 무익하다. 방초(芳草)22) 달인 물은 부귀한 자가 얻는 병을 생기게 하니 이것이 그중 하나이다."

송인종(宋仁宗)23)이 한림원(翰林院)의 관원들에게 뜨거운 물을 마시도록 명령하였다. 그러자 상주하기를, "자소엽(紫蘇葉) 달인 물이 제일 해롭고 다음이 침향(沉香),24) 맥문동(麥門冬)의 순서입니다. 자소엽은 흉격(胸膈)의 부기(浮氣)를 내려보내나 당장 느끼지는 못해도 오래되면 사람의 진기(眞氣)를 새어 나가게 하나 사람들은 느끼지 못합니다."

本草書云、酒飲之體軟神昏、是其有毒也、損益兼行。

본초서(本草書)에 이르기를, 술을 마시면 몸이 유연해지며 정신이 혼미해진다. 이는 술 속의 독이 인체에 이익과 손해를 함께 주기 때문이다.

扁鵲云、久飮常過、腐腸爛胃、潰髓蒸筋、傷神損壽。有客訪

---

20) 맥문동(麥門冬): 性은 微寒(一云 平) 無毒하고 味는 甘하다. 主治는 潤肺, 淸心, 除煩, 止嗽, 解渴, 生津, 通乳閉.

21) 자소엽(紫蘇葉): 性은 溫無毒하고 味는 辛하다. 主治는 下氣, 除寒熱, 發汗, 解肌, 祛痰, 利尿, 鎭咳, 溫中.

22) 방초(芳草): 향기로운 풀 모든 향기로운 풀은 藥性이 溫熱하므로 과다히 먹으면 기준치이상의 內熱을 발생시켜 熱性疾患을 일으킨다.

23) 송인종(宋仁宗): 趙宋의 4代 皇帝. 재위 A.D. 1022~1063. 眞宗의 太子. 初名은 嗣. 韓琦와 范仲淹 등으로 하여금 西夏에 대항케 하여 遼와 和親하였다. 狄靑을 장수 삼아 儂智高를 평정케 하니 사방이 평안하였다. 內政을 勤修하고 형벌을 신중히 하고 愛民하였다.

24) 침향(沈香): 性은 微溫無毒하고 味는 苦辛한 중에 微甘을 지녔다. 主治는 祛惡氣, 療風水毒腫, 止心腹痛, 治霍亂, 療瘡腫.

周顗、顗出美酒兩石、顗飮石二、客飮八斗。次明、顗無所苦、酒量慣也。客已死矣、觀之客、腹已出脇已穿。豈非量過而犯扁鵲之戒歟。

편작(扁鵲)이 말하기를, "오랫동안 술을 지나치게 마시면 장(腸)이 썩고 위(胃)가 갈라지며 골수(骨髓)가 궤란(潰爛)²⁵⁾되고 근(筋)이 무력해진다. 결국 정신까지 손상되어 수명이 짧아진다."

"한 나그네가 주의(周顗)를 방문하니 주의는 매우 반겨 좋은 술을 두 섬이나 꺼내어 자신은 한 섬 두 말을 마셨고 나그네는 8말을 마셨다. 아침이 되어 주의는 아무런 고통을 느끼지 않았으니 이는 본시 주량(酒量)이 컸기 때문이다. 그러나 나그네는 죽어 있었는데 살펴보니 배가 불룩한 채 옆구리에 구멍이 뚫려 있었다. 나그네는 어찌하여 편작이 말한 주계(酒戒)를 어기고 지나치게 마셨는가?"

飮白酒、食牛肉生虫。酒漿照人無影、不可飮。不可合乳汁飮、令人氣結。祭酒自耗者殺人。酒後食芥辣物、多則緩人筋骨。臥黍穰食猪肉、患大風。凡中藥毒及一切毒、從酒得者、難治。酒性行血脈、流遍身體也。

백주(白酒)²⁶⁾를 마시고 쇠고기를 먹으면 몸에 벌레가 생긴다.

술에 사람의 모습을 비추어 그림자가 생기지 않으면 마시지 말라.

술을 유즙(乳汁)과 섞어서 마시면 기(氣)가 맺힌다.

제사 때 바친 술 중에 수분이 증발하여 양이 감소된 술을 마시면 죽는다.

음주 후 겨자를 비롯한 자극성 음식물을 많이 먹으면 근골(筋骨)이

---

25) 궤란(潰爛): 붕괴되고 터져 갈라짐.
26) 백주(白酒): 특정한 酒名이 아니고 지역의 특산주. 혹은 흰색 술의 뜻으로 사료된다.

연약해진다.

쓰러져 있는 기장줄기와 돼지고기를 함께 먹으면 큰 풍증(風症)이 생긴다.

대저 약독(藥毒)과 일체의 독이 술로 인해 생긴 경우는 고치기 어렵다. 그것은 술의 성능은 혈맥(血脈)을 통하게 하므로 독이 술에 의해 유통되어 전신에 퍼졌기 때문이다.

書云、飮酒醉未醒、大渴飮冷水、又飮茶、被酒引入腎臟、爲停毒之水、腰脚重腿、膀胱冷痛、兼患水腫、消渴攣痺。

술에 취하여 깨지 못한 상태에서 크게 갈증이 나서 냉수를 마시거나 차를 마시면 술이 물이나 차를 이끌고 신장(腎臟)으로 들어가 머물러 독수(毒水)가 된다. 그리하여 허리와 다리가 부어서 무겁고 방광(膀胱)에서 냉통(冷痛)을 느낀다. 겸하여 몸이 붓거나 갈증이 나며 근육이 꼬이거나 마비된다.

書云、酒醉當風、以扇扇之、惡風成紫癜。又醉酒吐罷、便飮水、作消渴。神仙不禁酒、以能行氣壯神、然不過飮也。

술에 취한 채 바람을 쐬거나 부채바람을 맞아도 몸은 바람을 싫어하므로 몸에 붉은 두드러기가 생긴다. 또한 취하도록 마신 술을 토한 후 즉시 물을 마시면 소갈증(消渴症)이 생긴다.

신선술(神仙術)에서 금주(禁酒)하라고 가르치지 않는 이유는 술이 기(氣)를 능히 통행케 하고 정신을 장(壯)하게 하기 때문이다. 그러므로 과음만 하지 않으면 된다.27)

本草書云、茶飲者宜熱、宜少、不飲尤佳。久食去人脂、令人瘦、下焦虛冷。惟飽食後一二盞、不妨消渴也。饑則尤不宜、令人不眠、同韭食身重。

본초서(本草書)에 이르기를, 차는 마땅히 따뜻하게 소량을 마셔야 한다. 그러나 마시지 않으면 더욱 아름답다. 오래 마시면 사람의 고지(膏脂)를 없애고 몸이 마르며 하초(下焦)가 허냉(虛冷)해진다. 그러나 배부르게 먹은 뒤 한두 잔 마시는 차는 소갈증(消渴症)을 악화시키지는 않는다. 배고플 때는 마땅히 차를 마시지 말아야 하니 잠이 오지 않기 때문이다. 차와 부추를 함께 먹으면 몸이 무거워진다.

書云、將塩點茶、引賊入家、恐傷腎也。

차에 소금을 타서 마시는 것은 도적을 집 안으로 끌어들이는 것과 같으니 장차 신장(腎臟)이 상할까 두렵다.

東坡茶說云、除煩去膩、世固不可無茶、然暗中損人不少。吾有一法、常自修之。輒以濃茶漱口於食後、煩膩旣去、而脾胃不知。凡肉之在齒者、得茶漱滌、乃不覺脫去、不煩挑剔也。盖齒性便苦、緣此漸堅牢、而齒蟲且日去矣。

소동파(蘇東坡)[28]의 ≪다설(茶說)≫에 이르기를, 차는 번뇌를 제거하고 비만을 없애는 효능이 있으니 단정하여 말하면 세상에 차가 없으면 안 된다. 그러나 암암리에 사람에게 끼치는 해가 적지 않다. 그래도 나에게 한 방법이 있으니 항상 이대로 수련하라.

식후에 진한 차로 자주 입안을 헹구면 비위(脾胃)가 알지 못하는 사이에 번뇌와 지방이 없어진다. 대저 치아란 사람의 기육(肌肉)을 생기게 하는 중요기관인데 식후에 차로써 양치질하면 치아가 빠지지 않게 되니 치아를 뽑아야 하는 번민을 갖지 않게 된다. 대개 치통(齒痛)은 고통스럽기는 하나 이러한 이치에 따라 이 방법을 행하면 치아가 점점 견고해져서 충치 또한 날이 갈수록 없게 된다.

書云、飮多則肺布葉擧、氣逆上奔。

물을 많이 마시면 폐에 분포되어 있는 허파꽈리가 들뜨게 되어 기(氣)가 거꾸로 치솟는다.

書云、陰池流泉、六月行路勿飮之、發瘧。

6월에 길을 가다가, 그늘진 못에서 흘러나온 물로 이루어진 샘물은 마시지 말라. 학질(瘧疾)이 생긴다.[29]

---

28) 소동파(蘇東坡): 宋代의 眉山人, 蘇軾. 東坡는 그의 號이고 字는 子瞻이다. 王安石의 新法에 반대하는 上疏를 神宗에게 올려 이 때문에 관직을 물러나 遊歷하였다. 哲宗 때 부름을 받아 端明殿侍讀學士를 연임하였다. 諡號는 文忠. 그의 문장은 涵渾奔放하고 詩는 淸疏雋逸하였다. 저서는 ≪易書傳≫, ≪論語說≫, ≪東坡詩集≫ 등이 있다.

29) 6월에 길을 ~학질(瘧疾)이 생긴다: 그늘진 못은 고여 있는 물에 햇볕조차 쬐지 않아 陰濕하여 水中에 冷濕한 水毒과 함께 계절에 따라 각종 파충류, 어류, 곤충류가 번식하고 있으므로 이들의 毒도 매우 많으니 인체에 유해하다. 본서의 취지는 샘물이라 하여 지하수라고 단정하지 말라는 뜻이다.
○ 학질(瘧疾): 寒熱이 往來하는 병증의 총칭이나 본서에서는 감염에 의한 말라리아를 가리킨다. 어떠한

書云、飲宴於聖像之側、魂魄不安。

신상(神像)의 곁에서 연회(宴會)를 열지 말라. 혼백(魂魄)이 안정되지
못한다.

書云、飲水勿急咽、久成氣病。

물을 마실 때 급하게 꿀꺽꿀꺽 들이키지 말라. 오래되면 기병(氣
病)30)을 이룬다.

書云、形寒飲冷則傷肺、上氣、咳嗽、鼻鳴。

몸이 추운 상태에서 찬물을 마시면 폐를 상하여 기(氣)가 위로 솟거
나 기침하고 코에서 소리가 나게 된다.

書云、粥後飲白湯爲淋、爲停濕。

죽을 먹은 후 뜨거운 물을 먹으면 임질(淋疾)31)이 되거나 습기(濕氣)
가 몸 안에 정체(停滯)된다.

원인이든 간에 病理는, 陰陽이 相勝하여 陽不足하면 先寒後熱하고 陰不足하면 先熱後寒한다. 또한 上盛
하면 發熱하고 下盛하면 發寒한다.

30) 기병(氣病): 氣가 阻塞되어 생긴 모든 병을 총칭한다.

31) 임질(淋疾): 소변이 자주 끊기거나 시원치 않은 증상을 총칭한다. 中焦에 熱結하면 배가 굳고 下焦에 熱
結하면 소변 중에 혈액이 보이다가 淋閉하여 不通하게 된다. 氣淋은 소변이 끊기면서 끝난 후에도 조금
씩 나오는 증상이다. 石淋은 성기에 통증이 오면서 처음에 소변이 잘 나오지 않는 증이다. 勞痳은 피로하
면 통증이 생기는 증이고 膏淋은 소변이 膏 같은 증상이고 熱淋은 熱이 생겨 발생한 증상인데 모든 淋症
은 治法이 같다.

陶隱居云、食戒欲麤幷欲速。寧可少食相接續。莫教一飽頓充腸、損氣傷心非爾福。

도은거(陶隱居)가 말하기를, "음식을 큰 덩이째 삼키거나 빠르게 먹는것 보다는 소량의 음식을 끊이지 않게 먹는것이 좋다. 또한 한 번에 장(腸)을 가득 채울 만큼 배부르게 먹지 말아야 한다. 기(氣)가 손해나고 심(心)이 상하니 이는 그대의 복(福)이 못 된다."

養生書云、美食須熱嚼、生肉不須吞。

양생서(養生書)에 이르기를, 좋은 음식은 반드시 익혀 따뜻하게 해씹어 먹어야 한다. 날고기를 씹지 않고 삼켜서는 절대 안 된다.

養生書云、食畢漱口數過、齒不齲、口不臭。漱口忌熱湯、損牙。

양생서(養生書)에 이르기를, 식사 후 여러 번 양치질을 하면 충치(虫齒)가 생기지 않게 되고 입에서 냄새나지 않는다. 열탕으로 양치질을 하면 치아가 손상되니 금해야 한다.

養生書云、食炙爆宜待冷、不然傷血脈、損齒。

양생서(養生書)에 이르기를, 불에 구워 뜨거운 음식은 마땅히 식을 때까지 기다렸다가 먹으라. 그렇지 않으면 혈맥(血脈)과 치아가 손상된다.

書云、食第屋漏水墮脯肉、成癥瘕、生惡瘡。

지붕에서 새는 물이 육포(肉脯)에 떨어졌는데도 그 육포를 먹으면 징가(癥瘕)를 이루고 악창(惡瘡)이 생긴다.

書云、人汗入肉、食之作丁瘡。

사람의 땀방울이 떨어진 육류를 먹으면 정창(丁瘡)[32]이 생긴다.

書云、食諸獸自死肉、生丁瘡。

저절로 죽은 짐승의 고기를 먹으면 정창(丁瘡)이 생긴다.

陶隱居云、生冷粘膩筋軔物、自死牲牢皆勿食。饅頭閉氣莫過多、生膾偏招脾胃疾。鮓醬胎卵兼油膩、陳臭淹藏盡陰類。老人朝暮更餐之、是借寇兵無以異。按鎖碎錄云、饅頭乃閉氣、梅血湯以破之。包子包氣、醋以破之。

도은거(陶隱居)가 말하기를, "차가운 날 음식을 피부에 달라붙게 하면 근육이 갈라지게 된다.

저절로 죽은 동물이나 제사상에 올려놓았던 소, 양의 고기는 먹지 말라.[33]

만두(饅頭)[34] 속에 넣는 공기는 지나치게 많아서도 안 된다.

---

32) 정창(丁瘡): 瘡의 一種으로 피부 속에 굳어 단단한 큰 옹이가 박혀 있는 症으로 難治에 속한다. 68p 註 50) 惡瘡을 참조하시라.

33) 제사상에 ~먹지 말라: 혼령, 神들은 제사상에 있는 음식의 精魂과 냄새를 섭취한다고 한다. 그러한 증거로, 제사상에 올려놓았던 씨로 播種하면 發芽되지 않는다. 즉 精魂이 없는 음식은 인간에게 무익하거나 유해하다는 뜻이다.

34) 만두(饅頭): 밀가루를 둥글고 납작하게 만든 후 변두리를 잡아당겨 가운데로 모아 찐 음식. 중국에서는 主食으로 하므로 안에 소, 고기, 야채 등 아무것도 넣지 않는다.

생회를 편식하면 비위(脾胃)에 병이 생긴다.

젓갈, 태(胎), 알 종류는 기름을 두텁게 발라 요리해야 한다. 음류(陰類)의 묵은 냄새를 모조리 덮어 감출 수 있기 때문이다.

노인은 아침과 저녁 식사의 음식을 새것으로 바꾸어야 한다. 그것은 묵은 음식으로 인하여 병이 생기지 않게 하기 위함이다."

≪쇄쇄록(鎖碎錄)≫을 고찰해 보면, 만두 속에 넣은 공기의 해독은 매혈탕(梅血湯)으로 다스리고 포자(包子)35) 안에 넣은 공기의 해독은 식초로써 다스린다.

書云、食物以象牙、金、銅爲匙筯、可以試毒。

음식을 먹을 때 상아, 금, 구리로 된 수저와 젓가락을 사용하면 음식 속에 독이 있는지 시험할 수 있다.36)

書云、食物以魚魟器盛之、有蠱輒裂破。入閩者、宜審之。

음식물을 성긴 어망(漁網)에 가득 담으면 고독(蠱毒)이 생겨 음식물이 군데군데 갈라진다.

민지(閩地)37)에 간 자는 마땅히 이를 살펴야 한다.

書云、夜半之食宜戒。申酉前晚食爲宜。

---

35) 포자(包子): 우리나라의 고기만두에 해당된다.

36) 음식을 먹을 때 ~시험할 수 있다: 상아, 금, 은, 구리에 인체에 해로운 독극물이 닿으면 화학변화를 일으켜 색이 대개는 푸르게 변한다.

37) 민지(閩地): 지금의 福建省 전체와 浙江東部의 一部 지역. 더운 지방에서는 음식물을 그물망에 담아 통풍이 잘되는 그늘진 곳에 매달아 놓는다. 부패를 예방하는 습속이기는 하나 그물망안의 음식물이 밀착되어 있다면 그부분이 먼저 부패되어 벌레가 모여서 벌레독이 생긴다.

한밤중에는 식사를 삼가라. 저녁식사는 신시(申時)나 유시(酉時)[38] 전이 마땅하다.

周禮、樂以消食。盖脾喜聲音、夜食則脾不磨、爲音響絶也。
夏月夜短、尤宜忌之。

《주례(周禮)》[39]에 이르기를, 음악을 들어서 음식을 소화시켜라.[40] 대저 비장(脾臟)은 음악을 좋아한다. 밤에 식사하면 비장이 제 기능을 발휘하지 못하므로 음악을 들음이 마땅하다.

여름은 밤이 짧으므로 밤에 식사함을 의당히 피해야 한다.

---

38) 유시(酉時): 오후 5시32분~7시31분.

39) 《주례(周禮)》: 經書名. 본명은 《周官》인데 劉歆이 《周禮》라고 改稱하였다. 《周官經》이라고도 한다. 《漢志》에 나오는 《周官經》의 6篇은 天官, 地官, 春官, 夏官, 秋官, 冬官이다.

40) 음악을 들어서 음식을 소화시켜라: 오장과 5音은 서로 응한다. 心火에 속한 徵聲은 사람을 흥겹게 하고 脾土에 속한 宮聲은 소화를 잘되게 한다. 즐거우면 소화가 잘되는 이유는 火生土하기 때문이다. 서구인은 식사중에 클래식 음악을 들으니 동양인은 正樂을 듣는게 체질에 맞는다.

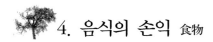

4. 음식의 손익 食物

物之無益而有損者、常人猶不可多食、況病人當避忌者乎。此
書所載、凡物之有益而無損者不書、或損益相半者、則書其損、
而不書其益。

음식물 중에서 인체에 무익(無益)하며 유해(有害)한 것을 사람이 많
이 먹어서는 안 된다. 하물며 병자는 마땅히 피해야 하지 않겠는가?

본서에서는 유익하며 해롭지 않은 음식에 대해서는 기재(記載)하지
않았다. 혹은 유익과 유해가 각기 반반씩 되는 음식은 유해만 기재하
고 유익은 기록하지 않았다.[41]

---

41) 음식물 중에서 ~기록하지 않았다: 음식물의 有害에 대해 바른견해가 필요하다. 체질과 증상에 따른 有害
와 누구에게나 해당되는 有害가 있다. 前者의 例는 人蔘으로, 인삼은 맞지 않는 사람에게는 독약이다. 지
구상의 모든 음식과 약, 더 나아가 인물, 국가, 시대까지도 그 사람에게 맞고 안맞음이 있다. 즉 萬物은
편향된 氣를 지니고 있으므로 相生과 相克으로 서로에게 영향을 끼친다. 그러나, 後者의 例는 거의 없다.
즉 누구에게나 해로운 담배도 제조업자, 정부, 의사에게는 돈줄이 된다. 有害는 어디까지나 객관적문제와
해답이지 주관적인 문제와 해답은 결코 아니다. 큰 有害일수록 인연있는 자에게는 큰 이익을 준다. 秦始
皇의 만리장성축조는 2천년후 지금 중국에 國威와 막대한 관광수입을 가져다 주었다. 時代가 有害를 有
益으로 바꾸었다. 有害와 有益은 인간의 마음과 時代, 萬物固有의 品性에 달려 있을뿐 영원히 누구에게
나 有害한것은 아무것도 없다.

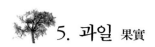

5. 과일 果實

生棗、令人熱渴、氣脹、寒熱。羸瘦者、彌不可多。動臟腑損
脾元。與蜜同食損五臟。軟棗、冷。動宿疾、發嗽、與蟹相忌。

날대추[42]를 먹으면 발열하여 갈증이 나고 헛배가 부르고 한열(寒
熱)이 있게 된다. 허약하여 수척한 자는 많이 먹지 말라. 장부(臟腑)의
기(氣)가 움직이게 되어 비장(脾臟)의 원기를 해친다. 꿀과 함께 먹으
면 오장(五臟)에 해롭다.

익은 대추[43]는 약성(藥性)이 냉(冷)하여 오랫동안 지니고 있던 병을
재발시키고 기침을 하게 한다. 게와 같이 먹지 말라.

梅子、壞齒。楊梅、多食發熱、損齒及筋。

매실[44]을 먹으면 치아가 무너진다.

소귀나무열매[45]를 많이 먹으면 발열하고 치아와 근육에 해가 된다.

---

42) 날대추: 生棗. 氣味는 甘辛하고 熱이 있으며 無毒하다. 多食하면 寒熱症이 생긴다. 마르고 허약한 자는
   먹지 말라.

43) 익은 대추: 軟棗, 大棗. 氣味는 甘하고 平하며 無毒하다. 主治는 心腹邪氣, 安中, 養脾氣, 平胃氣, 通九
   竅, 助十二經, 補少氣少津液, 身中不足, 和百藥이다. 久服하면 輕身延年한다.

44) 매실: 梅子. 氣味는 酸하고 平하며 無毒하다. 主治는 下氣, 除熱煩滿, 安心, 止肢體痛, 偏枯不仁, 死肌,
   去黑痣, 蝕惡肉, 去痺, 利筋脈.

生龍眼、平。沸湯內淖過、不動脾。

날용안육(龍眼肉)[46]은 약성이 평(平)하다. 따뜻한 물에 흔들어 먹으면 비장(脾臟)을 흔들지 않는다.

生荔枝、性熱。多食發虛熱、煩渴、口乾、衄血。

날여지(荔枝)[47]는 약성이 열(熱)하니 많이 먹으면 허열(虛熱)이 생겨 입이 마르고 갈증이 나며 코피를 흘린다.

櫻桃、寒熱病、不可多食、發暗風、傷筋骨、嘔吐。小兒多食作熱、性熱也。

앵두[48]는 한열병(寒熱病)이 있는 자가 많이 먹어서는 안 된다. 잠복된 풍증(風症)이 생기고 근골(筋骨)이 상하여 구토를 하게 된다. 소아가 앵두를 많이 먹으면 열이 생겨 성격이 급하게 된다.

冥楂、不可多食、損齒及筋。

아가위[49]를 많이 먹지 말라. 치아와 근육이 상한다.

---

45) 소귀나무열매: 楊梅. 氣味는 酸甘하고 溫하며 無毒하다. 主治는 去痰止嘔噦 消食下酒, 止渴, 和五臟, 能滌腸胃, 除煩憤惡氣.

46) 날용안육(龍眼肉): 龍眼. 氣味는 甘하고 平하며 無毒하다. 主治는 五臟邪氣, 安志厭食, 除蟲毒, 去三蟲, 久服하면 强魂聰明하고 輕身不老하고 通神明한다.

47) 날여지(荔枝): 荔枝. 氣味는 甘하고 平하며 無毒하다. 主治는 止渴, 益人顏色, 食之止煩渴, 頭重心躁, 益智通神, 健氣, 赤腫疔腫.

48) 앵두: 櫻桃. 氣味는 甘熱하고 濇하며 無毒하다. 主治는 調中益脾氣, 令人好顏色, 美志, 止洩精, 水穀痢.

49) 아가위: 冥楂. 氣味는 酸하고 平하며 無毒하다. 主治는 解酒去痰, 去惡心, 止心中酸水, 흰머리카락과 붉은 머리카락을 검게하고 불에 구워먹으면 痢疾을 그치게 한다.

乳柑、大寒。冷脾、發痼疾、利腸、發輕汗。脾胃冷人、尤不可多。諸柑性同。

밀감(乳柑)[50]의 약성은 대한(大寒)하니 비장을 한랭하게 하고 고질병을 생기게 한다. 그러나 장(腸)을 통리(通利)시키고 경미(輕微)한 땀을 내게 하는 효과도 있다. 비위(脾胃)가 한랭한 사람은 절대로 많이 먹지 말아야 한다. 모든 감(柑)의 약성은 동일하다.

橘柚、多食口爽、不知五味。

귤[51]을 많이 먹으면 입맛을 버려 오미(五味)를 모르게 된다.

橙子、溫。皮多食傷肝、與檳榔同食、頭旋惡心、生痰作瘧。

단 유자[52] 속껍질은 약성이 온(溫)하니 많이 먹으면 간(肝)이 상한다. 단 유자와 빈랑(檳榔)을 함께 먹으면 머리를 흔들 때 오심증(惡心症)[53]이 생기고 담(痰)이 생겨 학질(瘧疾)을 앓게 된다.

杏實、熱。多食傷筋骨。杏酥、生熟吃俱得、半生半熟殺人。杏仁、久服目盲、眉髮鬚落、動宿疾。雙仁者殺人。可研細治天傷。

---

50) 밀감(乳柑): 柑. 氣味는 甘하고 大寒하며 無毒하다. 主治는 利腸胃中熱毒, 解丹石, 止暴渴, 利小便.

51) 귤: 橘柚. 氣味는 酸하고 寒하며 無毒하다. 主治는 消食, 解酒. 飮酒人의 입 냄새를 다스리고 腸胃中惡氣를 제거하고 임신부의 식욕 없음을 다스린다.

52) 단 유자: 橙子. 氣味는 酸하고 寒하며 無毒하다. 主治는 胃中의 浮風惡氣를 능히 제거하고 瘰癧을 터뜨리고 물고기와 게의 독을 푼다. 皮는 氣味가 苦辛하고 溫하며 無毒하다. 主治는 귤과 같다.

53) 오심증(惡心症): 멀미하듯이 속이 메슥거리는 증. 心肺의 기능부조화인 경우와 脾胃가 弱해 오는 경우가 흔하다.

살구[54]는 약성이 열(熱)하다. 많이 먹으면 근골(筋骨)이 상한다. 행소(杏酥)[55]는 날것이나 익힌 것 모두 먹어도 되지만 반쯤 익힌 것은 사람을 죽게 한다. 살구 씨[56]를 오랫동안 먹으면 눈이 멀고, 눈썹, 수염, 머리털이 빠지며 오래동안 지니고 있었던 병을 재발케 한다. 씨가 둘인 것을 먹으면 죽는다. 살구 씨를 고르게 짓이겨 먹으면 감기를 다스린다.

桃實、發丹石、損胃。多食有熱。飽食桃仁水、浴成淋疾。

복숭아[57]는 단석(丹石)에 의한 병을 재발케 하고 위(胃)에 해롭다. 많이 먹으면 열이 생긴다. 복숭아 씨 즙을 배불리 먹고 목욕하면 임질(淋疾)이 생긴다.

桃杏花、本五出而六出者、必雙仁。能殺人者、失常故也。

복숭아꽃[58]과 살구꽃[59]은 본시 잎이 다섯이나 잎이 여섯인 경우는 그 열매 안에 씨가 둘이 있으니 이를 먹으면 죽는다. 이는 정상에서 벗어난 열매이기 때문이다.

李子、平。發瘧疾、多令虛熱。白蜜和食傷人。李不沉水者、

---

54) 살구: 杏實. 氣味는 酸하고 熱하며 小毒이 있다. 生食하면 筋骨이 많이 상한다. 主治는 止渴, 去冷熱毒. 心病者는 의당히 살구를 많이 먹어라.

55) 행소(杏酥): 살구 씨의 즙에 꿀을 섞어 발효시킨 것으로 五臟을 潤하게 하고 痰嗽를 治한다.

56) 살구 씨: 杏仁. 氣味는 甘苦하고 溫冷利하며 小毒이 있다. 主治는 咳逆上氣하여 雷鳴하는 증, 喉痺下氣, 産乳金瘡, 寒心奔豚, 驚癎, 心下煩熱, 風氣往來, 時行頭痛, 解肌.

57) 복숭아: 桃實. 氣味는 辛酸하며 甘하고 熱하며 微毒하다. 主治는 作脯食, 益顏色. 肺病者는 의당히 많이 먹으라.

58) 복숭아꽃: 桃花. 氣味는 苦平하고 無毒하다. 主治는 殺疰惡鬼, 令人好顏色, 悅澤人面, 除水氣, 破石淋.

59) 살구꽃: 杏花. 氣味는 苦溫하고 無毒하다. 主治는 補不足, 女子傷中, 寒熱痺에 의한 厥逆.

毒、其仁和鷄子食、內結不消。

자두60)는 약성이 평(平)하다. 먹으면 학질(瘧疾)이 생기고 많이 먹으면 허열(虛熱)이 생긴다. 흰 꿀61)과 함께 먹으면 해롭다. 자두가 물에 가라앉지 않는 것은 독이 있어 그 자두의 씨와 달걀을 함께 먹으면 체내에 응결되어 소화되지 않는다.

梨、寒。乳鵝梨、紫花梨、治心熱。此外、生不益人、多食寒中。産婦、金瘡人勿食、令菱困。其性益齒而損脾胃、正二月勿食佳。有人家生一梨、大如斗、送之朝貴、食者皆死。考之樹下、有大蛇聚毒于此、不常爲妖也。他仿此。

배62)의 약성은 한(寒)하다. 배 중의 유아리(乳鵝梨)와 자화리(紫花梨)는 심열(心熱)을 다스리나 그 외의 종류는 날것은 사람에게 무익하여 많이 먹으면 몸 가운데가 차게 된다. 산부(産婦)나 칼, 창에 베어 상처가 난 사람이 먹으면 기력이 떨어지며 몸이 마른다. 효능은 치아에 유익하면서도 비위(脾胃)를 해치므로 정월, 2월에는 먹지 않음이 좋다.

어떤 집의 배나무에 배 한 개가 열렸는데 크기가 한 말과 같았다. 조정의 고관에게 선물하니 이를 나누어 먹은 사람들은 모두 죽었다. 그 이유를 탐구하니, 배나무 아래에 큰 독사가 살고 있어 나무가 독사의 독을 흡수하여 열매를 맺은

---

60) 자두: 李子. 氣味는 苦酸하고 無毒하다. 主治는 曝食하면 去痼熱한다. 調中, 去骨節間勞熱.

61) 흰 꿀: 蜂蜜. 氣味는 甘하고 平하며 無毒하다. 主治는 心腹邪氣, 諸驚癇疾, 安五臟諸不足, 益氣補中, 止痛解毒, 除衆病, 和百藥, 久服强志輕身, 不飢不老, 延年神仙, 養脾氣, 除心煩, 飮食不下, 止腸澼.

62) 배: 梨. 氣味는 甘微酸하고 寒하며 無毒하다. 主治는 熱嗽止渴, 湯火에 덴 상처에 切片을 붙이면 통증이 멎고 갈라터지지 않는다. 客熱中風으로 인한 不語, 傷寒發熱을 治한다. 丹石에 의한 熱氣와 驚邪를 다스린다. 利大小便, 除賊風하고 心煩, 氣喘, 發狂을 다스린다. 胸中이 痞塞하여 熱結한 자는 마땅히 많이 먹으라.

것이었다. 정상이 아닌 것은 요사(妖邪)한 것이니 다른 예도 이와 비슷하다.

楉梓、不可多食、損齒死筋。

팥배[63]를 많이 먹지 말라. 치아가 손상되고 근육이 괴사(壞死)된다.

五果、不可臨水上噉之、及與雀肉同食。

5과(五果)[64]를 물과 함께 먹지 말며, 참새고기와도 함께 먹지 말라.

藤梨、名沐猴梨、食多冷中。

등리(藤梨)는 목후리(沐猴梨)라고도 부른다. 많이 먹으면 중초(中焦)가 한랭해진다.

林檎、多食發熱、澁氣好睡、發冷疾、生瘡癤、脈閉不行、其子不可食、令人煩。

사과[65]를 많이 먹으면 발열하고 기(氣)가 원활하지 못하여 자주 졸게 되며 한랭한 병이 생기고 창절(瘡癤)도 생기며 경맥(經脈)이 막혀 통하지 못한다. 사과 씨는 번민(煩悶)케 하므로 먹어서는 안 된다.

---

63) 팥배: 楉梓. 氣味는 酸甘하고 微溫하며 無毒하다. 主治는 溫中下氣, 消食, 除心間酸水, 去臭, 去胸膈積食, 止渴除煩, 主水瀉腸虛, 煩熱, 散酒氣.

64) 5과(五果): 복숭아, 자두, 살구, 밤, 대추.

65) 사과: 林檎. 氣味는 酸甘하고 溫하며 無毒하다. 主治는 下氣消痰, 治霍亂肚通, 療水穀痢, 治洩精, 消渴者는 의당히 많이 먹으라.

奈子、多食臚脹、不益人、病人尤甚。

작은 사과66)를 많이 먹으면 배가 더부룩해지는데 병자는 더욱 더부룩해진다.

石榴、多食損肺及齒。山石榴、多無益、澁氣。

석류67)를 많이 먹으면 폐와 치아가 손상된다. 산 석류는 무익함만 많으며 기(氣)를 원활치 못하게 한다.

栗子、溫。生治腰脚、生卽發氣、宜曝乾蒸炒、食多卽氣壅。患風水氣人不宜。生栗、可於灰火中煨、令汗出、殺其木氣、不得通熱。小兒生者多難化、熟者多滯氣。

밤68)은 약성이 온(溫)하다. 날밤은 허리와 다리의 병을 다스린다. 날밤은 즉시 기(氣)를 유발(誘發)시키므로 푹 찌거나 구워서 사용함이 마땅하다. 그러나 찌거나 군밤도 많이 먹으면 즉시 기(氣)의 유통을 막아 버리므로 풍수(風水)의 기(氣)에 의해 병든 자는 먹지 말라.69)

날밤을 불타는 재 속에 묻어 수분이 껍질 밖으로 나오면 그 목기

---

66) 작은 사과: 奈子. 氣味는 苦하고 寒하며 小毒하다. 主治는 中焦의 여러 不足한 氣를 補한다. 和脾, 益心氣, 耐飢. 갑자기 배부르게 먹어 氣가 막혀 통하지 않는 자는 汁을 먹으라.

67) 석류(石榴): 甘石榴와 酸石榴의 2종 중 甘石榴를 가리킨다. 氣味는 甘酸하고 溫澁하며 無毒하다. 主治는 乳石毒, 制三尸蟲, 咽喉燥渴을 능히 다스림.

68) 밤: 栗子. 氣味는 鹹하고 溫하며 無毒하다. 主治는 益氣, 厚腸胃, 補腎氣. 굶주림을 참게 한다. 腫痛瘀血에 생밤을 씹어서 붙이면 유효하다.

69) 풍수(風水)의 ~먹지 말라.: 병의 원인이 강, 바다, 바람 또는 집의 신축, 개축, 이사 등인 경우를 말한다. 밤은 腎氣를 補하는 기능이 있는데 腎臟은 五行中 水에 속하니 腎臟의 水氣를 非常하게 動하게 하기 때문이다.

(木氣)를 죽였으므로 익었다고 해도 사람에게 열을 주기 어렵다. 소아
가 날밤을 먹으면 정상상태를 유지하기 어렵고 익힌 밤은 여기저기
기(氣)를 체(滯)하게 한다.

柿子、寒。日乾者性冷、多食腹痛、生者彌冷。紅柿與蟹同食
吐紅。飮酒食紅柿、心痛至死、亦易醉、不解酒毒。一種塔柿引
痰、日乾多動風、火乾味不佳。

감70)의 약성은 한(寒)하다. 햇빛에 말린 감은 날감에 비해 덜 차가우
나 그래도 많이 먹으면 복통이 생긴다. 홍시와 게를 함께 먹으면 홍시
를 토하게 된다. 음주 시에 홍시를 먹으면 심통(心痛)이 생겨 죽음에
이르기도 한다. 홍시는 술에 덜 취하게도 하나 주독(酒毒)을 풀지는 못
한다.
곶감은 담(痰)을 끌어당긴다. 햇볕에 말린 곶감은 풍증(風症)을 생기
게 하고 불에 말린 곶감은 맛이 좋지 못하다.

榧子、性尤冷、與蟹同食、腹痛大瀉。

비자(榧子)71)는 약성이 대냉(大冷)하니 게와 함께 먹으면 배가 아프
며 크게 설사한다.

---

70) 감: 柿子. 氣味는 甘平하고 澁하며 無毒하다. 主治는 補虛勞不足, 消腹中宿血, 澁中厚腸, 健脾胃氣, 開
胃澀腸, 消痰止渴, 治吐血, 潤心肺, 療肺痿心熱, 咳嗽, 治反胃喀血, 血淋腸澼. 많이 먹으면 얼굴의 검은
점이 없어진다.
71) 비자(榧子): 氣味는 甘하고 寒澁하며 無毒하다. 主治는 壓丹石藥, 發熱利水, 解酒毒, 去胃中熱, 止煩渴,
潤心肺.

葡萄、酒過昏人眼。架下飮酒、防虫屎傷人。

포도주[72]를 지나치게 먹으면 시력이 혼미해진다. 포도넝쿨 아래에서 먹을 때에는 벌레 배설물이 술 속에 떨어져 인체가 손상되는 경우를 예방해야 한다.

白果、生引疳解酒、熟食益人。然不可多、多食腹滿。有云、滿一千箇者死。此物二更開花、三更結子、當是陰毒之物。有人難糧、取白果爲飯飽食、次日皆死。

은행[73]을 날로 먹으면 감증(疳症)을 생기게 하고 술에서 깨어나기도 하니 구워서 먹는 것이 유익하다. 그러나 많이 먹으면 안 되니, 배가 더부룩하기 때문이다. 어떤 자가 말하기를, "은행을 꼭 천 개를 먹으면 죽는다." 은행은 2경(二更)[74]에 꽃이 피고 3경(三更)[75]에 열매가 맺히므로 당연히 음독(陰毒)을 지닌 식물이기 때문이다.

어떤 사람들이 참쌀을 구하기 어렵게 되자 은행으로써 밥을 지어 배부르게 먹고 나서 다음 날 모두 죽었다.

菱芡、冷臟多利、損陽、令陰萎。不益脾、難化令脹滿、薑酒解之。七月食生菱作蟯虫。

---

72) 포도주: 葡萄酒. 氣味는 甘辛하고 熱하며 微毒하다. 主治는 暖腰腎, 駐顔色, 耐寒.

73) 은행: 銀杏. 白果. 氣味는 甘苦하고 平滑하며 無毒하다. 主治는 生食하면 疳症을 일으키나 酒毒을 풀고 익혀 먹으면 유익하다. 熟食하면 溫肺益氣, 定喘嗽, 縮小便, 止白濁, 짓이겨 피부에 바르면 皯皰, 疥癬을 없앤다.

74) 2경(二更): 하룻밤을 五更으로 나눈 둘째 시각. 오후 9시32분~11시31분.

75) 3경(三更): 오후 11시32분~다음 날 오전 1시31분.

마름76)은 장(臟)을 한랭하게 하여 자주 배설케 하니 양기(陽氣)에 손해를 끼쳐 양위증(陽萎症)이 생기게 한다. 비장(脾臟)에 무익하니 소화되기 어려워 배가 더부룩하면 생강술로 풀 수 있다. 7월에 날능지를 먹으면 요충(蟯蟲)77)이 생긴다.

茨菰、大寒、動宿冷氣、腹脹滿。小兒秋食之、臍下痛。孕不可食。吳人常食、患脚氣、癱瘓、損齒、失顔色。勃薺、性與茨菰同。

자고(茨菰)78)의 약성은 대한(大寒)하므로 오랫동안 지니고 있던 냉기(冷氣)를 움직여 배를 더부룩하게 한다. 소아가 가을에 자고를 먹으면 배꼽 아래가 아프다. 오인(吳人)79) 중에 항상 먹는 자가 많으므로 각기(脚氣), 탄탄(癱瘓)80)을 앓는 자가 허다하다. 발제(勃薺)의 약성은 자고와 같다.

芡實、生食動風冷氣、損脾難消、却益精。

가시연밥81)을 날로 먹으면 풍(風)과 냉기를 움직여 비장(脾臟)에 해

---

76) 마름: 菱芰 氣味는 甘平하고 無毒하다. 主治는 安中補五臟, 不飢輕身. 쪄서 말려 꿀과 함께 먹으면 곡식을 끊고 長生할 수 있다. 解丹石毒, 解暑, 解傷寒積熱, 止消渴, 解酒毒.

77) 요충(蟯蟲): 九蟲의 하나. 腸胃 사이의 寒濕氣가 울결되어 요충이 된다. 미세한 采虫 모양인데 많으면 痔, 痢, 瘡, 痰을 일으킨다.

78) 자고(茨菰): 慈姑根. 氣味는 苦甘하고 微寒하며 無毒하다. 主治는 百毒, 産後血悶이 攻心하여 죽을 듯이 아픈 증. 産難胞衣不出, 石淋.

79) 오인(吳人): 吳地人. 吳는 지금의 淮泗 이남에서 浙江省 嘉湖의 경계까지이다.

80) 탄탄(癱瘓): 四肢가 痲木되어 不仁하여 擧動이 無力한 症.

81) 가시연밥: 芡實. 氣味는 甘하고 平濇하며 無毒하다. 主治는 濕痺, 腰脊膝痛, 補中, 除暴疾, 益精氣, 强志, 令耳目聰明, 久服輕身不肌, 耐老神仙, 止渴益腎, 治小便不禁, 遺精, 白濁, 帶下.

가 되어 회복기 어렵다. 그러나 도리어 정(精)을 더한다.

藕、多食冷中、能去疫氣、産後惟此不同。生冷忌者、破血故也。

연뿌리[82]를 많이 먹으면 몸 가운데가 냉해지기도 하나 역기(疫氣)[83]를 물리친다. 출산 후에만 오직 예외이니 차가운 날음식은 파혈(破血)하기 때문이다.

甜瓜、動痼疾、多食陰下濕痒、生瘡、發虛熱、破腹、令人惙惙弱、脚手無力。少食則可不中暑、多食未有不下。貧下多食、深秋下痢難治、損陽故也。患脚氣食法、永不除。五月甜瓜、沉水者殺人。多食發黃疸、動氣、解藥力。其雙蒂者殺人、與油餠同食發病。楊州太守、陳逢原避暑食瓜、至秋忽腰腿痛、不能擧動、遇商助教療之更生。

참외[84]는 고질병을 재발시킨다. 많이 먹으면 성기의 밑이 습하며 가렵고 헐며 진물이 나기도 한다. 허열을 발생시키고 복부가 약해진다. 또한 허약해져 손발에 힘이 없어진다. 적게 먹으면 더위 먹지 않게 되고 많이 먹으면 먹은 더위를 내려보내지 못함이 없다. 빈천한 자가 여름에 많이 먹는 경우가 많은데 늦가을이 되면 하리증(下痢症)이 생겨 고치기 어렵다. 양(陽)이 손상되었기 때문이다. 각기증이 있

---

82) 연뿌리: 藕. 氣味는 甘하고 平하며 無毒하다. 主治는 熱渴, 散留血, 生肌, 止怒止洩, 消食解酒毒, 病後乾渴, 止悶除煩, 開胃, 治霍亂. 짓이겨 舌瘡이나 折傷에 붙인다.

83) 역기(疫氣): 전염성질환의 病氣.

84) 참외: 甜瓜. 氣味는 甘하고 寒滑하며 小毒하다. 主治는 止渴, 除煩熱, 利小便, 三焦사이의 엉커막힌 氣. 를 통하게 하고 입과 코의 瘡을 치료한다. 여름에 먹으면 더위에 체하지 않게 된다.

는 자가 참외를 먹으면 영구히 고치지 못한다. 5월에 딴 참외 중에서 물에 가라앉는 것을 먹으면 죽는다. 많이 먹으면 황달(黃疸)[85]이 생기고 기(氣)를 이동시켜 먹은 약의 효과를 없게 한다. 꼭지가 두 개인 참외를 먹으면 죽게 되고 기름진 떡과 함께 먹으면 병이 난다.

양주태수(楊州太守) 진봉원(陳逢原)은 더위를 피하고자 참외를 먹었는데 가을이 되니 갑자기 허리와 다리에 통증이 생겨 거동하지 못하였다. 그런 중 우연히 한 상인(商人)을 만나 가르침을 얻어 치료하여 회복하였다.

西瓜、深解暑毒。北人稟厚食慣、南人稟薄不宜多。至於霍亂、冷病、終身不除。

수박[86]은 여름더위의 독을 깊게 푼다. 북방인은 선천적으로 강장(剛壯)하니 여름마다 먹어도 되나 남방인은 선천적으로 박약(薄弱)하므로 많이 먹는 것은 좋지 않다. 수박을 많이 먹으면 곽란(霍亂)이 생기고, 몸에 차가운 병이 들게 되면 평생 고치지 못한다.

木瓜、溫、皮薄微赤黃香、甘酸不澁、向裏子頭尖一面方是眞、益脾而損齒。若圓和子微黃、蔕鱸澁、小圓味澁微鹹、傷人氣、多食損牙。

모과[87]는 약성이 온(溫)하다. 껍질은 얇고 약간 붉으면서 누렇고 향

---

85) 황달(黃疸): 5종의 疸病 중 하나. 外因인 경우는, 風寒에 傷하여 陽氣가 下陷하여 안으로 들어가 寒水를 밀어내니 上行하여 經絡之間에 있게 되어 전신이 귤색처럼 노랗게 변한 증이다. 內因인 경우는, 勞役過多와 飮食失節로 인하여 中州가 寒冷해져 發黃한 것이다.

86) 수박: 西瓜. 氣味는 甘淡하고 寒하며 無毒하다. 主治는 消煩止渴, 解暑熱, 療喉痛, 寬中下氣, 利小水, 治血痢, 解酒毒.

87) 모과: 木果. 氣味는 酸하고 溫하며 無毒하다. 主治는 濕痺脚氣, 霍亂大吐下, 轉筋不止, 治脚氣衝心, 强

기가 있다. 맛은 달고도 시나 텁텁하지는 않다. 꼭지가 안을 향하면서 머리 부분이 네모진 것이 진품으로 비장(脾臟)을 이롭게 하나 치아를 손상시킨다. 만약, 둥글며 옅은 누런색, 꼭지가 조잡한 것, 둥글며 작은데 맛은 텁텁한 중에 가벼운 짠맛의 것은 사람의 기(氣)를 손상시키고 많이 먹으면 치아가 상한다.

甘蔗、多食衄血、燒其滓、煙入目則眼暗。

사탕수수[88]를 많이 먹으면 코피가 난다. 단물을 짜낸 찌꺼기를 태울 때 그 연기가 눈에 들어가면 눈이 어둡게 된다.

沙糖、寒、多食心痛。鯽同食成疳、葵同食生流癖、笋同食成食癥、身重不能行。小兒多食損齒、及生蟯蟲。

설탕[89]은 약성이 한(寒)하다. 많이 먹으면 심통(心痛)[90]을 일으킨다. 붕어와 함께 먹으면 감증(疳症)[91]이 생기고 아욱과 함께 먹으면 유벽증(流癖症)[92]이 생긴다. 죽순(竹笋)과 함께 먹으면 식가(食癥)를 이루어

筋骨, 下冷氣, 止嘔逆, 心膈痰唾, 消食, 調營衛, 吐하고 설사하며 배에서 꾸룩꾸룩소리나는 증상을 그치게 한다.

88) 사탕수수: 甘蔗, 氣味는 甘하고 平瀉하며 無毒하다. 主治는 下氣和中, 助脾氣, 利大腸, 消痰止渴, 除心胸煩熱, 解酒毒.

89) 설탕: 沙餹, 氣味는 甘하고 寒하며 無毒하다. 主治는 心腹熱脹, 口乾渴, 潤心肺, 大小腸熱, 解酒毒, 和中助脾, 緩肝氣.

90) 심통(心痛): 体內에 邪氣가 實하여 心胸部에 통증을 느껴 배를 감싸 쥐는 증상이다. 心痛은 모두 包絡에 속하였지 心에 있지는 않다. 心은 君主여서 邪를 받지 않고 오직 諸陽과 陰血을 主持한다. 그러다가 陰邪가 盛해 陽氣가 鬱해서 되거나 陽虛하여 邪勝하여 發한다.

91) 감증(疳症): 小兒病으로, 毛髮이 초췌하고 뺨이 홀쭉해지고 鼻乾, 兩眼昏亂, 体黃, 尿濁瀉酸, 腹脹腸鳴, 潮熱한 증.

92) 유벽증(流癖症): 주로 兩肋間에 잠복되어 있는 積聚를 癖이라고 하는데 그 癖이 수시로 流注하며 통증을 發하는 증상.

몸이 무거워 걷지 못한다. 소아가 설탕을 많이 먹으면 치아가 손상되고 요충(蟯蟲)이 생긴다.

松子、多食發熱毒。

솔 씨93)를 많이 먹으면 열독(熱毒)이 생긴다.

胡桃、平、多食利小便、脫人眉、動風動痰、惡心嘔吐。與酒同食過多、咯血。五月食未成果核、發癰癤、寒熱。秋夏果落地、惡蟲緣、食之患九漏。

호두94)는 약성이 평(平)하다. 많이 먹으면 소변이 잦아지고 눈썹이 빠지며 풍(風)과 담(痰)을 일으킨다. 또한 속이 메슥거리거나 구토(嘔吐)를 하게 된다. 술과 함께 과도하게 먹으면 피를 토한다. 5월에 익지 않은 호두를 먹으면 옹절(癰癤)95)을 이루며 한열증(寒熱症)이 생긴다. 여름과 가을에 땅에 떨어진 호두에는 벌레에 의한 감염이 있을 수 있는데 이를 먹으면 9루(九漏)96)가 생긴다.

---

93) 솔 씨: 松子. 氣味는 甘하고 小溫하고 無毒하다. 主治는 骨節風, 頭眩, 去死肌, 變白, 散水氣, 潤五臟不飢, 逐風痺寒氣, 補不足, 潤皮膚.

94) 호두: 胡桃. 氣味는 甘平하고 溫하며 無毒하다. 主治는 令人肥健, 潤肌黑鬚髮, 多食利小便, 去五痔, 進食, 通潤血脈, 骨肉細膩, 潤燥化痰, 補氣養血. 원문의 利小便은 前例로 보아 滑利의 뜻이고 註의 利小便은 順調의 뜻이다.

95) 옹절(癰癤): 癰은 瘀血, 痰 등이 五臟六腑 사이 혹은 肌肉 간에 있는 것이고 癤은 癰보다 작은 크기로 皮膚나 肌肉 사이에 박혀 있는 것이다.

96) 9루(九漏): 앞뒤 목과 겨드랑이 사이에 생기는 石癰으로 不痛不熱하고 계속하여 생기면 구슬을 꿴 것 같다. 狼漏, 鼠漏, 螻蛄漏, 蠱漏, 蚍蜉漏, 蠐螬漏, 浮沮漏, 瘰癧漏, 轉脈漏이다. 양의학의 갑상선종대, 임파선결핵, 이하선염이 이에 해당된다.

生果停留多日有損處、食之傷人。

생과일을 여러 날 두면 손상된 부분이 생기게 되어 이를 먹으면 손
상을 입는다.

一切果核雙仁者害人。

모든 과일 중에 씨가 쌍(雙)인 것은 사람을 해친다.

治諸果毒、燒猪骨過爲末、水服方寸匕。

모든 과일의 독을 다스리는 방법은 돼지 뼈를 불태워 빻아서 가루
로 만든 다음 방촌(方寸)⁹⁷⁾ 수저에 가득 떠서 물로 넘긴다.

---

97) 방촌(方寸)수저: 한 변이 3cm인 정사각형 수저.

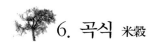

6. 곡식 米穀

粳米、生者冷、燔者熱。生不益脾、過熟則佳。蒼耳同食卒心
痛、馬肉同食發痼疾。

멥쌀[98]은 날것은 냉(冷)하고 구운 것은 열(熱)이 있다. 날것은 비장
(脾臟)에 유익지 않으니 익혀서 먹는 것이 좋다. 창이자(蒼耳子)[99]와 같
이 먹으면 갑자기 심통(心痛)을 일으킨다. 말고기와 함께 먹으면 고질
병이 생긴다.

稻米、糯米也。姙娠與雜肉食之、不利其子、生寸白、久食身
軟、緩筋故也。性寒、壅經絡氣、使人四肢不收、昏悶多睡、發
風動氣、可少食。

도미(稻米)[100]는 찹쌀이다. 임신부가 찹쌀을 잡육(雜肉)과 함께 먹으
면 태아에게 좋지 않으니 촌충(寸蟲),[101] 백충(白蟲)[102]을 생기게 하기

---

98) 멥쌀: 粳米. 氣味는 甘苦하고 平하며 無毒하다. 主治는 益氣, 止煩, 止渴, 止洩. 溫中, 和胃氣, 長肌肉,
　　補中, 壯筋骨, 益腸胃. 煮汁은 主心痛, 止渴, 斷熱毒下痢한다.
99) 창이자(蒼耳子): 氣味는 甘苦하고 溫無毒하다. 主治는 散風, 發汗, 除濕, 治風寒頭痛, 風濕周痺, 四肢拘
　　攣, 鼻淵, 肝熱, 瘰癧, 瘡疹.
100) 도미(稻米): 氣味는 苦하고 溫하며 無毒하다. 主治는 溫中, 令人多熱, 大便堅, 能行榮衛中血積, 益氣止
　　泄, 補中益氣, 霍亂후 구토가 멈추지 않는 증상을 다스린다.

때문이다. 오래 먹으면 몸이 연약해지니, 근육이 이완되기 때문이다. 약성은 한(寒)하다. 경락(經絡)의 기(氣)를 막아 팔다리를 잘 쓰지 못하게 하고 정신이 혼미해져 자주 잠자게 하며 기(氣)를 움직여 풍증(風症)이 생기게 하니 적게 먹어야 한다.

秫米、似黍而小、亦可造酒。動風不可常食。

찰기장쌀[103]은 기장과 비슷하나 작으며 기장처럼 술을 만들 수 있다. 풍(風)을 일으키니 항상 먹어서는 안 된다.

黍米、發宿病、久食昏五臟好睡。小兒食不能行、緩人筋骨、絶血脈。

기장쌀[104]은 오랫동안 지녔던 병을 재발시키며 오래 먹으면 오장(五臟)이 혼탁해져 자주 자게 된다. 소아가 기장을 먹으면 걷지 못한다. 사람의 근골을 이완시키고 혈맥(血脈)을 단절시킨다.

白黍、久食多熱、令人煩。

흰 기장쌀[105]을 오래 먹으면 열이 많아져 번민(煩悶)한다.

---

101) 촌충(寸蟲): 길이는 一寸 정도에 색은 희다. 母子가 相生하여 체내에 존속한다. 牛肉을 먹거나 白酒를 마심으로써 생기는데 一尺 정도 되는 것은 사람을 죽게 한다. 증세는 心胸嘈雜하고 痰飮症과 유사하다.

102) 백충(白蟲): 九蟲의 하나. 주로 채소를 매체로 하여 幼蟲이 입으로 들어와 인체 내에서 부화하여 성장하여 寄生한다. 보통 30cm이나 150cm가 넘는 것도 있고 각종 질병을 일으키며 致死시키기도 한다.

103) 찰기장쌀: 秫米. 氣味는 甘하고 微寒하며 無毒하다. 主治는 寒熱, 利大小腸, 療漆瘡, 治筋骨攣急, 殺瘡疥毒熱. 개가 문 상처, 凍瘡에 씹어서 붙인다. 陽盛陰虛, 不得眠, 거위, 오리를 먹고 생긴 癥症.

104) 기장쌀: 黍米. 氣味는 甘하고 溫하며 無毒하다. 오래 먹으면 熱煩케 한다. 主治는 益氣補中. 기장쌀을 태운 재를 기름과 섞어 杖瘡에 바르면 止痛된다.

赤黍、不可合蜜、惟可作糜。不可爲飯、粘着難解。

붉은 기장쌀[106]을 꿀과 함께 먹지 말라. 끈끈하여 달라붙어 떨어지기 어려우니 밥으로 짓지 말고 미음을 쑤어 먹어야 한다.

五種黍米、合葵食之成痼疾。藏脯於中、食之閉氣、肺病者宜此。

다섯 종류의 기장쌀[107]을 아욱과 함께 먹으면 고질병을 이룬다. 육포(肉脯) 가운데에 두었다가 먹으면 기(氣)가 막히므로 폐병(肺病)이 있는 자는 의당히 이를 지켜라.

生米戲食、久爲米瘕、肌疲如勞、缺米則口吐淸水。

생쌀 종류를 장난삼아 먹기를 오래 하면 미가(米瘕)를 이루며 일한 것처럼 근육이 피로하다. 습관이 된 자는 생쌀이 먹고 싶을 때 맑은 물을 토한다.

飴糖、進食健胃、多食則動脾風。

엿[108]은 식욕을 증진시키고 위(胃)를 튼튼케 하나 많이 먹으면 비장(脾臟)에 풍(風)을 일으킨다.

---

105) 흰 기장쌀: 白黍, 玉蜀黍. 氣味는 甘하고 平하며 無毒하다. 主治는 調中開胃.
106) 붉은 기장쌀: 赤黍, 丹黍米. 氣味는 甘하고 微寒하며 無毒하다. 主治는 欬逆上氣, 霍亂, 止洩利, 除熱, 止煩渴, 下氣, 止欬嗽, 退熱.
107) 다섯 종류의 기장쌀: 白黍(芑), 黑黍(秬), 赤黍, 秫, 黍.
108) 엿: 飴糖. 氣味는 甘하고 大溫하며 無毒하다. 主治는 補虛乏, 止瀉去血, 補虛冷, 益氣力, 止腸鳴咽痛, 治唾血, 消痰潤肺止嗽, 健脾胃, 補中, 治吐血. 매 맞아 瘀血이 있는 자는 검은 갱엿을 술에 매우 진하게 끓여서 먹으면 惡血을 내보내게 된다.

大麥、久食宜人、帶生則冷、損人。麥占四時、秋種夏收、西北
多霜雪、麵無毒、南方少雪、有毒。

보리[109]는 오랜 기간 먹어도 좋으나 찬 음식과 함께 먹으면 몸이
냉해지니 해롭다. 네 계절의 기후로써 보리에 대해 점(占)칠 수 있다.
보리는 가을에 씨앗 뿌려 여름에 수확하는데 서방과 북방에 서리, 눈
이 많이 내리면 보리가 무독하고 남방에 눈이 조금 오면 보리는 유독
하다.

小麥、性壅熱、小動風氣。治麵後覺中毒、以酒嚥漢椒三五
粒、不爲疾。

밀[110]은 열을 뭉치게 하는 성능이 있으므로 작게나마 풍기(風氣)를
일으킨다. 밀 음식을 먹고 나서 중독되었음을 깨달으면 한초(漢椒)[111]
3~5개를 술로 넘기면 병이 되지 않는다.

麥蘖、久食消腎、不可多。

보리 싹[112]을 오랫동안 먹으면 신장(腎臟)의 기능이 쇠퇴하므로 많
이 먹어서도 안 된다.

---

109) 보리: 大麥. 氣味는 鹹하고 溫微寒하며 無毒하니 五穀의 長이 된다. 主治는 消渴除熱, 益氣補中, 補虛
　　勞劣, 壯血脈, 益顔色, 實五臟, 化穀食, 止洩, 不動風氣. 오래 먹으면 肥白해진다.
110) 밀: 小麥. 氣味는 甘하고 微寒하며 無毒하다. 主治는 除客熱, 止煩渴咽燥, 利小便, 養肝氣, 止漏血唾血,
　　여인이 쉽게 임신하게 한다. 養心氣하니 心病人은 의당히 먹어야 한다. 끓여 먹으면 暴淋을 治한다.
111) 한초(漢椒): 蜀椒. 氣味는 辛하고 溫하며 有毒하다. 主治는 邪氣逆氣, 溫中, 寒濕痺痛, 下氣, 오래 먹으
　　면 머리가 희게 되지 않는다. 輕身增年, 除六腑寒冷, 傷寒溫瘧大風, 心腹留飮宿食, 腸澼下痢, 洩精, 散
　　風邪瘕結, 水腫黃疸, 鬼疰蠱毒, 골절과 피부에 있는 죽은 살을 몰아낸다.
112) 보리 싹: 麥蘖. 主治는 諸黃, 利小便, 겨울에 피부가 갈라터지는 자는 달인 물로 씻으라.

穬麥、西川多種、山東、河北人、正月方種。先患冷氣、人不
宜食。

귀리[113]는 서천(西川)에는 여러 번 파종(播種)하나 산동(山東)과 하북
(河北)에서는 정월(正月)에 씨를 뿌린다. 먹으면 냉기(冷氣)에 관한 병
이 먼저 드니 먹지 않아야 한다.

蕎麥、性寒、難消。久食動風、頭眩。和豬肉食八九次、患熱
風、脫眉鬚。

메밀[114]은 약성이 한(寒)하므로 소화되기 어렵다. 오래 먹으면 풍
(風)을 일으켜 머리가 어지럽다. 돼지고기와 함께 먹기를 8~9번 하면
열이 나며 풍(風)을 일으키며, 눈썹과 수염이 빠지기도 한다.

粟米、食後勿食杏仁、令人吐瀉。

좁쌀[115]을 먹은 후 살구 씨를 먹지 말라. 토하고 설사하게 된다.

稷米、稄也。發三十六種病。入穀之中最爲下、不可同川附子服。

직미(稷米)는 피쌀[116]이다. 먹으면 36종의 병을 일으킨다. 8곡(八穀)[117]

---

113) 귀리: 穬麥. 氣味는 甘하고 微寒하며 無毒하다. 主治는 輕身除熱, 補中, 不動風氣, 떡으로 만들어 오래
　　먹으면 多力健行한다.
114) 메밀: 蕎麥. 氣味는 甘하고 平寒하며 無毒하다. 主治는 實腸胃, 益氣力, 續精神, 五臟의 노폐물을 제거
　　한다. 밥으로 하여 먹으면 丹石毒을 풀므로 매우 좋다. 降氣寬腸, 磨積滯, 消熱腫風痛, 除白濁.
115) 좁쌀: 粟米. 氣味는 鹹하고 微寒하며 無毒하다. 主治는 養腎氣, 去脾胃中熱, 治辛得鬼打, 益氣, 霍亂과
　　이로인해 복부까지 뒤틀리는 증상을 다스린다. 묵은 좁쌀은 苦寒하므로 治胃熱消渴과 利小便한다.
116) 피쌀: 稷米. 氣味는 甘하고 寒하며 無毒하다. 主治는 益氣, 補不足, 治熱, 壓丹石毒, 發熱, 凉血解暑.

중에 최하이고 천오(川烏),[118] 부자(附子)[119]와 함께 먹지 말라.

陳廩粟米、秔米、陳者性皆冷、頻食之自利。藏脯腊於中、滿三月、久不知而食之、害人。

좁쌀[120]과 멥쌀이 오래 묵으면 약성이 냉(冷)해진다. 자주 먹으면 자주 대변을 보게 된다. 육포(肉脯)나 밀랍(蜜蠟)[121]속에 저장한 지 석 달이 넘었는데 모르고 먹으면 해롭다.

菉豆、治病則皮不可去、去皮食少壅氣。

녹두[122]는, 병을 치료하려면 껍질을 벗겨서는 안 된다. 껍질을 버리고 먹으면 식욕이 감퇴되고 기(氣)가 응결된다.

赤小豆、行小便、久食虛人、令人黑瘦、枯燥、遂津液體重。

팥[123]은 소변을 잘 보게 하나 오래 먹으면 허약해져 검게 마른다.

---

117) 8곡(八穀): 벼, 수수, 보리, 콩, 조, 피, 기장, 깨 혹은 수수, 피 대신 밀, 팥을 넣는다.

118) 천오(川烏): 烏頭. 氣味는 辛하고 溫하며 大毒하다. 主治는 中風惡風, 洗洗出汗, 除寒濕痺, 欬逆上氣, 破積聚寒熱, 消胸上痰冷, 食不下, 心腹冷痰.

119) 부자(附子): 氣味는 辛하고 溫하며 大毒하다. 主治는 風寒欬逆邪氣, 寒濕痿躄, 拘攣膝痛, 不能行步, 破癥堅積血瘕, 金瘡, 腰脊風寒, 脚氣冷, 冷弱, 心腹冷痛.

120) 묵은 좁쌀: 陳廩粟米, 陳倉米. 氣味는 鹹酸하고 溫하며 無毒하다. 主治는 下氣, 除煩渴, 調胃止洩, 補五臟, 澁腸胃, 暖脾, 止痢, 補中益氣, 堅筋骨, 通血脈, 起陽道, 밥으로 만들어 식초에 버무려 毒腫과 惡瘡에 붙이면 즉시 낫는다.

121) 밀랍(蜜蠟): 꿀을 짜낸 찌꺼기에 물을 타서 끓여서 식힌 油脂 같은 것. 氣味는 甘하고 微溫하며 無毒하다. 主治는 下痢膿血, 補中, 續絕傷, 舍瘡, 益氣, 不饑耐老.

122) 녹두(菉豆.): 氣味는 甘하고 寒하며 無毒하다. 主治는 消腫下氣, 壓熱解毒, 煩熱風疹, 藥石發動, 熱氣奔豚, 治寒熱熱中, 止泄痢卒澼, 利小便脹滿, 厚腸胃, 일체의 약초독, 소고기 말고기의 독, 광물성약물독을 푼다.

123) 팥(赤小豆): 氣味는 甘酸하고 平하며 無毒하다. 主治는 下水腫, 排癰腫膿血, 止洩痢, 利小便, 下腹脹滿.

또는 진액(津液)이 마르며 몸이 무겁게 느낀다.

赤白豆、合魚鮓食之成消渴。

팥과 백두(白豆)[124)]를 물고기 젓갈과 함께 먹으면 소갈증(消渴症)을 이룬다.

青小豆、一名胡豆、合鯉魚鮓食之肝黃、五年成乾消。黑白黃褐豆、大小豆、作豉極冷、黃卷及醬皆平、多食體重。服大豆末者、忌豬肉。炒豆與一歲以上十歲以下、食之卽噉豬肉、久當壅氣死。 人有好食豆腐、中毒不能治、更醫至中途、遇作腐人家相爭、因問妻、悮將萊菔湯置鍋中腐便不成。醫得其說、以萊菔湯下藥而愈。

완두(豌豆)[125)]는 호두(胡豆)라고도 한다. 잉어젓갈과 함께 먹으면 간황(肝黃)[126)]을 이루었다가 5년이 되어서야 풀어진다. 흑색, 백색, 황색, 갈색의 모든 콩은 크기에 상관없이 메주[127)]로 만들면 약성이 극히 냉(冷)하나 콩나물[128)]이나 간장[129)]으로 만들면 약성이 모두 평(平)하다.

吐逆卒澼, 治熱毒, 散惡血, 除煩滿, 通氣, 寒熱이나 熱이 발생하여 생긴 갈증을 치료한다.

124) 백두(白豆): 氣味는 甘하고 平하며 無毒하다. 主治는 補五臟, 調中, 助十二經脈, 煖腸胃, 殺鬼氣. 腎病者는 의당히 먹으라.

125) 완두: 豌豆. 靑小豆. 氣味는 甘하고 平하며 無毒하다. 主治는 消渴, 治寒熱熱中, 除吐逆, 止泄痢澼下, 利小便腹脹滿, 調榮衛, 盆中平氣. 짓이겨 癰腫痘瘡에 바른다.

126) 간황(肝黃): 黃疸 중 원인이 肝臟病인 症.

127) 메주: 大豆豉. 氣味는 苦하고 寒하며 無毒하다. 主治는 傷寒頭痛寒熱, 瘴氣惡毒, 煩躁滿悶, 虛勞喘吸, 兩脚疼冷, 治寒熱風, 胸中生瘡, 유행성 감기로 인하여 땀나는 증상을 다스린다.

128) 콩나물: 大豆黃卷. 氣味는 甘하고 平하며 無毒하다. 主治는 濕痺筋攣膝痛, 五臟不足, 胃氣結積, 盆氣止痛, 去黑皯, 潤肌膚皮毛, 破婦人惡血, 宜腎, 消水病脹滿.

129) 간장: 醬. 氣味는 鹹하고 冷利하며 無毒하다. 主治는 除熱, 止煩滿, 百藥및 熱湯火毒을 푼다. 一切魚肉과 채소 독을 푼다. 항문 내에 흘려 넣으면 大便이 通하고 귓속에 넣으면 벌, 개미 등이 귀에 들어가 생긴 병을 치료한다. 개가 문 상처, 火傷에 바르면 유효하다. 砒毒이 있을 때 물에 타서 먹으면 즉시 풀린다.

그러나 많이 먹으면 몸이 무거워진다. 대두(大豆)가루130)를 먹을 때는 돼지고기를 피하라. 한 살 이상 열 살 이하의 어린이가 볶은 콩을 먹은 직후 돼지고기를 먹으면 안된다. 오래되면 기(氣)가 막혀 죽는다.

어떤 사람이 평소 두부를 즐겨 먹다가 중독되어 위중해지자 의원(醫員)을 청하였다. 의원이 왕진 도중에 어느 두부가게를 지나다가 주인 부부가 싸우는 소리를 들었다. 의원이 여주인에게 연고를 물으니 "내가 실수로 무 달인 물을 두부 솥에 넣어 두부가 완성되지 않았소." 의원은 그 말을 듣고 환자에게 무 달인 물을 먹게 하니 나았다.

醬當是豆爲者、今以麵麥爲者、食之多殺藥力。夫子云、不得其醬不食、欲五臟悅而愛之、此亦安樂之瑞。

간장은 콩으로 만듦이 당연한데도 현재에는 밀이나 보리로 만들기도 하니 효능이 없다.

공자(孔子)가 말하기를, "제대로 된 간장이 없으면 밥을 먹지 말라. 오장(五臟)을 편하게 하려 함으로써 몸을 아낌이 역시 편히 즐기는 시작이니라."

芝麻炒熟、乘熱壓出生油。但可點、再煎煉、方謂熟、油可食。

깨131)를 볶아 익혀 열이 있을 때 눌러 기름을 짠다. 이를 점검한 후 불에 달여 변화시키면 먹을 수 있다.

---

130) 대두(大豆)가루: 大豆. 가장 대표적인 콩으로 보통 흰 콩이라고 부른다. 그러나 註 124)의 백두(白豆)와는 품종이 다르다. 氣味는 甘하고 平하며 無毒하다. 主治는 殺鬼毒, 止痛, 逐水脹, 除胃中熱痺, 傷中淋露, 下瘀血, 散五臟結積內寒, 殺烏頭毒, 主胃中熱氣, 除痺去腫, 止腹脹消穀, 溫毒水腫.

131) 깨: 芝麻, 胡麻. 본서에서는 검은 참깨, 흰 참깨 모두를 지칭한다. 氣味는 甘하고 平하며 無毒하다. 主治는 傷中虛羸, 補五臟, 益氣力, 長肌肉, 塡髓腦, 久服하면 輕身不老한다. 堅筋骨, 明耳目, 耐飢渴延年, 療金瘡, 止痛, 及傷寒, 補中益氣, 止心驚, 利大小腸.

香油、發冷疾、滑骨髓、困脾臟、經宿卽動氣。牙齒脾疾人、不宜陳油飲食、須遂日熬熟。

참기름132)은 냉질(冷疾)을 일으키고 골수(骨髓)를 흘러 나가게 하며 비장(脾臟)을 피곤하게 한다. 밤을 지새운 깨 기름을 먹으면 기(氣)가 움직이게 된다. 치아와 비장에 병이 있는 사람은 묵은 참깨기름을 음식에 쳐서 먹지 말고 반드시 햇볕에 익혀서 먹어야 한다.

黑芝麻、炒食之不生風疾、風人日食之、則步履端正、語言不蹇。

검은 참깨133)를 볶아서 먹으면 풍질(風疾)이 생기지 않는다. 중풍환자가 매일 먹으면 걸음이 올바르게 되고 말을 더듬지 않게 된다.

白芝麻、卽胡麻、休粮補益。生則寒、炒則熱。發霍亂抽人、化散。又別有胡麻、味苦。

흰 참깨는 호마(胡麻)이다. 식량 대용으로 사용되며 몸을 보익(補益)게 한다. 날것은 약성이 한(寒)하니 볶으면 열을 띠게 되어 곽란(霍亂)으로 뒤틀리는 사람이 먹으면 치유된다. 또한 별도로 호마(胡麻)라는 것이 있는데 그 맛은 쓰다.

麻仁、多食損血脈、粗陽、滑精、發女人帶疾。

---

132) 참기름: 香油. 氣味는 甘하고 微寒하며 無毒하다. 主治는 利大腸, 産婦胞衣不落, 腸內熱結, 通大小腸, 治癰疽熱病. 유행성감기로 인하여 發熱하여 가슴이 답답한 증상을 다스린다. 腫起에 바르기도 하고 대머리에 바르면 다시 生毛한다.

133) 검은 참깨: 黑芝麻, 巨勝. 氣味와 主治도 흰 참깨와 비슷하나 약효가 더 낫기 때문에 藥用으로 많이 쓴다. 九蒸九曝하여 煉蜜和丸하여 梧子大로 하여 먹는다.

삼씨¹³⁴⁾를 많이 먹으면 혈맥(血脈)이 손상되어서 남자는 양기(陽氣)가 조잡해지며 활정(滑精)¹³⁵⁾하게 되고 여자는 대하증(帶下症)이 생긴다.

---

134) 삼씨: 麻子. 氣味는 甘하고 平하며 無毒하다. 主治는 補中益氣, 久服肥健, 不老神仙, 治中風汗出, 逐水氣, 利小便, 破積血, 復血脈, 髮落, 여자의 월경전 중풍증과 乳婦가 産後에 남은 증상이 있는 경우를 다스린다. 出産時 태아가 거꾸로 나오려고 하면 14개를 삼키면 바르게 된다.

135) 활정(滑精): 정액이 묽고 차가운 병증. 五勞七傷이 원인인 경우가 대부분이다.

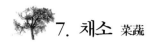

7. 채소 菜蔬

葵、爲五菜主。秋種、早者至春作子、名冬葵。其芯有毒傷
人。性冷熱食之、亦令熱悶、甚動風氣。葵凍者生食之、動五種
留飲、甚則吐水。和鯉魚食之害人。四季勿食生葵、不化發人一
切宿病。百藥忌食之、發狂肉咬。

아욱[136]은 5채(五菜)[137] 중의 왕이다. 가을에 씨를 뿌려 빠르게는 봄
에 수확하므로 이를 불러 동규(冬葵)라고 한다. 아욱의 심(芯)은 유독(有
毒)하여 사람을 상하게 한다. 약성이 냉(冷)하다고 하여 뜨겁게 먹으면
열이 나고 번민(煩悶)하게 되며 심하면 풍기(風氣)를 일으킨다. 언 아욱
을 날로 먹으면 5종의 유음(留飮)[138]을 일으키고 심하면 물을 토한다.
잉어와 함께 먹으면 해롭다. 네 계절 언제나 생아욱을 먹지 말라. 소화
되지 못하여 평소 지니고 있던 일체의 병을 재발시킨다. 온갖 약을 먹으
면서 아욱은 피해야 한다. 미쳐서 제 살을 물어뜯게 되기 때문이다.

---

136) 아욱: 葵, 冬葵子. 氣味는 甘하고 寒滑하며 無毒하므로 百菜의 主가 된다. 主治는 脾之菜이므로 脾에
    좋다. 胃氣를 利하게 하고 滑大腸한다. 積滯를 導한다. 임신부가 먹으면 滑胎하여 順産한다. 利小腸, 治
    時行黃病, 乾葉을 태워 그 재를 먹으면 金瘡出血을 다스린다.

137) 5채(五菜): 아욱, 부추, 콩잎, 염교, 파. - 《靈樞·五味篇》

138) 유음(留飮): 痰飮의 止証이다. 憤鬱, 困乏, 思慮, 痛飮, 熱時傷冷의 5종 원인이나 증상은 心下에 蓄水되
    어 喘滿, 短氣, 動悸한다.

吳葵、一名蜀葵、不可久食、鈍人志性。被病咬食之、永不差。

오규(吳葵)[139]는 촉규(蜀葵)라는 이름도 있다. 지성(志性)을 둔하게 하므로 오래 먹어서는 안 된다. 병이 있는 자가 오규를 씹어 먹으면 평생 낫지 못한다.

戎葵、幷鳥肉食、無顏色。

융규(戎葵)[140]를 새고기와 함께 먹으면 얼굴빛이 없게 된다.

生葱、食之卽唼蜜下痢。食燒葱唼蜜、壅氣死。雜白犬肉食之、九竅出血、患氣者多發、氣上充人、五臟閉絶、虛人胃、開骨節。正月食之、發面上遊風。大抵功在發汗、多則昏人神。

생파[141]를 먹고 즉시 꿀을 먹으면 하리(下痢)를 하게 된다. 불에 태운 파를 먹고 꿀을 먹으면 기(氣)가 뭉쳐서 죽는다. 잡종 개, 흰 개의 고기와 함께 먹으면 9규(九竅)[142]에서 피를 흘린다. 평소 기병(氣病)이 있는 자가 파를 먹으면 기(氣)가 위로 치솟아서 오장(五臟)의 기능이 끊어진다. 위(胃)를 허약하게 하고 골절(骨節)을 풀어지게 한다. 정월에 먹으면 얼굴 군데군데에 풍증(風症)이 생겨 이동한다. 이러한 안면

---

139) 오규(吳葵): 氣味는 微寒하고 滑하며 無毒하다. 主治는 除客熱, 利腸胃, 大人小兒熱毒下痢, 治淋, 潤燥易産. 짓이겨 火瘡에 붙이고 태워서는 金瘡에 붙인다.

140) 융규(戎葵): 吳葵의 異名이다.

141) 생파: 葱. 氣味는 辛하고 平하나 葉만 溫하다. 無毒하다. 主治는 傷寒寒熱, 中風面目浮腫, 能出汗, 傷寒骨肉碎痛, 喉痺不通, 安胎, 益目精, 除肝中邪氣, 安中利五臟, 殺百藥毒, 頭痛發狂, 霍亂轉筋. 유행성감기를 치료한다.

142) 9규(九竅): 兩眼, 兩耳, 兩鼻孔, 口, 前陰, 肛門.

풍(顏面風)에는 땀을 내는 것이 가장 큰 효력이 있으나 과도하면 정신이 혼미해진다.

胡葱、久食傷神損性、多忘損目、發痼疾。胡臭騏齒人食之、甚。青魚合食生虫。

호총(胡葱)[143]을 오래 먹으면 정신이 손상되고 성품을 버려 자주 잊게 되고 눈에 해로우며 고질병이 생긴다. 겨드랑이 냄새가 나는 자와 치아가 더러운 자가 먹으면 더욱 심하게 되고 청어(青魚)와 함께 먹으면 몸 안에 벌레가 생긴다.

韭、俗呼草鍾乳、病人可食。然多食、昏神暗目、酒後尤忌。不可與蜜同食、未出土爲韭黃、不益人、滯氣。花、動風、過清明勿食、不利萬人心腹痼冷者加劇。霜韭不可食、動宿飲、必吐水。五月食之、損人滋味、乏氣力。不可共牛肉食、成瘕。熱病後十日不可食、發困。葱亦不宜。

부추[144]를 민간에서 초종유(草鍾乳)라고 부르는데 병자가 먹어도 된다. 그러나 많이 먹으면 정신이 혼미해지고 눈이 어두워지는데 음주 후에는 절대 피해야 한다. 꿀과 함께 먹지 말라. 익지 않은 것을 구황(韭黃)이라고 하는데 기(氣)를 응체시키므로 이롭지 않다. 부추 꽃은 풍(風)을 일으키니 청명(清明)[145]이 지나면 먹지 말라. 누구에게나

---

143) 호총(胡葱): 氣味는 辛하고 溫하며 無毒하다. 主治는 溫中下氣, 消穀能食, 殺蟲, 利五臟不足氣, 療腫毒.
144) 부추: 韭. 氣味는 辛微酸하고 溫濇하며 無毒하다. 主治는 歸心, 安五臟, 除胃中熱, 痢病人은 久食함이 不可하다. 溫中下氣, 補虛益陽, 調和臟腑, 令人能食, 止洩血膿, 腹中冷痛, 諸蛇惡蟲毒에 짓이겨 붙인다.
145) 청명(清明): 24節氣의 하나. 양력 4월 5, 6일경

이로움이 없으나 심복(心腹)이 오랫동안 한랭한 자에게는 극히 해롭다. 평소 몸에 있던 이동하는 수분(水分)을 움직여 반드시 물로 토하게 한다. 5월에 먹으면 혀의 미각(味覺)을 버리게 하고 기력(氣力)을 결핍케 한다. 쇠고기와 함께 먹으면 안 된다. 가병(瘕病)이 생기기 때문이다. 열병(熱病)이 나은 지 10일 동안은 부추를 먹어서는 안 된다. 몸이 노곤해지니 파도 역시 금해야 한다.

薤、肥健人、生食引涕唾。與牛肉食作瘕。四月勿食薤、及三冬生食、多涕唾。

염교[146]를 뚱뚱하며 건장한 사람이 날로 먹으면 눈물, 콧물이 나오고 침을 자주 뱉는다. 쇠고기와 함께 먹으면 가증(瘕症)을 이룬다. 4월에는 염교를 먹지 말라. 3동(三冬)[147]에 날로 먹으면 눈물, 콧물이 흐르고 침을 자주 뱉게 된다.

葫、大蒜也。久食傷肝、損目弱陽。煮以合青魚鮓發黃、作虀嗷繪伐命、惟生食、不中煮。暑毒爛嚼下咽卽和。仍禁冷水。四月八月食之、傷神損膽氣、喘悸氣急、腹內生瘡、腸腫、成疝瘕。多食葫行房傷肝、面無光。北方人禀厚、食慣、病少。

호(葫)는 마늘[148]이다. 오래 먹으면 간(肝)을 상하고 눈에 해가 이르

---

146) 염교: 薤 氣味는 辛苦하고 溫滑하며 無毒하다. 主治는 舍瘡瘡敗, 輕身, 不饑耐老, 歸骨, 除寒熱, 去水氣, 溫中散結氣, 諸瘡과 水氣腫痛에 짓이겨 붙인다. 耐寒調中, 補不足.

147) 3동(三冬): 孟冬 – 음력 10월, 仲冬 – 음력 11월, 季冬 – 음력 12월.

148) 마늘: 葫, 大蒜. 氣味는 辛하고 溫하며 有毒하다. 오래 먹으면 눈에 해롭다. 主治는 歸五臟, 散癰腫瘡, 除風邪, 殺毒氣, 下氣, 消穀, 化肉, 水惡瘴氣, 除風濕, 破冷氣, 爛痃癖, 伏邪惡.

며 양기(陽氣)가 약해진다. 마늘을 물에 끓여 청어젓갈과 함께 먹으면 피부가 누렇게 된다. 마늘을 염교와 함께 생선회에 씹어 먹음은 목숨을 베어 내는 짓이다. 마늘은 날로 먹어야만 하지 끓여 먹지는 말라. 그러나 여름에 더위를 먹었을 때 불에 구워 씹어 삼키면 즉시 화평(和平)해진다. 그런 후에 냉수를 금해야 한다.

4월과 8월에 마늘을 먹으면 정신과 담기(膽氣)가 손상되고 호흡이 거칠어지고 숨이 가쁘며 가슴이 뛴다. 배 안이 짓무르고 헐게 되며 장(腸)에 종기가 생겨 산가(疝瘕)[149]를 이룬다. 마늘을 많이 먹고 성교를 하면 간(肝)이 상하여 얼굴에 광택이 없어진다. 북방인은 천품(天稟)이 강장(剛壯)하므로 습관적으로 먹어도 병이 적다.

小蒜、不可常食。食而啖生魚奪氣、陰核疼欲死。三月勿食、傷志。時病差後、與一切食、竟入房、病發必死。

산달래[150]를 항상 먹어서는 안 된다. 날물고기와 함께 먹으면 기운이 빠지며 고환(睾丸)이 죽고 싶을 만큼 아프다. 3월에는 먹지 말라. 의지(意志)를 상하게 된다. 감기가 나은 후 어떤 음식이든지 먹고서 성교하면 병이 생겨 반드시 죽는다.

胡荽、蘹子也。久食令人多忘、胡臭口氣、䘌齒、脚氣加劇。根發痼疾。

---

149) 산가(疝瘕): 疝症으로 인한 瘕病. 163p 註 104) 산증(疝症)과 151p 註 84) 가병(瘕病)을 참고하시라.
150) 산달래: 小蒜, 蒜. 氣味는 辛하고 溫하며 小毒하다. 主治는 歸脾腎, 主霍亂腹中不安, 消穀, 理胃, 溫中, 除邪痺毒氣, 下氣治蠱毒, 蛇蟲이 문 상처나 沙風瘡에 짓이겨 붙인다.

고수[151]는 메밀 종류이다. 오랫동안 먹으면 자주 잊게 되고 겨드랑이 냄새와 입 냄새가 나게 되며 치아가 더러워지고 각기(脚氣)가 더욱 심해진다. 고수뿌리를 먹으면 고질병이 생긴다.

蓼子、是水浸令生芽而食之者、多食令人吐水、損陽、少精、心痛、寒熱、損骨髓。二月食之傷腎。和生魚食奪陰氣、核子痛欲死。

여뀌 씨[152]는 물에 담가 싹이 돋는 것을 먹는 것이 옳다. 많이 먹으면 물을 토하게 되고 양기(陽氣)가 손상되어 정액의 양이 줄게 된다. 심통(心痛)이 생기고 한열(寒熱)도 있게 되며 골수(骨髓)에 해롭다.

여뀌 씨를 2월에 먹으면 신장(腎臟)이 손상된다. 날물고기와 함께 먹으면 음기(陰氣)가 빠져나가 고환이 죽고 싶을 만큼 아프다.

萱草、一名法憂。嫩時取以、爲蔬食之動風、令人昏昏然、終日如醉、因得其名。

원추리[153]를 법우(法憂)라고도 부른다. 연약할 때 취하여 채소 삼아 먹으면 풍(風)을 일으키고 정신도 혼미해져 하루 종일 술 취한 것 같아서 '법우(法憂)'라는 이름을 얻게 되었다.

---

151) 고수: 胡荽. 氣味는 辛하고 溫하며 微毒하다. 主治는 消穀, 治五臟, 補不足, 利大小腸, 通小腹氣, 拔四肢熱, 止頭痛, 療沙癤.

152) 여뀌 씨: 蓼子. 氣味는 辛하고 溫하며 無毒하다. 主治는 明目溫中, 耐風寒, 面浮腫癰瘍, 歸鼻, 除腎氣, 去癰瘍, 止霍亂, 小兒頭瘡에는 여뀌 씨 가루를 꿀과 계란 흰자위에 개어 바른다.

153) 원추리: 萱草, 忘憂. 氣味는 甘涼하고 無毒하다. 主治는 小便赤澁, 身體煩熱, 除酒疸, 消食, 利濕熱, 利胸膈, 安五臟, 輕身明目, 먹으면 근심하지 않게 되고 노래와 음악을 좋아하게 된다.

菘、發諸風冷。有熱人食之、不發病、性冷也。

배추[154]는 여러 풍냉증(風冷症)을 일으킨다. 열 있는 자는 먹어도 병이 생기지 않으니 약성이 냉(冷)하기 때문이다.

芥、多食動風氣、發丹石。與兔肉同食、成惡病。

갓[155]을 많이 먹으면 풍기(風氣)를 일으키고 단석(丹石)에 의한 병을 일으킨다. 토끼 고기와 함께 먹으면 좋지 않은 병을 이룬다.

蕪菁、蔓菁也。根不可多食、令氣脹。子作油、塗頭變蒜髮。

순무[156]는 만청(蔓菁)이다. 뿌리를 많이 먹지 말라. 배가 더부룩해진다. 순무 씨로 기름을 짜서 머리털에 바르면 흰머리로 변한다.

萊菔、力弱人不宜多食、生者滲人血。

단무[157]를 체력이 약한 자가 많이 먹지 말라. 날단무는 사람의 핏속에 스며든다.

---

154) 배추: 菘. 氣味는 甘하고 溫하며 無毒하다. 主治는 通利腸胃, 除胸中煩, 解酒渴, 消食下氣, 治瘴氣, 止熱氣嗽, 和中, 利大小便.

155) 갓: 芥. 氣味는 辛하고 溫하며 無毒하다. 主治는 歸鼻, 除腎經邪氣, 利九竅, 明耳目, 安中, 久食溫中, 止欬嗽上氣, 除冷氣, 去頭面風.

156) 순무: 蕪菁, 蔓菁. 氣味는 根과 葉 모두 苦하고 溫하며 無毒하다. 主治는 利五臟, 輕身益氣, 常食通中, 消食下氣, 治嗽, 止消渴, 去心腹冷痛.

157) 단무: 萊菔. 氣味는 根은 辛甘하고 葉은 辛苦하며 모두 溫하고 無毒하다. 主治는 大下氣, 消穀和中, 止消渴, 利關節, 理顔色, 練五臟惡氣, 制麵毒, 行風氣, 去邪熱氣.

生青菜、時病差後食之、手足青腫。

푸른 날채소를 감기가 나은 후 먹으면 팔다리에 푸른 종기가 생긴다.

一切菜、五月五日勿食之、變百病。

일체의 채소를 5월 5일에는 먹지 말라. 백 가지 병으로 변한다.

一切菜、熟煮熱食之。但凡簷溜滴着者有毒。

일체의 채소는 끓여 익혀 뜨겁게 먹으라. 대저 처마 끝에서 떨어진 물방울이 묻은 채소는 독이 있다.

十月被霜菜、食者而無光、目澁、腰疼。心瘧發時、足十指爪青萎困。

10월에 서리 맞은 채소를 먹은 자는 얼굴에 광택이 없어지고 눈이 따갑고 눈물이 나며 요통이 생긴다. 만약 이로 인해 심학(心瘧)[158]이 생길 때는 모든 발톱이 푸르게 위축된다.

薺菜、不宜麵同食、令人瞀悶發病。凡用甘草皆忌此。

냉이[159]를 밀과 함께 먹지 말라. 가슴이 답답해지며 병이 생긴다. 대저 감초를 쓸 때는 냉이를 피한다.

---

158) 심학(心瘧): 심병(心病)으로 인한 痎瘧. 161p 註 103) 해학(痎瘧)을 참고하시라.

159) 냉이: 薺菜. 氣味는 甘하고 溫하며 無毒하다. 主治는 利肝和中, 利五臟, 根治目痛, 明目益胃, 赤白痢에 根葉을 태운 가루를 먹으면 極效하다.

莧菜、多食動氣、煩悶、冷中、損腹。共蕨及鼈食、生瘕。

비름160)을 많이 먹으면 기(氣)가 움직이고 번민하게 되며 몸 가운데가 냉하게 되니 복부가 손상된다. 고사리 혹은 자라 고기와 함께 먹으면 가증(瘕症)을 이룬다.

董菜、不宜久食、令身重、多腫。只可一二頓。

근채(董菜)161)를 오랜 기간 먹는 것은 좋지 않다. 몸이 무거워지고 종기가 많이 나기 때문이다. 단지 한두 번으로 그쳐야 한다.

蕓薹菜、患腰脚人、多食加劇、損陽氣、發口瘡、齒痛、生虫。胡臭人忌之。

평지162)는, 허리와 다리에 병 있는 자가 많이 먹으면 크게 악화되어 양기(陽氣)가 해침을 받고 입의 안팎이 헐며 치통이 생기고 몸 안에 벌레가 생긴다. 겨드랑이 냄새가 있는 자는 평지를 피하라.

鹿角菜、久食發宿疾、損經絡、少顔色。

청각(靑角)163)을 오래 먹으면 오래 지녔던 병이 재발하고 경락(經絡)

---

160) 비름: 莧菜. 氣味는 甘하고 冷利하며 無毒하다. 主治는 白莧은 補氣除熱, 通九竅, 赤莧은 赤痢와 沙風을 治하고 紫莧은 殺蟲毒, 治氣痢한다.

161) 근채: 董菜. 氣味는 甘하고 寒하며 無毒하다. 즙을 내어 馬毒瘡에 바르거나 먹는다. 蛇咬毒에 바르기도 함. 主寒熱鼠瘻, 오래 먹으면 心下의 煩熱이 없어진다. 氣가 응집되고 응어리가 뭉쳐진 증상을 다스린다.

162) 평지: 芸薹菜. 氣味는 辛하고 溫하며 無毒하다. 主治는 風遊丹腫, 乳癰, 破癥瘕結血, 治産後血風及瘀血, 治腰脚痺, 散血消腫.

163) 청각(靑角): 鹿角菜. 氣味는 甘하고 大寒滑하며 無毒하다. 主治는 下熱風氣, 療小兒骨蒸熱勞, 丹石을

에 해롭고 안색이 감퇴된다.

菠薐菜、北人食肉麵卽平、南人食魚米卽冷。多食冷大小腸、久食脚弱、腰痛。

시금치¹⁶⁴⁾를 북방인이 육류, 밀 음식과 함께 먹으면 기(氣)가 즉시 평탄(平坦)해지나 남방인이 물고기, 쌀과 함께 먹으면 즉시 한랭해진다. 많이 먹으면 대장(大腸)과 소장(小腸)이 냉해지고 오래 먹으면 다리가 약해지고 요통이 생긴다.

蓴菜、多食性滑發痔、引疫氣。上有水銀故也。七月蠟虫着上、令霍亂勿食之。

순채¹⁶⁵⁾를 많이 먹으면 성품이 난잡해지고 치질(痔疾)이 생기며 역기(疫氣)를 끌어 발생시킨다. 순채 끝에 수은(水銀)이 있기 때문이다. 7월에 꿀벌이 앉았던 것을 먹으면 곽란(霍亂)을 일으키니 먹지 말라.

芹菜、生高田者宜人。黑滑也、名水芹、赤色者害人。性寒、和醋食之損齒。春秋、龍帶精入芹中、偶食之。手青、肚滿、痛不可忍。服砂糖三二升、吐出蜥蜴便愈。

미나리¹⁶⁶⁾는 고지(高地)의 밭에서 나는 것이 사람에게 좋다. 검은

먹는 사람이 먹으면 능히 石力을 내린다. 解麵熱.

164) 시금치: 菠薐菜. 氣味는 甘하고 冷滑하며 無毒하다. 主治는 利五臟, 通腸胃熱, 解酒毒, 丹石을 먹는 사람에게 좋다. 通血脈, 開胸膈, 下氣調中, 止渴.

165) 순채: 蓴菜. 氣味는 甘하고 寒하며 無毒하다. 主治는 消渴熱痺, 多食壓丹石, 補大小腸虛氣, 治熱疸, 厚腸胃, 安下焦, 逐水, 解百藥毒幷蠱氣. 붕어와 함께 국으로 끓여 먹으면 下氣시켜 止嘔한다.

습지에서 나는 것은 물미나리라고 한다. 붉은색의 것은 사람에게 해롭다. 약성(藥性)은 한(寒)하다. 식초와 함께 먹으면 치아를 해친다.

봄, 가을에는 파충류의 정액이 미나리 속으로 들어가는데 이러한 것을 먹으면 손이 푸르게 되고 명치부위가 가득 차서 고통을 참기 어렵다. 이때 설탕을 2~3되 먹으면 도마뱀, 전갈 등을 토하고 즉시 낫는다.

苦蕒、夏月食之以益心。蠶婦忌食之。苦苣、不可與蜜同食。

갓나물[167]을 여름에 먹으면 심장(心臟)에 유익하다. 그러나 누에치는 여자는 먹지 말라. 갓나물을 꿀과 함께 먹지 말라.

萵苣、冷、久食昏人目。

상치[168]는 약성이 냉(冷)하므로 오래 먹으면 눈을 어둡게 한다.

白萵苣、冷氣人食之、腹冷。産後不可食、寒中。共飴食生虫。

흰 상치[169]를 냉기(冷氣)가 있는 사람이 먹으면 배가 차가워진다. 산후에 먹으면 몸 가운데가 차가워지니 먹지 말라. 엿과 함께 먹으면

---

166) 미나리: 芹菜, 水靳, 氣味는 甘하고 平하며 無毒하다. 主治는 女子赤沃, 止血養精, 保血脈, 益氣, 令人肥健, 嗜食, 殺石藥毒, 鼻塞身熱. 체내에 김숙이 있는 熱을 없애고 飮酒후의 發熱을 푼다.

167) 갓나물: 苦蕒, 苦苣, 氣味는 苦하고 寒하며 無毒하다. 主治는 五臟邪氣厭, 穀胃痺, 輕身耐老, 腸澼渴熱, 中疾惡瘡, 久服耐飢寒, 調12經脈. 총명하여 지나치게 살펴 잠을 못이루는 증상을 다스리며 오래먹으면 마음이 평안해지고 氣力이 증강된다.

168) 상치: 萵苣, 氣味는 苦하고 冷하며 微毒하다. 主治는 利五臟, 通經脈, 開胸膈, 利氣, 堅筋骨, 去口氣, 白齒牙, 明眼目, 通乳汁, 利小便, 殺蟲蛇毒.

169) 흰 상치: 白萵苣, 氣味는 苦하고 寒하며 無毒하다. 主治는 補筋骨, 利五臟, 開胸膈壅氣, 通經脈, 止脾氣, 解熱毒酒毒, 止消渴. 총명하여 잠이 적은 증상을 다스리고 치아를 희게한다.

벌레가 생긴다.

菪蓬、多食動氣、冷氣人食之、必破腹。

근대[170]를 많이 먹으면 기(氣)가 움직인다. 찬 기(氣)를 가진 자가 먹으면 반드시 복부의 기능이 파손된다.

苜蓿、利大小腸、蜜食下痢、多食瘦人。

거여목[171]은 대장(大腸)과 소장(小腸)을 이롭게 하나 꿀과 함께 먹으면 하리(下痢)하게 되고 많이 먹으면 몸이 수척해진다.

蕨、久食脚弱無力、弱陽、眼暗、多睡、鼻塞、髮落。小兒食之不行、冷氣食之腹脹、生食成蛇瘕。郗鑒鎭丹徒出獵、有甲士折一枝食之、覺心中淡淡成疾、復吐一小蛇、懸屋前漸成乾蕨、信不可生食也。

고사리[172]를 오래 먹으면 다리가 약해져 무력해지고 양기(陽氣)도 약해지고 눈이 어두워지며 잠을 많이 자게 된다. 또한 코가 막히고 머리털이 빠진다. 소아가 먹으면 걷지 못하며 몸이 차가운 사람이 먹으면 배가 더부룩하며 날로 먹으면 사가(蛇瘕)를 이룬다.

극감진(郗鑒鎭)의 군사들이 어느 날 사냥하러 가서 한 군사가 고사리 한 가

---

170) 근대: 菪蓬. 氣味는 甘苦하고 大寒滑하며 無毒하다. 主治는 時行壯熱, 解風熱毒, 諸禽獸傷, 모든 들짐승과 날짐승에게 물린상처에 붙이면 즉시 낫는다. 開胃, 通心膈.

171) 거여목: 苜蓿. 氣味는 苦하고 平滑하며 無毒하다. 主治는 安中利人하니 오래 먹어도 된다. 利五臟, 輕身健人, 利大小腸, 脾胃사이의 邪氣와 熱氣를 씻어 내리고 小腸의 모든 악한 熱毒을 通하게 한다.

172) 고사리: 蕨. 氣味는 甘하고 寒滑하며 無毒하다. 主治는 去暴熱, 利水道, 令人睡, 補五臟不足, 經絡과 筋骨사이의 맺힌 氣와 체내의 毒氣를 푼다.

지를 꺾어 먹고서 가슴과 명치가 은근히 답답하게 느끼며 병이 되었다. 후일 한 마리 작은 뱀을 토하였는데 집 앞에 걸어 놓으니 점점 고사리로 변하였다. 믿어, 날로 먹지 말라.

茄、至冷、五勞不可多、發瘡、損人、動氣、發痼疾。熟者少食無憂、患冷人不可食、秋後食之損目。

가지[173]는 약성이 냉(冷)하므로 5로(五勞)가 있는 사람은 많이 먹지 말라. 많이 먹으면 피부가 헐어 짓무르게 되고 인체에 해롭다. 기(氣)를 움직여 고질병이 생긴다. 익힌 가지를 조금 먹는 것은 걱정 안 해도 된다. 냉병(冷病)이 있는 자는 먹어서는 안 되고 가을 이후에 먹으면 눈에 해롭다.

黃瓜、本名胡瓜、不益人。患脚氣、虛腫者、毒永不除。

오이[174]는 본 이름이 호과(胡瓜)이며 유익하지 못하다. 각기(脚氣)가 있거나 허약해 몸이 부은 자가 먹으면 독을 영구히 제거하지 못한다.

越瓜、色白動氣發瘡、脚弱、不益小兒。時病後勿食、與乳酪鮓、及空心食心痛。

월과(越瓜)[175]는 흰색인데 기(氣)를 움직여 피부를 헐게 하여 짓무

---

173) 가지: 茄. 氣味는 甘하고 寒하며 無毒하다. 主治는 寒熱五臟勞, 治溫疾傳尸勞氣. 腫毒에 식초를 바르고 가지를 부착한다. 散血止痛, 消腫寬腸.

174) 오이: 黃瓜, 胡瓜. 氣味는 甘하고 寒하며 小毒하다. 主治는 淸熱解渴, 利水道. 四肢浮腫에는 오이 한 개와 蓮子 20개를 식초에 끓여서 먹는다.

175) 월과(越瓜): 氣味는 甘하고 寒하며 無毒하다. 主治는 利腸胃, 止煩渴, 利小便, 去煩熱, 解酒毒, 宣洩熱

르게 하고 다리를 약하게 한다. 소아에게 유익하지 못하다. 감기 후에
는 먹지 말라. 동물 젖의 발효식품과 함께 먹거나 빈속에 먹으면 심
통(心痛)이 생긴다.

青瓜、令人多忘。

청과(靑瓜)176)를 먹으면 자주 잊게 된다.

冬瓜、多食陰濕生瘡、發黃疸。九月勿食被霜瓜、向冬發血寒
熱、反惡病。初食吐食、竟心下停水、或爲翻胃。有冷者食之瘦。

동아177)를 많이 먹으면 성기가 습해져 헐고 짓무르게 된다. 황달
(黃疸)이 생기기도 한다. 9월에는 서리 맞은 동아를 먹지 말라. 겨울이
가까워지면 혈액이 이동하여 한열증(寒熱症)이 생긴다. 속이 울렁거리
고 메슥거리는 증상도 생기는데 이때 음식을 처음으로 먹어도 토하
고 결국에는 명치에 수기(水氣)가 정체되거나 번위증(翻胃症)178)이 생
긴다. 몸이 냉한 자가 먹으면 수척해진다.

瓜、能暗人眼、尤不宜老人。中其毒、至秋爲瘧痢。一切瓜苦
者有毒、兩蔕、兩鼻害人。

氣. 久食盆腸胃.

176) 청과(靑瓜): ≪本草綱目≫에 등재되지 않은 것으로 보아 俗名이든지 익지 않은 오이 종류로 思料된다.

177) 동아: 冬瓜. 氣味는 甘하고 微寒하고 無毒하다. 主治는 小腹水脹, 利小便, 止渴, 解毒, 盆氣耐老, 除心
胸滿, 去頭面熱, 消熱毒.

178) 번위증(翻胃症): 返胃, 噎膈, 소화되지 못하여 트림, 딸꾹질, 구토하며 大便不通하는 증. 원인은 血虛, 氣
虛, 有痰, 有熱, 有冷이다. 106p의 註 26) 5열(五噎)을 참고하시라.

오이 종류는 사람의 눈을 어둡게 하니 노인은 절대적으로 좋지 않다. 오이에 중독되면 가을에 이르러 학리(瘧痢)[179]가 된다. 일체의 오이 중에 쓴맛 나는 것에는 독이 있으며 꼭지가 둘이거나 코가 둘인 것도 해롭다.

瓠子、冷氣人食之、病甚。大耗食患脚氣、虛腫人食之毒永不除。

박[180]을 냉기(冷氣)가 있는 사람이 먹으면 그 증상이 더욱 악화된다. 많이 닳아진 박을 먹으면 각기(脚氣)가 생기고 허약하여 몸이 부은 자가 그러한 박을 먹으면 독이 생겨 영구히 제거하지 못한다.

葫蘆、多食令人吐。

호로병 박[181]을 많이 먹으면 토하게 된다.

芋、一名土芝、有紫有白。冬月食不發病、他月不可食。薯蕷亦有紫白、頗勝芋、有小而名山藥者佳。

토란[182]은 토지(土芝)라고도 한다. 붉은색과 흰색이 섞여 있는 토란을 겨울에 먹으면 병이 생기지 않으나 다른 계절에 먹으면 안 된다.

---

179) 학리(瘧痢): 痎瘧으로 인한 痢症. 161p 註 103) 해학(痎瘧)과 189p 註 19) 이질(痢疾)을 참고하시라.

180) 박: 瓠子. 氣味는 苦하고 寒하며 有毒하다. 主治는 面目四肢浮腫, 下水, 令人吐, 利石淋, 吐呀嗽, 療小便不通, 治癰疽惡瘡疥癬.

181) 호로병 박: 葫蘆, 壺盧. 氣味는 甘하고 平滑하며 無毒하다. 主治는 消渴惡瘡, 鼻口中肉爛痛, 利水道, 消熱, 除煩, 治心熱, 利小腸, 丹石을 먹는자는 의당히 먹으라.

182) 토란: 芋. 氣味는 甘辛하고 寒하며 小毒하다. 主治는 解諸藥毒, 끓여 먹으면 甘美로우며 不饑하게 된다. 厚人腸胃, 去熱嗽.

마[183)도 붉으면서 흰색이 있는 것이 있는데 약효가 토란보다 우수하며, 작더라도 명산(名山)에서 나는 것이 훌륭하다.

蒟蒻、冷氣人少食之。曾有患瘵、自謂無生。是物不忌、鄰家修蒟蒻求食之、美。遂多食、竟愈。有病腮癭者數人、余教多食此而愈。

구약(蒟蒻)[184)은 냉기(冷氣)가 있는 사람은 조금만 먹어야 한다.
일찍이 한 노채증(勞瘵症)인 자가 있었는데 스스로 "나는 살지 못한다"고 말하였다. 그러나 구약은 삼가하지 않아도 되므로 이웃에서 구약을 구해 먹으니 느낌이 좋아 자연히 꾸준히 먹다보니 결국 치유되었다. 볼에 혹이 있는 자 여러 명에게 내가 구약을 먹으라고 가르치니 그들도 역시 구약을 열심히 먹고 병이 나았다.

竹笋、多食動氣、發冷瘕。

죽순[185)을 많이 먹으면 기(氣)가 움직이고 냉가(冷瘕)를 이룬다.

茭笋、滑中不宜多。

어린 싹은 몸 가운데를 훑어 내리므로 많이 먹는 것은 안 좋다.

---

183) 마: 薯蕷, 山藥. 氣味는 甘하고 溫平하며 無毒하다. 主治는 傷中, 補虛羸, 除寒熱邪氣, 補中益氣力, 長肌肉, 强陰. 오래먹으면 눈과 귀가 총명해지고 몸이 가볍고 배고프지 않으며 장수하게 된다.

184) 구약(蒟蒻): 氣味는 辛하고 寒하며 有毒하다. 主治는 癰腫風毒. 腫起위에 붙인다. 主消渴.

185) 죽순: 竹笋. 氣味는 甘하고 微寒하며 無毒하다. 主治는 消渴, 利水道, 益氣, 利膈下氣, 化熱消痰爽胃. 오래 먹어도 좋다.

生薑、九月九日勿食之、傷神損壽。乾薑、姙多食內消。

생강(生薑)[186]을 9월 9일에 먹지 말라. 정신이 손상되어 수명이 감소된다. 건강(乾薑)[187]을 임신부가 많이 먹으면 갈증이 생긴다.

椿芽、多食神昏。

참죽나무 싹[188]을 많이 먹으면 정신이 혼미해진다.

楡仁、多食發熱心痛。

느릅나무 씨[189]를 많이 먹으면 열이 나고 심통(心痛)이 생긴다.

菌、地生爲菌、木生爲檽、爲木耳、爲蕈。新蕈有毛者、下無紋者、夜有光者、煮不熟者、欲爛無虫者、煮訖照人無影者、春夏有惡虫毒蛇經過者、皆殺人。誤食毒菌、往往笑不止而死。惟掘地爲坎、投水攪、取淸者飮之。

땅에서 자라난 버섯[190]을 버섯이라 하고 나무에서 생긴 것을 누

---

186) 생강(生薑): 氣味는 辛하고 微溫하며 無毒하다. 主治는 久服去臭氣, 通神明, 歸五藏, 除風邪寒熱傷寒, 頭痛鼻塞, 欬逆上氣, 止嘔吐, 去痰下氣, 去水氣滿.

187) 건강(乾薑): 氣味는 辛하고 溫하며 無毒하다. 主治는 胸滿欬逆上氣, 溫中止血出汗, 逐風濕痺, 腸澼下痢, 寒冷腹痛, 中惡霍亂脹滿, 風邪諸毒, 皮膚間結氣.

188) 참죽나무 싹: 椿芽. 氣味는 苦하고 溫하며 小毒하다. 主治는 消風祛毒.

189) 느릅나무 씨(楡仁): 氣味는 微辛하고 平하며 無毒하다. 主治는 婦人帶下, 能助肺殺諸蟲, 下氣, 令人能食, 消心腹間惡氣, 卒心痛. 많이 먹으면 잠이 많게 된다.

190) 버섯: 菌. 단단한 곳에서 생긴 버섯을 菌이라고 하고 무른 곳에서 생긴 버섯을 芝라고 부른다. 靑芝는 酸平無毒하고 主治는 明目補肝한다. 赤芝는 苦平無毒하고 主治는 胸中結, 益心氣한다. 黃芝는 甘平無毒하고 主治는 心腹五邪, 益脾氣, 安神한다. 白芝는 辛平無毒하고 主治는 欬逆上氣, 益肺氣, 通利口鼻한다. 黑芝는 鹹平無毒하고 主治는 癃, 利水道, 益腎氣, 通九竅, 久服輕身不老한다.

(檽), 목이(木耳),[191] 심(蕈)이라고 부른다. 새로 돋은 심(蕈) 중에서 털난 것, 아래쪽에 무늬 없는 것, 밤에 광택 있는 것, 끓여도 익지 않는 것, 갈라 터져도 벌레가 꼬이지 않는 것, 달인 물에 사람이 비치지 않는 것, 봄과 여름에 위로 나쁜 벌레나 독사가 지나간 것들은 모두 사람을 죽게 한다. 잘못하여 독버섯을 먹고서 웃음을 그치지 못하여 죽게 된 자의 유일한 치료법은, 땅을 파 구덩이를 만든 다음 그 구덩이에 물을 부어 채운 후 저어 위쪽의 맑은 물을 취하여 먹이는 것이다.

木菌、楮、槐、楡、柳、桑、五木之耳可食。冬春無毒、木耳亦不宜多食。如前所云者、皆殺人。又赤色、仰而不覆者、及生野田中者皆毒、又發冷氣風痔、多睡無力。

나무버섯으로 닥나무,[192] 회화나무,[193] 느릅나무,[194] 버드나무,[195] 뽕나무[196], 이 다섯 나무에서 돋은 버섯은 먹을 수 있다. 겨울과 봄은 무독하다 해도 많이 먹는 것은 좋지 않다. 그러나 전술(前述)한 것들을 먹으면 죽는다. 또한 적색(赤色)인데 위를 향하면서 덮여 있지 않은 것과 들이나 밭에서 자란 것도 대부분 독이 있다. 목이는 냉기(冷氣)를 일으키고 풍(風)으로 인한 치질(痔疾)도 일으키며 잠을 많이 자

---

191) 목이(木耳): 氣味는 甘하고 平하며 小毒하다. 主治는 益氣不飢, 輕身强志, 斷穀治痔.

192) 닥나무(버섯): 楮耳. 氣味는 甘寒하고 無毒하다. 主治는 陰痿水腫, 益氣充肌明目, 久服不飢不老, 輕身, 壯筋骨.

193) 회화나무(버섯): 槐耳. 氣味는 苦辛하고 平하며 無毒하다. 主治는 五痔脫肛, 下血心痛, 婦人陰中瘡痛, 治風破血.

194) 느릅나무(버섯): 楡耳. 主治는 令人不飢.

195) 버드나무(버섯): 柳耳. 主治는 補胃理氣.

196) 뽕나무(버섯): 桑耳. 氣味는 甘하고 平하며 有毒하다. 主治는, 黑者는 主女人漏下赤白汁, 血病癥瘕積聚, 陰陽寒熱, 無子. 白者는 止久洩, 益氣不飢. 舍色者는 治癖飮積聚, 腹痛.

게 하고 무력하게 한다.

甘露子、不宜生食、不可多食、生寸白。與魚同食生翻胃。

감로자(甘露子)[197]를 생식하는 것은 좋지 않으며 많이 먹지도 말라. 촌충(寸蟲), 백충(白蟲)이 생기기 때문이다. 물고기와 함께 먹으면 번위(翻胃)가 생긴다.

食茱萸、六七月食之傷神氣。同蒿多食滿。蒔蘿根、曾有食者殺人。

식수유(食茱萸)[198]를 6, 7월에 먹으면 정신이 손상된다. 다북쑥과 함께 먹으면 배가 더부룩해진다. 예전에 시라근(蒔蘿根)[199]과 함께 먹고서 죽은 사람도 있다.

---

197) 감로자(甘露子): 甘露蜜. 氣味는 甘하고 平하며 無毒하다. 主治는 胸膈諸熱, 明目止渴.

198) 식수유(食茱萸): 氣味는 辛苦하고 大熱하며 無毒하다. 主治는 吳茱萸와 同一한데 藥力은 못 미친다. 療水氣에 사용하면 매우 좋다. 心腹冷氣痛, 中惡除欬逆, 去臟腑冷, 溫中甚良, 療蠱毒, 去暴冷腹痛, 食不消, 殺腥物.

199) 시라근(蒔蘿根): 小茴香의 正式名稱은 蒔蘿이고 씨를 약용으로 한다. 根의 용도는 《本草綱目》에도 보이지 않는 것으로 보아 誤添字일 수도 있다. 小茴香의 子의 氣味는 辛하고 溫하며 無毒하다. 主治는 小兒氣脹, 霍亂嘔逆, 腹冷不下食, 兩肋痞滿, 健脾, 開胃氣, 溫腸, 殺魚肉毒, 補水臟.

8. 날짐승 飛禽

雞、黃者宜老人、烏者煖血、産婦宜之。具五色食者必
狂。六指玄雞、白頭家雞、及野禽生子有八字文、及死不伸
足、害人。

누런 닭[200]은 노인에게 이롭다. 오계(烏雞)[201]는 혈액을 따뜻하게
하므로 산모(産母)에게 좋다. 오색을 모두 갖춘 닭을 먹으면 반드시
미친다. 발가락이 여섯인 검은 닭, 흰 머리의 집 닭, 야생 날짐승이 낳
은 알에 8자(八字) 무늬가 있는 것, 다리를 뻗지 못하고 죽은 닭 등은
모두 사람에게 해롭다.

烏雞合鯉魚食、生癰疽。

오계(烏雞)를 잉어와 함께 먹으면 옹저(癰疽)가 생긴다.

---

200) 누런 닭: 黃雌鷄. 氣味는 甘酸鹹하고 平하며 無毒하다. 主治는 傷中消渴, 腸澼洩痢, 補益五臟, 絶傷,
療五勞, 益氣力, 治勞劣, 添髓神精, 助陽氣, 暖小腸, 止洩精, 소변을 참지 못하고 자주보는 증상을 치료
한다.

201) 오계(烏雞): 烏雄鷄. 氣味는 甘하고 微溫하며 無毒하다. 主治는 補中止痛, 止肚通, 心腹惡氣, 除風濕麻
痺, 諸虛羸, 安胎, 治折傷.

丙午日忌食雞雉。

병오일(丙午日)에는 닭과 꿩을 먹는 것을 피하라.[202]

四月勿食暴雞肉作疽、腋漏、男女虛勞乏氣。八月食之傷神
氣。妊婦多食、子患諸虫。妊食雞子多、令子失音。

4월에는 구운 닭고기를 먹지 말라. 옹저가 생기고 겨드랑이에서 땀
이 나게 되며 남녀가 허로증(虛勞症)이 생겨 기력이 부족해진다. 8월
에 닭고기를 먹으면 정신이 손상된다. 임신부가 닭고기를 많이 먹으
면 태어난 아기의 배 속에 벌레가 많게 된다. 임산부가 계란을 많이
먹으면 태어난 아기가 목이 쉬게 된다.

雞子、動風動氣、合鱉肉食害人、合犬肝害人、合犬肉泄痢、
合魚汁肉汁成心瘕、合獺肉遁尸。

계란(雞卵)[203]은 풍(風)을 일으키고 기(氣)도 움직인다. 자라 고기와
함께 먹으면 해로우며 개의 간(肝)과 함께 먹어도 해롭다. 계란을 개
고기와 함께 먹으면 설리(泄痢)를 하게 되고 물고기 즙이나 육즙(肉汁)
과 함께 먹으면 심가(心瘕)[204]를 이룬다. 수달고기와 함께 먹으면 시
궐(尸厥)[205]을 이룬다.

---

202) 병오일(丙午日)~피하라: 닭과 꿩은 五行중 火에 속한다. 성격이 급하고 熱性의 성품이기 때문이다. 그
런데 丙과 午도 모두 五行중 火에 속하니 火가 極熱한 날 火性의 동물을 먹으면 火가 극도로 왕성해져
熱性疾患을 일으킨다. 그러므로 고혈압, 두통환자는 닭고기를 금해야 한다.

203) 계란(雞卵): 氣味는 甘하고 平하며 無毒하다. 主治는 鎭心, 安五臟, 止驚安胎, 男子陰囊濕癢, 開喉聲失
音. 유행성 감기로 인해서 發狂하여 달리는 증상을 다스린다. 식초에 끓여 먹으면 赤白久痢와 産後虛痢
를 다스린다. 술로 만들어 먹으면 止産後血運, 暖水臟, 縮小便, 止耳鳴한다.

204) 심가(心瘕): 心病이 원인인 瘕病.

鷄子白、合葱蒜氣短、合生葱、犬肉、穀道流血。疥、食鷄、
鴨子、眼翳。鷄、過宿收不密、蜈蚣必集其中、不再煮而食之、
爲害非輕。

계란 흰자위206)를 파뿌리, 마늘과 함께 먹으면 호흡이 가빠지고 날
파, 개고기와 함께 먹으면 항문으로 피를 쏟는다. 피부가 가렵고 헌
자가 닭고기나 오리 알을 먹으면 눈에 막이 끼어 잘 보이지 않는다.
닭고기를 보관하여 밤을 넘길 때는 반드시 지네들이 몰려들어 안으
로 들어간다. 다시 끓여서 먹지 않으면 피해가 가볍지 않다.

雉、離禽也。損多益少、久食瘦人。春夏多食有毒、九月至十
一月稍補、他月發痔、及瘡疥。八月忌之、益人神氣。丙午日不
可食、明主於火也。四月勿食、氣逆。和胡桃、菌子同食下血。
有病疾者、不宜和蕎麥麵食、生肥虫卵。不與葱同食、生寸白。

꿩은 ≪주역(周易)≫207)의 이괘(離卦)208)에 응하는 날짐승이다. 유해
함은 많고 유익함은 적으므로 오랫동안 먹으면 몸이 수척해진다. 봄,
여름에 많이 먹으면 유독하여 해롭고 9월~11월에 먹으면 조금은 몸

---

205) 시궐(尸厥): 정신이 제자리를 지키지 못하고 몸 밖으로 나도는 사이에 尸鬼가 침입하여 意識昏迷, 人事
不省되는 병.

206) 계란 흰자위: 鷄子白. 氣味는 甘하고 微寒하며 無毒하다. 主治는 目熱赤痛, 除心下伏熱, 止煩滿欬逆,
小兒下泄, 婦人難産, 胞衣不出. 팥가루에 개어 熱毒으로 인하여 발생한 붉은 종기나 浮腫性耳下腺炎에
바르면 神效하다.

207) ≪주역(周易)≫: 우주변화의 원리를 64卦象의 演繹에 의해 설명한 책. 5천 년 전 河水에서 龍馬가 출
현하니 伏羲氏가 용마의 등 뒤에 있는 河圖를 처음 보고 八卦를 만들어 易의 祖宗이 되었다. 그 뒤 洛
水에서 神龜가 나와 등 뒤의 洛書를 文王이 보고 이치를 깨달아 後天八卦를 만들고 64卦에 卦辭를 붙
였다. 그 뒤 周公이 64卦의 384爻에 爻辭를 붙였으며 孔子가 十翼을 贊하여 ≪周易≫을 완성하였다.

208) 이괘(離卦): ☲ 一陰이 二陽 사이에 걸려 있어 밖은 밝고 안은 어두우므로 불이 환히 비추는 상이다.
人事的으로는 中女에 해당하며 밝은 해와 껍질이 단단한 거북 등이 이에 속한다. 五行上으로는 火이고
後天八卦로는 南方이다.

을 보할 수 있으나 다른 달에 먹으면 치질과 피부 가려움, 부스럼 등이 생긴다. 8월에 먹지 않으면 신기(神氣)를 더하게 된다. 병오일(丙午日)은 신명(神明)이 화(火)를 주관하니 꿩고기를 먹지 말라. 4월에 먹으면 기(氣)가 위로 치솟으므로 불가하다. 호도나 버섯과 함께 먹으면 하혈(下血)하게 된다. 병 있는 자가 메밀국수와 함께 먹으면 큰 충란(虫卵)이 생긴다. 파뿌리와 함께 먹으면 촌충(寸蟲), 백충(白蟲)이 생기니 불가하다.

鶩、鴨也。六月勿食益神氣。黑鴨滑中、發冷痢。脚氣人不可多食、有毒。妊娠多食、令子倒生。

집오리²⁰⁹⁾는 흔히 부르는 오리이다. 6월에 먹지 않으면 정신을 더한다. 검은 집오리는 몸 가운데를 훑어 내려 냉리(冷痢)를 발생케 한다. 유독하므로 각기증(脚氣症)이 있는 자는 많이 먹지 말라. 임신부가 집오리를 많이 먹으면 출산할 때 아기가 거꾸로 나온다.

野鴨、不可與胡桃、木耳同食。異苑曰、章安有人元、嘉中噉鴨肉成痕、胷滿、面赤、不得飮食。醫以秫米食之、湏臾吐一鴨雛、遂差。此因肉生所致、又食過而然。

들오리²¹⁰⁾를 호두나 나무버섯과 같이 먹지 말라.
≪이원(異苑)≫²¹¹⁾에 이르기를, 장안(章安)에 사는 사람이 원가(元嘉) 중에

---

209) 집오리: 鶩, 氣味는 甘하고 冷하며 微毒하다. 主治는 補虛除客熱, 療小兒驚癇, 解丹毒, 止熱痢, 頭生瘡腫, 臟腑를 이롭게 하고 소변보는 기능을 좋게 한다.

210) 들오리: 野鴨, 鳧. 氣味는 甘하고 涼하며 無毒하다. 主治는 補中益氣, 平胃消食, 除12種蟲. 몸에 여러 종류의 熱瘡이 있어 오랫동안 낫지 않던 자가 많이 먹으면 낫는다.

들오리고기를 먹고 가병(瘕病)이 생겨 얼굴이 붉어지고 가슴이 꽉 찬 듯 답답
하여 음식을 먹지 못하였다. 의원이 찰조를 먹이니 잠시 후에 새끼 오리 하나
를 토하고서 나았다. 이는 오리를 먹었기 때문인데도 그는 후일 또 오리를 먹
고서 재발하였다.

白鵝、肉性冷、多食霍亂、發瘤疾。卵不可多食。蒼鵝發瘡膿。

흰 거위212)의 고기는 약성이 냉(冷)하므로 많이 먹으면 곽란(霍亂)
을 일으키고 고질병이 생긴다. 알도 많이 먹지 말라. 푸른 거위의 고
기를 먹으면 피부가 헐고 갈라져 고름이 흐른다.

鵪鶉、四月以前未可食。與猪肝同食、面生黑子、與菌同食發痔。

메추라기213) 고기는 4월 이전에 먹지 말라. 메추라기 고기와 돼지
간을 함께 먹으면 얼굴에 검은 점이 생긴다. 버섯과 함께 먹으면 치
질이 생긴다.

鷓鴣、此鳥天地之神、每月取一隻、饗至尊。自死者忌之。

천지(天地)의 신들은 매월 자고새214) 한 마리를 잡아 지존(至尊)께

---

211) ≪이원(異苑)≫ : 書名. 宋代의 劉敬叔이 撰한 10卷. 神怪之事가 대부분이나 문장이 簡古하면서 意態를
    갖추니 唐人의 小說種類와는 다르다.

212) 흰 거위: 白鵝. 氣味는 甘하고 平하며 無毒하다. 主治는 利五臟, 解五臟熱, 丹石을 먹는 사람은 의당히
    흰거위고기를 먹으라.

213) 메추라기: 鵪鶉. 氣味는 甘하고 平하며 無毒하다. 主治는 補五臟, 益中積氣, 實筋骨, 耐寒暑, 消結熱,
    소아의 疳症과 五色의 下痢症을 다스린다.

214) 자고새: 鷓鴣. 氣味는 甘하고 溫하며 無毒하다. 主治는 能利五臟, 益心力聰明. 독버섯을 먹고 瘡이 생
    겼거나 溫瘴症인 자가 살과 털을 술에 달여서 먹으면 좋다.

음식으로 만들어 바친다. 저절로 죽은 것은 피해야 한다.

　山雞、頓食發五痔、和蕎麥食生瘡。竹雞類也。 南唐相馮延、已
苦腦痛、久不減。太醫吳延紹詰庖人曰、相公平日多食鷓鴣、山雞。吳曰、得之
矣。投以甘草湯而愈。盖此禽多食烏頭、半夏、有毒、以此解之。又類編通判
楊立之官南方、多食鷓鴣生唯癰、膿血日夕不止。泗水楊吉老、令先啖生薑一斤
愈。盖以製半夏毒也。唐崔魏公、以多食竹雞暴亡。梁新命掠生薑汁、折齒灌之
復活。亦此意也。

　산닭[215]을 일시에 많이 먹으면 5치(五痔)[216]가 생기고 메밀과 함께
먹으면 피부가 짓무르고 헐게 된다. 산닭은 죽계(竹雞)의 한 종류이다.
　남당(南唐)의 재상 풍연(馮延)은 오래전부터 두통이 심했으나 나아지지 않
았다. 태의(太醫) 오연소(吳延紹)가 요리사에게 물으니 답하기를, "상공께서는
평일 자고새, 산닭들을 많이 드십니다." 오연소가 "이제 알았도다!" 오연소는
풍연에게 감초탕(甘草湯)[217]을 투여하여 치유하였다. 자고새, 산닭 등은 평소
유독한 오두(烏頭)[218]와 반하(半夏)[219]를 많이 먹어 몸 안에 독이 있으므로
이렇게 해독한 것이다.
　또 한 예를 들면, 유편통판(類編通判) 양립지(楊立之)가 남방으로 전근을 갔

---

215) 산닭: 竹鷄. 氣味는 甘平하고 無毒하다. 主治는 野鷄病, 殺蟲.

216) 5치(五痔): 牡痔, 牝痔, 脈痔, 血痔, 腸痔.

217) 감초탕(甘草湯): 甘草 달인 물. 甘草는 한약재 중에서 가장 대표적인 해독제로 百藥의 중독을 다스린다.
　　氣味는 甘하고 平하며 無毒하다. 主治는 五臟六腑寒熱邪氣, 堅筋骨, 長肌肉, 倍氣力, 久服輕身延年, 溫
　　中下氣, 煩滿短氣, 安和72種石 1200種草.

218) 오두(烏頭): 射罔. 氣味는 辛하고 溫하며 大毒하다. 主治는 中風惡風, 洗洗出汗, 除寒濕痺, 欬逆上氣,
　　破積聚寒熱, 消胸上痰冷, 食不下, 心腹冷痰.

219) 반하(半夏): 氣味는 辛하고 平하며 有毒하다. 主治는 傷寒, 寒熱, 心下堅, 胸脹欬逆, 頭眩, 咽喉腫痛, 腸
　　鳴下氣止汗, 心腹과 胸膈에 痰熱 맺혀 가득한 증상을 해소시킨다.

다. 자고새를 많이 먹자 옹저(癰疽)가 생기더니 터져 피고름이 아침저녁으로 그치지 않고 흘러나왔다. 이를 안 사수(泗水)에 사는 양길로(楊吉老)가 생강 한 근을 씹어 먹게 하니 나았다.

당대(唐代)의 최위공(崔魏公)도 죽계(竹雞)를 많이 먹고 졸도하였다. 이를 본 양신명(梁新命)이 생강을 짓찧어 그 즙을 치아를 부수고 입안에 흘려 넣으니 다시 살아났다. 이 또한 같은 원리이다.

鴛鴦、肉常食之患大風。

원앙새[220] 고기를 항상 먹으면 큰 풍증(風症)이 생긴다.

雀、肉不與李同食。合醬食、妊娠所忌。

참새[221] 고기를 자두와 함께 먹지 말며 간장과 함께 먹어서도 안 된다. 임신부는 참새 고기를 피하라.

鶉鴿、雖益人、病者食之、多減藥力。

흰 산비둘기[222]가 몸에 이롭기는 하나 병자가 약과 함께 먹으면 약 효가 크게 감소된다.

---

220) 원앙새: 鴛鴦. 氣味는 鹹하고 平하며 小毒하다. 主治는 諸瘻疥癬, 令人肥麗. 부부간에 불화한 자가 상대에게 알지 못하게 원앙새고기를 먹이면 서로 사랑하게 된다.

221) 참새: 雀. 氣味는 甘溫하고 無毒하다. 主治는 起陽道, 令人有子, 壯陽益氣, 暖腰膝, 縮小便, 治血崩帶下, 益精髓, 宜常食之.

222) 흰 산비둘기: 鶉鴿. 氣味는 鹹平하고 無毒하다. 主治는 解諸藥毒, 人馬久患疥, 調精益氣, 治惡瘡疥癬, 風瘡白癜

雄鵲、婦人不可食、燒毛納水中、沈者是雄。

수까치[223]를 부인이 먹으면 안 된다. 까치 털을 태워 물에 떨어뜨려 가라앉으면 수컷이다.

烏鴉、肉澁不中食。

까마귀[224] 고기는 맛이 떫으므로 먹기에 적합하지 않다.

燕、肉食者必爲蛟龍所害。

제비[225]고기를 먹은 자는 기필코 교룡(蛟龍)에게 해를 입는다.

杜鵑、初鳴先聞者、主別離、學其聲吐血。厠上聞者不祥、作犬聲應之、吉。

두견새가 울 때 그 울음소리를 처음 들은 자는 이별을 하게 되고 울음소리를 흉내 내면 피를 토한다. 측간(厠間)에서 두견새 울음소리를 들었을 때는 상서롭지 못하니 개 짖는 소리로 응대하면 길하다.[226]

---

223) 수까치: 雄鵲. 氣味는 甘寒하고 無毒하다. 主治는 石淋, 消結熱, 治消渴疾, 風症을 없애고 大小腸의 흡수기능을 도우며 팔다리의 煩熱을 다스린다.

224) 까마귀: 烏鴉. 氣味는 酸澁하고 平하며 無毒하다. 主治는 瘦病效嗽, 骨蒸勞疾, 小兒癎疾及鬼魅, 治暗風癎疾, 五勞七傷.

225) 제비: 燕. 氣味는 酸平하고 有毒하다. 《本草綱目》에는 陶弘景의 말을 인용하여 먹지 말라고 하였고 著者 李時珍도 엄금하였으나 主治는 出痔蟲, 瘡蟲이라 하였다. 제비는 蛟龍의 절친한 벗이라는 전설이 있다.

226) 두견새가 울 때 ~응대하면 길하다: 《蜀王本紀》에 이르기를, 望帝 杜宇가 신하의 아내와 私通한 죄로 禪位하여 궁궐을 떠날 때 두견새가 매우 슬프게 울어 蜀人들은 望帝와 슬픔을 같이하였다고 믿었다. 두견새는 우는 소리가 구슬퍼 詩歌에서 남녀 이별의 哀傷을 묘사하는 데 자주 쓰이며, 개는 성품이 忠直하므로 불변의 眞情을 맹서하는 데 빈번히 쓰인다. 화장실은 누구라도 저절로 性의 定體性이 느껴지

凡禽自死、口不閉者殺人。

무릇 날짐승이 저절로 죽었는데 입을 다물지 못한 것의 고기를 먹
으면 죽는다.

는 공간이므로 때로는 異性이 연상되기도 한다. 화장실에서 연인과의 情事를 상상하고 있는데 난데없이
이별을 연상케 하는 두견새 울음소리는 情趣를 깨뜨리니 불변하는 眞情의 상징인 개의 짖는 소리로써
응대하여 不吉을 相殺시키는 呪術이다. 本 呪術은 ≪荊楚歲時記≫에 등재되어 있다.

卷之三　253

9. 들짐승 走獸

猪肉之用最多、然不宜人。食之暴肥、致風虛也。閉血
脈、弱筋骨、虛人肌、病人、金瘡者、尤甚食其肉。飲酒、
不可臥秫穰中。又白猪、白蹄雜青者、不可食。猪腎、理腎
氣、多食腎虛、久食少子、脂作燈目暗、膏忌烏梅。肝、肺
共魚鱠、或飴食之、作癩疽、共鯉魚子食傷神。八月勿食、
佳。腦子損陽、臨房不能擧。令食者以塩、酒、是引賊也。
曾不思、皮尚可消、而不覺其毒耶。頭動風、其觜尤毒、風
人不宜。食者以竹葉燒煙、撑口熏之、得口鼻涎出則無害。
肉用良薑、桑白皮、皂角、黃蠟各少許、同煮食之、不發
風。不得和雞子同食、令人滿悶。猪不薑食之、中年氣血
衰、面生黑鼾。兪氏云、猪肉生薑同食、發疾風。又云、發
大風。野猪肉微動風、青蹄不可食。江猪多食、體重。

돼지[227]고기는 사람들이 제일 많이 먹는 육류이기는 하나, 먹으면
갑자기 비만해지고 허약한 부위에서 풍증이 생기게 되므로 그다지

---

227) 돼지: 豬, 豚, 豕. 氣味는 苦微寒하고 小毒하다. 主治는 療狂病久不愈. 壓丹石. 熱毒을 푸니 熱있는 비
    만자는 의당히 먹으라. 腎氣虛弱을 保하고 水銀中毒에서 오는 風疾과 흙구덩이 속에 들어가 惡氣에 중
    독된 증을 다스린다.

좋다고 할 수는 없다. 혈맥을 막히게 하고 근골을 약하게 하며 허약한 자는 기육(肌肉)에 병이 생긴다. 쇠붙이로 인한 상처가 있는 자는 이런 증상이 더욱 심하다. 돼지고기와 함께 술을 먹고서 차조 밭, 볏짚 가운데 눕지 말라. 또한 흰 돼지로서 흰 발굽 중에 푸른색이 잡스럽게 섞여 있는 것은 그 고기를 먹지 말라.

돼지 신장228)은 신장(腎臟)의 기(氣)를 순리(純理)케 하나 많이 먹으면 신장이 허해지고 오랫동안 먹으면 자녀를 적게 낳게 된다.

돼지기름으로 등불을 밝히면 눈이 어두워지고 돼지비계229)는 오매(烏梅)와 함께 먹지 말라.

돼지 간,230) 돼지 폐231)를 물고기 회와 함께 먹거나 엿과 함께 먹으면 옹저(癰疽)가 생기고 잉어알과 함께 먹으면 정신이 손상된다. 8월에는 먹지 않는 게 좋다.

돼지 뇌232)를 먹으면 양기(陽氣)가 손상되어 성교 때에 발기가 되지 않는다.

돼지고기를 먹을 때 타인에게 소금과 술을 권함은 도적을 불러들이는 짓이다.

돼지 껍질에 대해서 사람들은 일찍부터 생각해 보지 않고 소화만 되면 그만인 줄 알 뿐 독이 있음을 모른다. 돼지머리를 먹으면 풍증

---

228) 돼지 신장: 豚腎. 氣味는 氣味는 鹹冷하고 無毒하다. 主治는 理腎氣, 通膀胱, 暖膝, 治耳聾, 補虛壯氣, 消積滯, 除冷利, 止消渴.

229) 돼지비계: 豚脂膏. 氣味는 甘하고 微寒하며 無毒하다. 主治는 解蚘芫靑毒, 解地膽亭, 長野葛, 硫黃毒, 諸肝毒, 利腸胃, 通小便, 除五疸水腫.

230) 돼지 간: 豚肝. 氣味는 苦溫하고 無毒하다. 主治는 小兒驚癇, 主脚氣, 治冷勞腸虛, 冷洩久泪, 赤白帶下, 補肝明目, 療肝虛浮腫.

231) 돼지 폐: 豚肺. 氣味는 甘하고 微寒하며 無毒하다. 主治는 補肺虛欬嗽, 肺虛嗽血.

232) 돼지 뇌: 豚腦. 氣味는 甘寒하고 有毒하다. 主治는 風眩腦鳴, 凍瘡, 癰腫에는, 돼지 뇌를 종이에 발라 붙여 마르면 다시 바꾸어 붙인다.

을 일으키고 위아래 턱에는 큰 독이 있으니 풍증(風症)이 있는 자는 피해야 한다. 그러나 위아래 턱을 벌린 후 죽엽(竹葉)을 불태워 그 연기로 위아래 턱의 안팎을 쐬어서 돼지의 입과 코에서 타액(唾液)과 콧물이 흐르면 머리와 위아래 턱을 먹어도 해를 입지 않게 된다.

돼지고기에 양강(良薑), 상백피(桑白皮), 조각자(皀角子), 황랍(黃蠟)을 각각 조금씩 넣어서 함께 끓여서 먹으면 풍증이 생기지 않는다. 계란과 함께 먹지 말라. 가슴이 답답하여 번민(煩悶)케 된다. 돼지고기를 생강과 함께 먹지 않으면 중년인(中年人)은 기혈(氣血)이 쇠해지고 얼굴에 검은 반점이 생긴다. 그러나 유씨(俞氏)는, 돼지고기를 생강과 함께 먹으면 급속한 풍(風)이 온다고 말하고 또 다른 자는 대풍(大風)이 온다고 말한다.

멧돼지고기를 먹으면 경미한 풍이 온다. 푸른 발목의 돼지는 먹지 말라. 강가에 사는 돼지[233]를 많이 먹으면 몸이 무거워진다.

羊肉性大熱。時病愈、百日內不可食、食則復冷骨蒸。和鮓食傷人心、和生魚酪食害人。生脂宿有熱者、不可食。蹄甲中有珠子白者、名懸筋、發人癲。肝和猪肉及梅子、小豆食之、傷人心。大病人妊娠食肝、令子多厄。一切羊肝共生椒食之、破五臟、傷心、小兒彌忌之。肚子、病人共飯常食之、久成翻胃、作噎病。共甜粥食之、多睡、吐清水。腦子、男子食之、損精少子。欲食者、研細醋和之。猪腦亦然、不食佳。白羊黑頭、食其腦作腸癰。飲酒後不得食羊、豕腦、大害人。心有孔者殺人。一

---

233) 강가에 사는 돼지: 江猪. 氣味는 酸平하고 小毒하다. 主治는 254P 註 227) 돼지와 같다.

角者殺人。殺羊、靑羝羊也。肉以水中、柳木及白楊木、不得於
銅器內煮、食之丈夫損陽、女子絶陰、暴下不止。髓及骨汁合
食、煩熱難退、動利。六月勿食、以益神氣。靑羊肝和小豆食
之、目少明。羊不醬同食、久而生癩、發癇疾。

양[234]고기는 약성이 대열(大熱)하므로 감기가 나은 뒤 100일 이내
에는 먹지 말라. 먹으면 재발하여 뼈까지 쑤시게 된다. 젓갈과 함께
먹으면 심장(心臟)이 손상된다. 물고기 즙을 발효시킨 식품과 함께 먹
으면 해롭다. 생비계를 하룻밤 이상 두어 열이 있으면 먹지 말라. 발
굽 중에 있는 흰 구슬은 그 이름이 '현근(懸筋)'이다. 이러한 양의 고
기를 먹으면 병이 생긴다. 양간(羊肝)[235]을 돼지고기 및 매실, 소두(小
豆)와 함께 먹으면 심장이 손상된다.

큰 병이 있는 여자가 임신한 채로 양간을 먹으면 출생한 아기는 여
러 액난(厄難)을 만난다. 모든 양 종류의 간과 생초(生椒)를 함께 먹으
면 오장(五臟)이 파손되고 마음이 상하니 소아는 크게 피해야 한다.

양 위(羊胃)[236]를 병자가 밥과 함께 항상 먹은 지 오래되면 번위(翻
胃)를 이루고 트림, 딸꾹질을 자주 하게 된다. 양 위(羊胃)를 단맛 나는
죽 종류와 함께 먹으면 잠을 많이 자게 되고 맑은 물을 토한다.

양 뇌(羊腦)[237]를 남자가 먹으면 정액이 적어져 자녀를 적게 낳게

---

234) 양: 羊. 氣味는 苦甘하고 大熱하며 無毒하다. 主治는 暖中, 頭腦大風汗出, 虛勞寒冷, 補中益氣, 安心止
驚, 止痛, 利産婦, 산모가 젖이 몸에 남아 있어 생긴병을 다스리고 중풍으로 어지럽고 몸이 마른 증상을
치료하며 남자의 五勞七傷을 다스린다.

235) 양간(羊肝): 氣味는 苦寒하고 無毒하다. 主治는 補肝, 治肝風虛熱, 目赤暗痛, 發熱後失明에는 양간 7枚
를 生食하면 神效하다. 蟲毒에는 切片하여 붙인다.

236) 양 위(羊胃): 氣味는 甘溫하고 無毒하다. 主治는 胃返止虛汗, 治虛羸, 小便數.

237) 양 뇌(羊腦): 氣味는 有毒하다. 主治는 얼굴에 바르면 潤皮膚하고 去野黷한다. 損傷, 丹瘤, 肉刺에도 바
르면 좋다.

되니 만약 먹으려면 가늘게 썰어 식초와 함께 먹으라. 돼지의 뇌도
같은 효력이 있으니 먹지 않는 게 좋다. 머리만 검고 몸이 흰 양의 뇌
를 먹으면 장옹(腸癰)[238]을 이룬다. 음주 후에는 양, 돼지의 뇌를 먹지
말라. 사람에게 크게 해롭다.

　양 심장(羊心臟)[239]에 구멍이 난 것을 먹으면 사람이 죽는다. 뿔이
하나인 양을 먹으면 죽으니 고양(羖羊), 청저(靑羝)가 바로 이것이다.

　구리그릇 내에 물을 붓고서 양고기를 담근 채 버드나무나 백양목
(白楊木)으로 저으면서 끓인 양고기를 먹으면 남자는 양기가 손상되
고, 여자는 음기가 끊겨 갑자기 하혈하여 그치지 않는다.

　양 골수(羊骨髓)[240]와 골즙을 함께 먹으면 번열(煩熱)이 생겨 좀처럼
수그러들지 않으며 이질(痢疾)이 생긴다. 6월에 양고기를 먹지 않으면
신기(神氣)를 더하게 된다. 푸른 양의 간과 소두(小豆)를 함께 먹으면
눈의 시력이 감퇴된다. 양과 간장을 함께 먹지 말아야 하나니 오래되
면 나병(癩病)[241]이 생기고 고질병이 생기기 때문이다.

　牛、盛熱卒死者不堪食、作腸癰。下痢者必劇、丑月食之傷神
氣。患牛脚蹄中拒筋、食之作肉刺。共馬肉食之身痒、共猪肉食
之生寸白。肉用桑柴火炙、食生寸白。牛肉患冷人不宜食。五臟
各補人五臟。沙牛肉常食、發宿病。

---

238) 장옹(腸癰): 腸에 생겨 있는 癰疽. 大腸癌, 大腸腫瘤 등이 이에 해당된다. ≪金匱·瘡癰腸癰浸淫病脈證篇≫
　　에 이르기를, 腸癰의 症은 腹皮가 急하고 按하면 濡軟하기가 腫狀같아 腹部에 積聚가 없으면서 脈數하다.
239) 양 심장(羊心臟): 氣味는 甘溫하고 無毒하다. 主治는 근심하고 분노하여 胸膈에 氣가 맺히는것을 그치
　　고 補心한다.
240) 양 골수(羊骨髓): 氣味는 甘溫하고 無毒하다. 主治는 男子女人傷中, 陰陽氣不足, 利血脈, 益經氣, 卻風
　　熱, 止毒, 久服不損人, 補血, 主女人血虛風悶.
241) 나병(癩病): 140p의 註 64)의 대풍창(大風瘡)을 참고하시라.

발열(發熱)이 극심하여 갑자기 죽은 소242)는 먹지 말라. 장옹(腸癰)을 일으킨다. 이질(痢疾)이 있는 자가 쇠고기를 먹으면 반드시 크게 악화된다. 축월(丑月)243)에 쇠고기를 먹으면 정신이 손상된다. 병든 소의 다리와 발굽 중에 있는 힘줄을 먹으면 근육이 찌르는 것처럼 아프다. 쇠고기를 말고기와 함께 먹으면 몸이 가렵게 된다. 돼지고기와 함께 먹으면 촌충(寸蟲)과 백충(白蟲)이 생긴다. 쇠고기를 뽕나무가지로 구워서 먹어도 촌충, 백충이 생긴다. 쇠고기를 한랭(寒冷)한 병이 있는 자가 먹는 것은 좋지 않다.

소의 오장(五臟)은 각기 사람의 오장을 보한다.

물소244) 고기를 항상 먹으면 평소 지니고 있던 병이 재발한다.

馬肉、自死者害人、甚者殺人、不可食。下痢人食者加劇。肉多着水浸洗、方煮得爛、去血盡始可煮、炙肥者亦然。毒不出、患丁腫。肉只可煮、餘食難消、不可多食。妊不可食、五月食之傷神氣。食肉而心煩悶者、飲清酒則解、濁酒則劇。不與陳倉米同食、卒得惡十死九。薑同食生氣嗽。患痢、食心悶。血有毒、飲美酒解。白馬玄蹄、腦令人癲。白馬青蹄、肉不可食。黑脊斑臂、肉不可食。鞍下黑色徹肉裏者、傷人五臟。馬頭骨作枕、令人不睡。勿食死馬、勿食倉米、發百病。馬汗氣及毛、不可遇入食中、害人。汗不可近陰、先有瘡而不得近、馬汗及肉汁、馬氣併毛等必殺人。

---

242) 소[牛]: 氣味는 甘溫하고 無毒하다. 主治는 安中益氣, 養脾胃, 補益腰脚, 止消渴及唾涎.

243) 축월(丑月): 年度와 상관없이 어느해든 음력 12월이다.

244) 물소: 沙牛, 犀. 肉은 食用, 藥用으로 쓰지 못하고 오직 角만을 藥用으로 쓴다. 水牛라는 동물이 별개로 있어 물소라고 번역하나 동양의학에서 말하는 물소는 沙牛, 犀이다. 犀角의 氣味는 苦酸하고 鹹寒하며 無毒하다. 主治는 百毒蟲疰, 邪鬼瘴氣, 짐승이 할퀴거나 물어 생긴상처와 짐새깃털독과 뱀의 독을 다스린다 밤에 가위눌림을 치료하며 오래먹으면 몸이 가벼워진다.

馬筋肉非十二月採者、宜火乾。馬心下痢人不可食。夜目五月以後勿食之。肉不可與鹿膳同食。

　저절로 죽은 말[245]의 고기는 사람에게 해롭고 심하면 죽기도 하니 먹지 말라. 이질이 있는 자가 먹으면 더욱 악화된다. 말고기에 육질이 많으면 물에 담가 씻어 피를 없앤 후에야 비로소 달일 수 있다. 구워 먹는 방법도 역시 같다. 피가 보이면 독이 빠지지 않았다. 그런데도 먹으면 옹이가 있는 부스럼이 생긴다. 말은 고기만을 끓여 먹을 수 있지 기타의 것은 먹어도 소화되기 어려우니 많이 먹지 말라. 5월에 말고기를 먹으면 정신이 손상된다.[246] 말고기를 먹고서 마음이 번민하는 자는 청주(淸酒)를 먹으면 풀 수 있으나 탁주(濁酒)를 먹으면 더욱 악화된다. 묵은 쌀과 함께 먹지 말라. 갑자기 악화되면 열에 아홉은 죽는다. 생강과 함께 먹으면 해수(咳嗽), 이질(痢疾), 번민(煩悶)하게 된다. 말의 피는 유독하나 좋은 술을 먹으면 해독할 수 있다.

　발굽이 검은 백마의 뇌를 먹으면 간질(癎疾)을 일으킨다. 푸른 발굽의 백마 고기도 먹지 말라. 척추가 검고 앞다리에 무늬가 있는 말도 고기를 먹지 말라. 안장(鞍裝) 아래의 말 등이 속살까지 검은 경우 그 검은 살을 먹으면 오장(五臟)이 상한다.

　말의 머리뼈로 베개를 만들어 베면 잠이 안 온다. 저절로 죽은 말의 고기와 묵은 쌀을 함께 먹으면 온갖 병이 생긴다. 말의 땀과 털이 음식 중에 들어가게 하지 말라. 말의 땀을 성기 가까이에 있게 말라.

---

245) 말(馬): 氣味는 辛苦하고 冷하며 有毒하다. 主治는 傷中除熱下氣, 長筋骨, 强腰脊, 壯健强志, 輕身不飢, 作補, 治寒熱痿痺, 말고기를 삶은 물로 頭瘡, 대머리, 흰머리를 씻으면 좋다.

246) 5월에~손상된다: 음력5월은 年度와 무관하게 午月이다. 午는 五行中에 火에 속했으니 火月에 火性인 말을 먹으면 心火가 극히 왕성해져 두통, 고혈압, 불면증, 口渴, 鼻炎, 眼充血까지 생길수 있다.

피부가 헐고 짓무른 증이 있는 자는 말을 가까이해서는 안 된다. 말의 땀, 말의 기타 분비물, 말의 기(氣)와 털 등이 상처에 들어가면 반드시 죽는다. 말의 근육을 12월이 아닌 때 얻은 자는 의당히 불에 건조시켜야 한다.

말의 심장을 이질이 있는 자는 먹지 말라. 밤눈이 어두운 자는 5월 이후에 말고기를 먹지 말라. 말고기와 사슴고기를 함께 먹지 말라.

驢肉、病死者不堪。騾、驢、馬爲其十二月胎、騾又不産妊不可食。驢肉動風、脂肥尤甚。食肉愼不可飮酒、致疾殺人。尿稍毒、服不過二合。

병으로 죽은 나귀[247]의 고기는 먹지 말라. 나귀, 노새, 말의 12달이 된 태(胎)는 먹지 말라. 새끼를 낳을 수 없는 노새[248]의 고기도 먹지 말라. 나귀의 고기는 풍(風)을 일으키니 먹지 말라. 나귀의 비계는 더욱 심하다. 나귀 고기를 먹을 때 술을 삼가 마셔서는 안 되니 갑자기 죽기 때문이다. 이런 경우에는 나귀 오줌을 먹으면 살 수 있으나 약간의 독이 있으니 두 홉(二合) 이상 먹지 말라.

醍醐酥酪、有益無損。羊牛馬酪、食竟卽食。大酢變血澹尿血。牛乳不可與酸物食、成堅積。驢乳冷不堪酪。一切牛馬乳及酪、共生魚食、成魚痕。乳酪煎魚、主霍亂。

---

247) 나귀[驢]: 氣味는 甘涼하고 無毒하다. 主治는 解心煩, 止風狂, 治一切風, 主憂愁不樂, 能安心氣, 補血益氣, 治遠年勞損.

248) 노새[騾]: 氣味는 辛苦하고 溫하며 小毒하다. 《本草綱目》에 이르기를, 騾는 성품이 頑劣하므로 肉이 사람에게 이롭지 못하고 임신부가 먹으면 難産한다.

요구르트,[249] 치즈,[250] 버터[251]는 유익하기만 할 뿐 인체에 무해하나 소, 양, 말 젖으로 만든 버터를 다른 음식을 먹은 즉시 먹으면 몸 안에서 크게 발효되므로 피를 묽게 하여 소변에 피가 섞여 나온다. 우유[252]를 신맛 나는 음식과 함께 먹으면 단단한 적(積)을 이루니 함께 먹지 말라. 나귀 젖[253]은 약성이 냉(冷)하므로 버터로 만들려 하지 말라. 일체의 우유, 마유(馬乳)[254]를 날물고기와 함께 먹으면 어가(魚瘕)를 이룬다. 그러나 우유, 마유 및 그 버터를 물고기와 함께 끓여서 먹으면 곽란(霍亂)을 다스린다.

犬肉、炙食成消渴。白犬自死、不出舌者害人。瘦者是病、不堪食。妊食犬、兒無聲。九月禁食以養神氣。肉與蒜同食損人。血食肉而去血、不益人。血和海鰍食之、得惡病。狂犬若鼻赤起與燥者、此欲狂、其肉不堪食。孫眞人曰、春末夏初、犬多發狂當戒、小弱持杖豫防之。防而不免、莫出於灸。其法只就咬處牙上灸之、一日一次、灸一二三元、在意直主百二十日止。咬後便討韭菜煮食之、日日食爲佳。此病至重、世不以爲意、不可不知也。

---

249) 요구르트[醍醐]: 《本草綱目》에 이르기를, 乳가 변하여 酪이 되고 酪이 변하여 酥가 되고 酥를 변화시켜 여과하여 추출한 것이 醍醐이다. 즉 酥一石을 끓이면서 저어 煉化한 뒤 저장하면 밑바닥의 구멍으로 黃白色津液이 3∼4升 정도 나온다. 氣味는 甘하고 冷利하며 無毒하다. 主治는 風邪瘴氣, 通潤骨髓, 添精補髓, 盒中塡骨, 久服延年, 功은 酥보다 우수하다.

250) 치즈[酥]: 《本草綱目》에 이르기를, 酥는 酪을 가지고 만든다. 氣味는 甘하고 微寒하며 無毒하다. 主治는 補五臟, 利大小腸, 治口瘡, 가슴속에서 가끔 생기는 열을 제거하고 心肺에 유익하다.

251) 버터[酪]: 《本草綱目》에 이르기를, 牛, 羊, 水牛, 馬의 乳로써 酪을 만든다. 氣味는 甘酸하고 寒하며 無毒하다. 主治는 熱毒, 止渴解散發利, 除胸中虛熱, 身面上熱瘡肌瘡, 止煩渴熱悶.

252) 우유(牛乳): 氣味는 甘하고 微寒하며 無毒하다. 主治는 補虛羸, 止渴, 養心肺, 解熱毒, 潤皮膚, 冷補下熱氣. 마늘과 함께 끓여 먹으면 冷氣痃癖을 다스린다. 熱性中風환자는 의당히 먹어야 한다.

253) 나귀 젖[驢乳]: 氣味는 甘하고 冷利하며 無毒하다. 主治는 小兒熱急黃, 療大熱, 止消渴, 小兒驚邪赤痢, 小兒癎疾客忤, 天弔風疾, 卒心痛連腰臍者.

254) 마유(馬乳): 氣味는 甘하고 冷하며 無毒하다. 主治는 止渴, 治熱.

개[255]고기를 구워 먹으면 소갈(消渴)을 이룬다. 저절로 죽은 흰 개로서 혀가 입 밖으로 나오지 않은 것은 먹어 해롭다. 병이 있어 몸이 마른 자는 개고기를 참을 필요가 없다. 임신부가 개고기를 먹으면 태어난 아기가 소리를 내지 못한다. 9월에 개고기를 금하면 정신을 기르게 된다. 개고기와 마늘을 함께 먹으면 해롭다. 개고기에서 피를 제거한 채 먹으면 유익하지 않다. 개피와 바닷물고기 기름을 함께 먹으면 나쁜 병에 걸린다. 코가 붉으며 건조한 개는 미친개이므로 그 고기를 먹으면 안 된다.

손 진인(孫眞人)이 말하기를, "봄의 끝에서 여름의 시작까지는 미친개들이 많이 생기니 경계함이 마땅하다.[256] 작고 약한 개는 지팡이를 지님으로써 예방할 수 있으나 물린 경우에는 상처를 불로 지지는 방법보다 나은 게 없다. 하루 한 번을 불로 지지는데 지지는 횟수는 매일 증가하는 것이 좋다. 뜻을 세워 120일을 채우고 그쳐야 한다. 미친개에게 물리면 즉시 부추를 삶아 그 물을 마시는데 매일 먹으면 더욱 좋다. 이 병은 지극히 중한 병인데도 세상 사람들은 신경을 쓰지 않는다. 알지 못하면 안 된다."

鹿肉麕肉爲一、不屬十二辰也。五月勿食之、傷神。豹紋者殺人。鹿茸不可以鼻嗅、有小虫入鼻爲虫顙、藥不及也。鹿肉痿人

---

255) 개: 狗, 犬. 氣味는 鹹酸하고 溫하며 無毒하다. 主治는 安五臟, 補絶氣, 輕身益氣, 宜腎, 補胃氣, 壯陽道, 暖腰膝, 益氣力, 補五勞七傷, 益陽事.

256) 봄의 끝에서~마땅하다: 지구상의 모든 동물중에서 인간외에 미치는 동물은 개뿐이다. 그 이전에 인간이 미치는 병리기전을 설명하겠다. 心火가 지극히 왕성하면 發狂하게 되는데 개도 역시 동일한 병리기전에 의해 미친다. 五行상 火性으로 火旺한 동물의 대표는 말과 닭인데 말과 닭은 미치지 않고 土性인 개만이 미치는 이유는 무엇인가?
개는 본시 땀구멍이 없어 혀를 내밀어 체열을 발산한다. 그런데 늦봄부터 여름에는 기온이 상승하여 무더워지니 개는 이로 인해 체내에 쌓인 열을 땀흘려 조절하지 못해 혀로만 발산하려고 한다. 그러나 혀는 땀구멍만 못하여 나날이 체내에 열이 축적되어 火旺해지고 결국 이로 인해 心火가 극성해져 미치고 마는것이다.

陰、不可近。白鹿肉和蒲白作羹、發惡瘡。壺居士云、餌藥人食鹿
肉、必不得力。以其食解毒之草、能散藥力也。

　사슴[257]고기와 노루[258]고기는 하나로 같다. 둘 다 12진(十二辰)[259]
에 속하지는 않는다. 5월에 먹으면 정신이 손상된다. 표범무늬가 있
는 것을 먹으면 죽는다. 코를 녹용(鹿茸)[260]에 대고 냄새를 맡지 말라.
붙어 있던 작은 벌레가 코로 들어가 병이 되면 약을 써도 못 고친다.
사슴고기는 성기능을 감퇴시키므로 가까이 두지 말라. 흰 사슴고기와
포백(蒲白)을 함께 달인 국물을 먹으면 악창(惡瘡)이 생긴다.

　호 거사(壺居士)가 말하기를, "보약을 먹은 사람이 사슴고기를 먹으면 반드
시 효과가 없다. 이미 먹은 사슴고기를 해독하는 약초를 먹어야만 능히 보약의
효과가 전신에 퍼진다."

獐肉、八月至十一月食之、勝羊肉、餘月動氣。

　8월에서 11월에 이르는 동안에 노루고기를 먹으면 그 효능이 양고
기를 능가한다. 그러나 다른 달에 먹으면 기(氣)를 움직인다.

麂肉、多食動痼疾。以其食蛇、所以毒。

---

257) 사슴: 鹿. 氣味는 甘하고 溫하며 無毒하다. 主治는 補中, 益氣力, 强五臟, 補虛瘦弱, 調血脈, 養血生容,
　　治産後風虛邪僻.
258) 노루[麞]: 氣味는 甘하고 溫하며 無毒하다. 主治는 補益五臟, 益氣力, 悅澤人面, 祛風
259) 12진(十二辰): 12支. 子-쥐, 丑-소, 寅-호랑이, 卯-토끼, 辰-용, 巳-뱀, 午-말, 未-양, 申-원숭
　　이, 酉-닭, 戌-개, 亥-돼지.
260) 녹용(鹿茸): 氣味는 甘하고 溫하며 無毒하다. 主治는 漏下惡血, 寒熱, 驚癎, 益氣强志, 生齒不老, 療虛
　　勞, 洒洒如瘧, 羸瘦, 四肢酸痛, 腰脊痛, 小便數利, 洩精溺血.

큰 고라니²⁶¹⁾ 고기를 많이 먹으면 고질병이 도진다. 큰 고라니는 평소 뱀을 먹어 뱀독이 몸속에 있기 때문이다.

麋肉、不與野雞及鰕、生菜、梅、李果實同食、皆病人。

고라니²⁶²⁾ 고기를 들 닭, 새우, 생채(生菜), 매실, 자두 등과 함께 먹으면 병이 된다.

兔肉、妊食子缺唇。兔産從口出忌之、宜丹石人。八月十一月 可食。多食損陽絶血脈、令人萎黃。豆瘡食之、大毒、斑爛損 人。二月勿食、養神氣。共獺肉、肝食、成遁尸。鵝肉同食、血 氣不行。白雞肝同食、面失血色、一年成疸。共薑、橘食、心 痛、霍亂。

임신부가 토끼²⁶³⁾ 고기를 먹으면 윗입술이 갈라진 아기를 낳는다. 이런 흉을 면하려거든 출산 때까지 토끼에 대해서 말하지도 말라. 단석(丹石)을 먹는 사람은 의당히 토끼 고기를 먹어라. 8월과 11월에는 토끼 고기를 먹어도 좋으나 많이 먹으면 양기(陽氣)가 훼손되고 혈맥이 끊기어 몸이 마르며 누렇게 된다. 두창(豆瘡)²⁶⁴⁾이 있는 자가 먹으면 큰 독이 유발되어 피부에 반점이 생기고 헐고 갈라져 해롭다. 2월

---

261) 큰 고라니[麇]: 氣味는 甘하고 平하며 無毒하다. 主治는 5종의 痔疾로 인하여 發熱 하는데 생강, 식초를 넣어 조리해 먹으면 大効하다.

262) 고라니[麞]: 氣味는 甘하고 溫하며 無毒하다. 主治는 益氣補中, 治腰脚, 補五臟不足氣.

263) 토끼: 兔 氣味는 辛하고 平하며 無毒하다. 主治는 補中益氣, 熱氣痙痺, 止渴健脾, 灸食壓丹石毒, 涼血, 解熱毒, 利大腸.

264) 두창(豆瘡): 피부에 콩 모양으로 돋아난 瘡.

에는 먹지 않으면 정신을 기른다. 수달의 고기, 간과 함께 먹으면 둔시(遁尸)²⁶⁵)를 이룬다. 거위 고기와 함께 먹으면 혈기(血氣)가 운행치 못한다. 흰 닭의 간과 함께 먹으면 얼굴이 혈색을 잃고 일 년 이내에 달증(疸症)²⁶⁶)을 이룬다. 생강, 귤과 함께 먹으면 심통(心痛), 곽란(霍亂)을 일으킨다.

虎肉、正月忌食、以益壽。藥箭死者、毒漬骨血間、猶能傷人、不可食。

호랑이²⁶⁷) 고기를 정월에 먹지 않으면 수명이 는다. 독약을 묻힌 화살에 맞아 죽은 호랑이는 독이 피, 근육, 뼈 등에 퍼져 있으므로 그 고기를 먹으면 사람이 상하니 먹지 말라.

川山甲、多食動舊風疾。

천산갑(川山甲)²⁶⁸)을 많이 먹으면 전에 풍증(風症)이 있었던 자는 재발된다.

狸肉骨、可治勞。狸、豹同。

삵²⁶⁹)의 고기와 뼈는 5로(五勞)를 치료한다. 삵과 표범의 고기는 효

---

265) 둔시(遁尸): 전염병균에 의한 虛勞症. 69p의 註 53) 5로증(五勞症)과 54p의 註 23) 노채(勞瘵)를 참고하시라.

266) 달증(疸症): 濕熱로 인해 몸 일부가 發黃, 發黑, 發熱, 頭面汗出, 身無汗, 渴飮水漿, 小便不利하며 胸腹脹滿한 병증. 外症과 病因에 따라 黃汗, 黃疸, 穀疸, 酒疸, 女勞疸 5종으로 나눈다.

267) 호랑이: 虎. 氣味는 酸平하고 無毒하다. 主治는 惡心欲嘔, 益氣力, 止多睡, 治癧, 36종의 邪鬼를 물리친다. 어느 年이든 年의 天干과 무관하게 正月은 寅月이기 때문이다.

268) 천산갑(川山甲): 鯪鯉, 川山甲. 오직 甲皮만을 藥用으로 한다. 氣味는 鹹하고 微寒하며 有毒하다. 主治는 五邪驚啼悲傷에 甲皮를 태운 가루를 酒服한다. 小兒驚邪, 婦人鬼魅悲泣, 疥癬痔漏.

능이 같다.

豾肉、酸不可食。消人脂肉、令人瘦、損精神。

승냥이[270] 고기는 신맛이 나니 먹을 수 없다. 그리고 사람의 지방과 기육(肌肉)을 감소시키므로 몸이 마르게 되고 정신이 손상된다.

獺肉、只治熱。若冷氣虛脹、食之甚也。消陽、不益男子、宜少食。五臟及肉、性寒惟肝濕、治傳尸勞。

수달[271] 고기는 단지 열을 다스릴 뿐이다. 만약 냉기가 있어 헛배가 부른 사람이 먹으면 더욱 심해진다. 수달 고기는 양기를 감퇴시키니 남자에게 유익하지 못하므로 조금만 먹어야 한다. 수달의 오장(五臟)과 고기는 약성이 한(寒)하나 그 간(肝)만은 습(濕)하므로 전시로(傳尸勞)[272]를 치료할 수 있다.

象肉、食之體重。

코끼리[273] 고기를 먹으면 몸이 무거워진다.

---

269) 삵: 狸. 氣味는 甘平하고 無毒하다. 主治는 諸疰. 治溫鬼毒氣. 皮中如針刺. 痔及鼠瘻神效.

270) 승냥이: 豾. 氣味는 酸熱하고 有毒하다. 肉은 食用, 藥用 둘 다 不可하고 오직 皮만을 쓴다. 主治는 冷痺軟脚氣. 療諸疳痢.

271) 수달: 본서의 獺은 山獺이 아닌 水獺을 가리킨다. 氣味는 甘鹹하고 寒하며 無毒하다. 主治는 療疫氣溫病. 牛馬時行病. 水氣脹滿. 熱毒風. 骨蒸熱勞. 血脈不行. 榮衛虛滿. 女子經絡不通.

272) 전시로(傳尸勞): 勞蟲에 의해 전염되는 병증. 勞證 중에서 最惡症이다. 원인은 精氣가 內傷하여 邪蟲이 五臟에 침입한 증이다. 男子는 腎臟에 먼저 傳해져 腰脊拘急하고 飮食減少하고 夜臥遺泄하고 陰汗痿弱하게 된다. 여자는 먼저 心에 전해져 心驚. 恐悸하는데 남녀 모두 순차적으로 五臟에 전해져 병을 일으킨다.

273) 코끼리[象]: 肉은 食用, 藥用 모두 不可하다. 牙를 多用하는데 氣味는 甘寒하고 無毒하다. 主治는 온갖

熊肉、有痼疾者、不可食、終身不愈。十月禁食。脂不可作
燈、煙氣入目、失明。不可近陰、不起。

곰[274] 고기는 고질병이 있는 사람이 먹으면 안 된다. 평생 낫지 못
하기 때문이다. 10월에는 먹지 말라. 곰의 지방으로 등불을 켜지 말
라. 그 연기가 눈에 들어가면 실명(失明)한다. 남자는 곰 고기를 성기
근처에 있게 하면 안 된다. 발기되지 않는다.

麝肉、共鵠肉食作瘕。此物夏月食蛇、帶其香、日久透關、成異
疾。不得近鼻、有白虫入腦、患虫顙。

사향노루[275] 고기와 고니 고기를 함께 먹으면 가증(瘕症)을 이룬다.
사향노루는 여름에 뱀을 먹기 때문에 향 냄새를 피울 수 있다. 그런
데 그 사향(麝香)을 사람이 오래 지니면 향기가 몸을 관통하여 이상한
병이 생긴다. 사향을 코에 가까이 대지 말라. 사향 안에 있던 백충(白
蟲)이 뇌로 들어가 온갖 병을 일으킨다.

猿猴、小兒近之傷志。

원숭이[276] 곁에 소아가 있게 되면 소아의 뜻이 상한다.

쇠붙이와 雜物이 살속에 박힌 증상 象牙를 가루로 만들어 물에 개어 붙이면 즉시 빠져 나온다. 治瘤病,
風癎驚悸.

274) 곰: 熊. 氣味는 甘하고 平하며 無毒하다. 主治는 風痺筋骨不仁, 補虛羸, 五臟中積聚, 頭瘡白禿, 面上奸
皰, 久服强志, 不飢, 輕身長年, 飮食嘔吐, 治風, 補虛損, 殺勞蟲.

275) 사향노루(麝): 氣味와 主治는 노루와 同一하나 麝香을 藥用으로 씀이 다르다. 麝香은 氣味가 辛溫하고
無毒하다. 主治는 辟惡氣, 殺鬼精物, 去三蟲蠱毒, 溫瘧驚癎, 療除凶邪鬼氣, 이 지구상에서 針외에 針과
동일한 通氣作用을 지닌 약재는 사향 밖에 없다. 그러므로 사향은 중풍치료제 牛黃淸心丸과 강장보약
拱辰丹의 중요성분이 되고 기타 난치성질환에도 필수 약재가 되었다. 그러나 통기작용에는 필수적으로
氣의 손실을 수반한다. 그래서 침치료, 물리치료, 운동, 목욕후에 쾌적한 피로감을 느낀다. 그리고 이후
몸관리를 잘못하면 평소보다 더 쉽게 온갖병이 생긴다.

蝟、肉可食、骨不得食、能瘦人、使人縮小。

고슴도치277)의 고기는 먹을 수 있으나 뼈는 먹으면 안 된다. 사람을 마르게 하고 축소시킨다.

肉汁在密器、氣不泄者、禽畜肝青者、獸赤足者、有岐尾者、煮熟不斂水者、煮而不熟者、生而斂者、野獸自死、北首伏地者、祭肉無故自動者、禽獸自死、無傷處者、犬懸蹄沾漏肉中、有星如米者、羊脯三月以後、有虫如馬尾者、米甕中肉脯久藏者、皆殺人。

육즙이 밀폐된 그릇 안에 있어서 그 기(氣)가 밖으로 빠지지 못한 것, 날짐승, 네발짐승 중에 간이 푸른 경우, 네발짐승 중에 발이 푸른 경우, 꼬리가 갈라진 짐승, 물에 넣고 달여도 물을 빨아들이지 않는 짐승, 끓여도 익지 않는 짐승, 살아 있는데도 오그라든 짐승, 들짐승이 저절로 죽어 머리를 북쪽으로 향한 채 엎드려 있는 경우, 제사 지낸 짐승고기인데 이유 없이 저절로 움직이는 것, 날짐승과 네발짐승이 저절로 죽었는데 외면에 아무런 상처가 없는 것, 개고기를 매달아 놓았는데 지붕에서 새는 물이 스며들어 쌀알 같은 점을 이룬 경우, 양의 육포(肉脯)에 3월 이후에 말꼬리 모양의 벌레가 생긴 경우, 쌀 항아리 내에 육포를 오래 저장한 경우, 이상의 육류를 먹는 사람은 모두 죽는다.278)

---

276) 원숭이: 猿猴. 氣味는 酸平하고 無毒하다. 主治는 諸風勞, 治久瘧, 辟瘴疫.

277) 고슴도치(蝟): 氣味는 甘하고 平하며 無毒하다. 主治는 返胃, 主瘻, 肥下焦, 理胃氣, 令人能食.

278) 육즙이 밀폐된~모두 죽는다: 평소 식욕이 왕성하던 사람이 고기한점을 먹고 즉시 發病하여 5~10년간 고생한 경우를 누차 보아왔다. 그 원인은 上記의 例가 아니면 설명할수 없다. 소화제나 침치료는 별로

脯暴不燥、火燒不動、入腹不消。自死肝臟不可食。肉雖鮮、
似有息氣、損氣傷臟。肉及肝落地不粘塵、不可食。諸心損心、
諸血損血。一切腦、一切脾、不可食、皆能害人。一切肉、惟爛
煮、停冷食之。食畢漱口數過、齒不䘌。食肉過度、還飮肉汁卽
消。禽畜五臟、三月三日勿食、吉。

육포(肉脯)를 떠서 햇볕에 말렸는데도 건조되지 못했거나 불에 구
웠어도 충분치 못한 것을 먹으면 소화가 안 된다. 저절로 죽은 동물
의 간(肝)은 먹지 말라. 짐승의 고기가 신선하다고 해도 쉰 냄새가 나
는 것을 먹으면 기(氣)가 손해 입고 오장이 상한다. 짐승의 고기와 간
이 이미 땅에 떨어졌는데도 흙먼지가 달라붙지 않는 것은 먹지 말라.
모든 짐승의 심장은 사람의 심장에 손해를 끼치고 모든 짐승의 피는
사람의 피에 유해하다. 모든 짐승의 뇌와 모든 짐승의 비장(脾臟)은
먹지 말라. 모두 사람에게 해롭다. 짐승의 고기는 반드시 굽거나 끓인
후 미지근하게 되도록 기다렸다가 먹으라. 짐승고기를 먹은 후 양치
질을 여러 번 하면 충치가 생기지 않는다. 짐승고기를 과다하게 먹은
경우는 도리어 그 짐승의 육즙을 먹으면 즉시 소화된다. 날짐승과 네
발짐승의 오장을 3월 3일에 먹지 않으면 길하다.

효과가 없으므로 토하거나 배출하는 방법외에는 없다. 이렇게 하여 쾌차한 예도 많다.

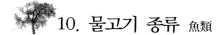

10. 물고기 종류 魚類

鯇魚、有瘡者不可食。

환어(鯇魚)[279]를 창증(瘡症)이 있는 자는 먹지 말라.

鯉魚、多發風熱。修理、當去脊上兩筋及黑血。沙石溪中者、毒多在腦、勿食其頭。山上水中有鯉、不可食。五月五日勿食鯉。天行病後不可食、再發死。腹有瘕不可食。與麥醬同食、咽生瘡。與紫蘇同食、發癥疽。鯉鮓不可合小豆藿食。食桂竟食鯉成瘕。魚及子、不可合猪肝食、鯽亦然。素問云、鯉魚熱乎。叔和云、熱生風。日華子云、鯉魚、涼。當以素問爲正、風家更使食魚、貽禍無窮矣。

잉어[280]는 풍열(風熱)을 많이 일으킨다. 요리 시에는 척추 위의 양쪽 근육과 검은 피를 제거해야 한다. 모래와 돌이 있는 시냇물 속에 사는 잉어는 뇌 속에 독이 많으니 그 머리를 먹지 말라. 산에 있는 물속에 사는 잉어도 먹지 말라. 5월 5일에는 잉어를 먹지 말라. 전염병

---

279) 환어(鯇魚): 氣味는 甘하고 溫하며 無毒하다. 主治는 暖胃和中.

280) 잉어: 鯉魚. 氣味는 甘하고 平하며 無毒하다. 主治는 欬逆上氣, 黃疸, 止渴, 治水腫脚滿下氣, 治懷妊身腫, 胎氣不安, 下水氣, 利小便, 去冷氣痃癖氣塊, 定氣喘欬嗽.

에서 나온 후 잉어를 먹으면 재발하여 죽는다. 배 속에 가증(瘕症)이 있는 자는 먹지 말라. 보리, 간장과 함께 먹으면 인후가 헐게 된다. 자소엽(紫蘇葉)과 함께 먹으면 옹저(癰疽)가 생긴다. 잉어로 담근 젓갈을 소두곽(小豆藿)과 함께 먹지 말라. 계피(桂皮)를 먹은 후 잉어를 먹으면 결국 가증(瘕症)을 이룬다. 물고기와 그 알을 돼지 간과 함께 먹지 말라. 붕어도 역시 그러하다.

≪소문(素問)≫에 이르기를, 잉어는 약성이 열(熱)하다.[281] 왕숙화(王叔和)[282]가 말하기를, "열은 풍(風)을 생기게 한다." 일화자(日華子)[283]가 말하기를, "잉어는 약성이 량(凉)하다." 당연히 ≪소문(素問)≫이 옳으므로 풍증(風症)이 있는데도 불구하고 잉어를 먹는다면 장차 무궁한 화를 간직하는 것이다.

鱺魚、有瘡者不可食。

동어(鱺魚)[284]는 창증(瘡症)이 있는 자가 먹으면 안 된다.

鱴魚、背有十二鬐骨、每月一骨、毒能殺人、宜盡去之。蘇州王順、食鱴骨鯎幾死、漁人張九、取橄欖末、流水調服而愈。人問其故、九曰、父老傳橄欖木作棹、魚觸便浮、知魚畏此木也。

---

281) ≪소문(素問)≫에~ 열(熱)하다: ≪素問≫에는 그러한 文句가 없다. 그러나 ≪本草綱目≫에 잉어의 氣味는 甘하고 平하다고 하면서도 主治 중의 하나가 去冷氣인 것을 보면 藥性이 熱하지 않다고 할 수 없다. 또한 잉어는 어류 중에서 유일하게 용이 된다는 전설이 있고 제일 神變造化한다는 靈物이다. 神變靈能은 心火에서 나오니 아마도 특별한 잉어에게 熱이 있다는 표현이 정확한 것 같다. 5월 5일은 重陽節이라하여 일년중 眞陽이 제일 강한 날이다. 그래서 熱性인 잉어를 먹기에는 부적합한 날이다.

282) 왕숙화(王叔和): 이름은 熙. 生卒年代未詳(一說晉代, 一說魏代). A.D. 3세기 人으로 추정된다. 저서로 ≪辨脈法≫, ≪平脈法≫, ≪脈經≫ 등이 있다.

283) 일화자(日華子): 宋代初 開寶(A.D.968~976) 연간의 四明人으로 生卒年代는 未詳이다. 그가 저술한 ≪日華子諸家本草≫20권은 일찍 失傳되었으나 그 내용은 많은 부분이 ≪証類本草≫, ≪本草綱目≫에 수록되어 現存한다.

284) 동어(鱺魚): 문헌에 登載되어 있지 않은 것으로 보아 俗名으로 思料된다.

쏘가리[285]는 등 위에 12개의 수염 같은 뼈가 있는데 매월 한 개의 뼈만 먹어도 죽으니 의당히 모두 제거해야 한다.

소주(蘇州)에 사는 왕순(王順)은 쏘가리를 먹다가 그 뼈가 목에 걸려 죽을 상태에 이르렀다. 어부 장구(張九)가 감람(橄欖)[286] 열매를 짓찧어 물에 타 왕순의 목에 흘려 넣으니 치유되었다. 사람들이 그 연고를 물으니 장구가 답하기를, "동네 어른이 말씀하시기를, '감람나무로 노를 만들어 배를 저으면 노에 닿는 물고기는 죽어 떠오르게 된다.' 그래서 물고기는 감람나무를 두려워하는 것을 알았습니다."

白魚、泥人心、瘡癤人不可食、甚發膿、灸瘡不發。鱠食之、久食發病。

뱅어[287]는 사람의 심장을 짓무르게 한다. 피부가 헐어 갈라진데 옹이까지 있는 사람이 먹으면 심해져 고름이 흐르는데 이때 상처를 불로써 지지면 멈춘다. 뱅어 회는 먹을 만하나 오랫동안 먹으면 병을 일으킨다.

鯽魚、春不食其頭、中有虫也。合猴雉肉、猪肝食之不宜。子合猪肉食不宜、和蒜少熱、和薑醬少冷、與麥門冬食殺人、與芥菜同食水腫。

---

285) 쏘가리: 鱖魚. 氣味는 甘하고 平하며 無毒하다. 主治는 腹内惡血, 去腹内小蟲, 益氣力, 令人肥健, 補虛勞, 益脾胃, 治腸風瀉血.

286) 감람(橄欖): 橄欖實. 氣味는 酸甘하고 溫하며 無毒하다. 主治는 消酒毒, 治魚鯁, 能解諸毒, 開胃下氣止瀉, 生津液, 止煩渴, 능히 모든 물고기와 자라의 독을 푼다.

287) 뱅어: 白魚. 氣味는 甘하고 平하며 無毒하다. 主治는 開胃下氣, 去水氣, 令人肥健, 助脾氣, 調五臟, 理十二經絡, 肝氣不足, 補肝明目, 助血脈, 기지개를 해도 손발 끝에 氣가 전달되지 않는 증상.

봄에는 붕어[288]의 머리를 먹지 말라. 머릿속에 벌레가 있기 때문이다. 붕어를, 원숭이 고기, 꿩 고기, 돼지 간과 함께 먹지 말라. 붕어알과 돼지고기를 함께 먹는 것은 좋지 않다. 붕어알을 마늘과 함께 먹으면 열(熱)이 감소되고 생강, 간장과 함께 먹으면 냉(冷)이 감소된다. 맥문동(麥門冬)과 함께 먹으면 죽는다. 갓과 함께 먹으면 몸에 물이 차서 붓는다.

青魚及鮓、服朮者忌之、合生葫葵、蒜、麥、醬食不宜。

비웃[289]과 비웃젓갈은 삽주 뿌리를 먹는 자는 금해야 한다. 생호규(生葫葵), 마늘, 보리, 간장과 함께 먹지 말라.

黃魚、發氣、發瘡、動風、不可多食。合蕎麥失音。

황어(黃魚)[290]는 기(氣)를 일으키고 피부를 헐어 갈라지게 하고 풍(風)을 움직이게 하니 많이 먹지 말라. 메밀과 함께 먹으면 목이 쉰다.

黃顙魚、不可合荊芥食、吐血。犯者以地漿解。黃鱔魚食後、食荊芥殺人。

자가사리[291]를 형개(荊芥)와 함께 먹으면 피를 토한다. 이런 경우는

---

288) 붕어: 鯽魚. 氣味는 甘하고 溫하며 無毒하다. 主治는 主虛羸, 溫中下氣, 止下痢腸痔, 主胃弱不下食, 調中益五臟, 丹石을 먹어 發熱하는 증상과 악성종기로 핵이 있는 경우에는 생살코기를 바른다.

289) 비웃: 靑魚. 氣味는 甘하고 平하며 無毒하다. 主治는 脚氣, 脚弱煩悶, 益氣力.

290) 황어(黃魚): 鱣魚. 氣味는 甘하고 平하며 小毒하다. 主治는 利五臟, 肥美人, 多食難尅化. 黃魚와 鱣魚를 다르게 보는 학설도 있다.

291) 자가사리: 黃顙魚, 黃鱔魚. 氣味는 甘하고 平하며 微毒하다. 主治는 醒酒, 祛風, 消水腫, 利小便, 瘻瘙

지장수(地漿水)를 먹으면 해독된다. 자가사리를 먹은 후 형개(荊芥)를 먹으면 죽는다.

時魚、味美稍、發疳痼。

준치292)는 맛이 조금 좋기는 하나 먹으면 가벼운 감증(疳症)을 오랫동안 앓게 된다.

魴魚、患疳痢者、禁之。

방어(魴魚)293)는 감증(疳症), 이질(痢疾)이 있는 자는 금해야 한다.

鮎魚、勿食多、赤目赤鬚者殺人。合鹿肉及無鰓者全。

메기294)를 많이 먹지 말라. 눈과 수염이 붉은 메기를 먹으면 죽는다. 메기를 사슴 고기나 아가미가 없는 물고기와 함께 먹어도 죽는다.

鱏魚、味美而發諸藥毒。鮓雖世人所重、不益人。丹石人不可食、令少氣、發瘡疥、動風氣。小兒食之、多成瘕及嗽。大人久食、卒心痛。合乾笋食癱瘓。

이 오래되어 潰爛되어 아물지 않는 증상과 모든 惡瘡을 다스린다.

292) 준치: 時魚. 氣味는 甘하고 平하며 無毒하다. 主治는 補虛勞. 쪄서 솥바닥에 기름이 고이면 병에 담아 흙 속에 묻었다가 湯火傷에 바르면 甚效하다.

293) 방어(魴魚): 氣味는 甘하고 溫하며 無毒하다. 主治는 調胃氣, 利五臟, 能助肺氣, 去胃風, 消穀, 助脾氣. 功效는 붕어와 같다. 疳症은 소아의 만성허약증이다.

294) 메기: 鮎魚, 鯷魚. 氣味는 甘하고 溫하며 無毒하다. 主治는 百病, 療水腫, 利小便, 治口眼喎斜, 五痔, 下血肛痛.

철갑상어²⁹⁵⁾는 맛있기는 하나 모든 약의 독을 나타나게 한다. 심어젓 같은 세상 사람들이 소중히 여기나 유익하지 못하다. 단석(丹石)을 먹는 사람은 먹지말라. 기력(氣力)이 감소되고 피부가 가렵고 부스럼이 나며 갈라지거나 풍기(風氣)가 발생하기 때문이다. 소아가 먹으면 대부분 가병(瘕病)이나 기침이 생긴다. 성인이 오랫동안 먹으면 졸심통(卒心痛)이 생긴다. 마른 싹과 함께 먹으면 중풍이 생겨 마비가 된다.

石首魚、不堪鮮食。

조기²⁹⁶⁾는 꼭 신선한 것만을 고집할 필요는 없다.

章魚、冷而不泄。

장어(章魚)²⁹⁷⁾는 약성이 냉(冷)하나 먹어서 설사하지는 않는다.

狗魚、煖而不補。

구어(狗魚)²⁹⁸⁾는 약성이 온난하기는 하나 몸을 보하지는 못한다.

河𧲠、又名胡夷魚、味珍。經云、無毒、實有大毒、修治不如法殺人。眼赤者害人、肝有大毒、中之立死。鯸鮧魚、有毒、不可食。 中其毒者、橄欖、蘆根汁解之。

---

295) 철갑상어: 鱘魚. 氣味는 甘하고 平하며 無毒하다. 主治는 補虛益氣, 令人肥健, 治血淋.

296) 조기: 石首魚. 氣味는 甘하고 平하며 無毒하다. 主治는 開胃益氣.

297) 장어(章魚): 氣味는 甘鹹하고 寒하며 無毒하다. 主治는 養血益氣.

298) 구어(狗魚): 문헌에 登載되어 있지 않은 것으로 보아 俗名으로 思料된다.

복어[299]는 호이어(胡夷魚)라고도 부른다. 맛은 보배롭다. 경(經)에 이르기를, 무독하다고는 하나 실은 대독(大毒)이 있으니 수치(修治)를 방법대로 하지 않으면 먹은 사람이 죽는다. 복어의 눈이 붉은 것은 인체에 해로우니 간(肝)에 대독이 있기 때문이다. 이 대독에 중독된다면 즉사한다. 복어는 독이 있으니 먹지 말라.

중독된 자는 감람(橄欖), 갈대뿌리 즙을 먹으면 풀린다.

鱸魚、不甚發病。然多食能發痃癖、及瘡腫。不可乳酪同食。

농어[300]는 병을 심하게 일으키지는 않으나 그렇다고 해서 많이 먹으면 현벽(痃癖)과 창종(瘡腫)을 일으킨다. 동물 젖 및 그 발효식품과 함께 먹지 말라.

鰍鱓、不可合白犬肉、血食之。

미꾸라지[301]를 흰개고기, 동물 피와 함께 먹지 말라.

鱓魚、時病起、食之復、過則霍亂。四月食之害神氣。腹下黃爲黃鱓。又白鱓稍虛。二者皆動風氣、妊食之胎生疾。凡頭中無鰓、背有點、並殺人。茅亭客話云、鱓鼈不可殺、大者有毒、殺人。京師一郎官喜食鱓、一日過度、吐利大作、幾殆。信不可多也。鱓魚肝、

---

299) 복어[河㹠]: 河豚, 鰒鯠, 氣味는 甘하고 溫하며 有毒하다. 主治는 補虛, 去濕氣, 理腰脚, 去痔疾, 殺蟲.

300) 농어: 鱸魚. 氣味는 甘하고 平하며 小毒하다. 主治는 補五臟, 益筋骨, 和腸胃, 治水氣, 多食宜人, 益肝腎, 安胎補中. 회로 하여 먹으면 매우 효과가 좋다.

301) 미꾸라지: 鰍, 鱓. 氣味는 甘하고 平하며 無毒하다. 主治는 暖中益氣, 醒酒, 解消渴. 쌀가루와 함께 끓여 국으로 만들어 먹으면 調中收痔한다.

生惡瘡、勿以塩炙。

두렁허리[302)]를 감기가 나았을 때 먹으면 재발되는데 심하면 곽란까지도 생긴다. 4월에 두렁허리를 먹으면 정신이 손상된다. 배 밑이 누런 것을 누런 두렁허리라고 하며 또는 배 밑이 거칠게 흰 두렁허리도 더러 있는데 이 두 종류는 모두 풍기(風氣)를 일으키고 임신부가 먹으면 태아가 병든다. 머리에 아가미가 없거나 혹은 등에 점 있는 종류를 먹으면 죽는다.

≪모정객화(茅亭客話)≫에 이르기를, 두렁허리와 자라를 죽이려 하지 말라. 큰 두렁허리와 큰 자라는 독이 있으므로 물리면 죽는다.

경사(京師)에 한 낭관(郞官)이 두렁허리를 즐겨 먹었는데 어느 날 지나치게 먹어 크게 토하고 설사하여 위태할 정도가 되었다. 과식해서는 안 됨을 믿어야 한다. 두렁허리의 간(肝)은 악창(惡瘡)을 일으키니 소금에 굽지 말라.

烏賊魚、久食主無子。

오징어[303)]를 오랫동안 먹으면 자녀를 낳지 못한다.

烏魚、水厭焚修者忌之。

가물치[304)]는 물을 싫어하며 불을 태우며 수련하는 자는 피해야 한다.

---

302) 두렁허리: 鱓魚. 氣味는 甘하고 大溫하며 無毒하다. 主治는 補中益氣, 補虛損, 婦人産後惡露淋瀝, 血氣不調, 羸瘦, 止血, 除腹中冷氣, 腸鳴及濕痺氣.

303) 오징어[烏賊魚]: 氣味는 酸하고 平하며 無毒하다. 主治는 益氣强志, 益人. 通月經.

304) 가물치: 烏魚, 鱧魚, 蠡魚. 氣味는 甘하고 寒하며 無毒하다. 瘡이 있는 자는 먹지 말라. 흰 반점이 생긴다. 主治는 療五痔, 治濕痺, 面目浮腫, 主妊娠有水氣. 뭉쳐 막혀있는 氣를 대소변을 통해 내려 보낸다. 가물치의 머리에는 七星點이 있어 밤에는 北斗七星에 감응하니 自然之禮가 있다 하여 鱧魚라고 부른다. 拜火敎나 密敎의 護摩儀式은 불태움이 필수이니 火를 克하는 水族, 그것도 水方인 北方에 應禮하

鰻鱺、雖有毒而治勞。 昔陳通判女、病勞將死、父母以船送之江中、飄泊孤洲。漁人見而憐之、與之鰻鱺羹、漸有生意。越月、漁人送還陳府、女病已脫矣。

뱀장어305)는 비록 독이 있기는 하나 5로(五勞)를 치료한다.

옛적에 진 통판(陳通判)의 딸이 노채(勞瘵)로 인해 죽을 것이 확실해지자 부모는 작은 배에 딸을 태워 강 가운데로 흘려보냈다. 배는 표류하다가 외진 물가에 당도하니 어부가 이를 보고 가련하게 여겨 뱀장어 국을 끓여 주었다. 딸은 점차 회복하여 여러 달 후에는 진부(陳府)로 돌아왔는데 병은 이미 나아 있었다.

鱟魚、多食發嗽、幷瘡癬。小者謂之鬼鱟、害人。

후어(鱟魚)306)를 많이 먹으면 기침을 하게 되면서 아울러 피부가 가렵고 헐며 갈라진다. 작은 것을 귀후(鬼鱟)라고 부르는데 먹으면 해롭다.

凡一切魚毒、魚油燈煙盲人眼。諸禽獸亦然。

대저 모든 물고기에는 독이 있으므로 물고기 기름307)으로 등불을 켜면 나는 연기가 사람의 눈을 멀게 한다. 모든 날짐승, 네발짐승의 기름도 마찬가지이다.

는 烏魚를 뜻한다.

305) 뱀장어[鰻鱺]: 氣味는 甘하고 平하며 有毒하다. 主治는 五痔, 瘡瘻, 殺諸蟲, 治惡瘡, 女人陰瘡蟲癢, 治傳尸疰氣勞損, 暖腰膝, 起陽, 療濕, 脚氣症과 허리, 腎臟사이의 濕氣를 다스린다.

306) 후어(鱟魚): 氣味는 辛鹹하고 平하며 微毒하다. 主治는 治痔殺蟲.

307) 물고기 기름: 魚油, 魚脂. 氣味는 甘溫하고 小毒하다. 主治는 癬矢. 石灰泥에 船魚脂 중에 비린내가 심한 것 2斤을 섞어 구리그릇에 넣고 끓여 따뜻해지면 癬處에 종이를 덮고 그 위에 붙이기를 계속한다.

無鱗惡荊芥、無鰓發癲、全鰓發癰。無腸膽食之、三年丈夫陰
萎、女人絶孕。

비늘 없는 물고기는 형개(荊芥)를 꺼린다. 그중에 아가미 없는 물고
기를 먹으면 전간(癲癇)[308]을 일으키고 아가미를 갖춘 물고기를 먹으
면 옹저(癰疽)가 생긴다. 창자와 쓸개가 없는 물고기를 먹으면 남자는
3년 동안 발기불능이 되고 여자는 임신하지 못한다.

魚頭有白色如連珠、至脊上者、殺人。白目、白背、黑點、赤
鱗、目合、並不可食。有角食之、發心驚。目赤者、作鱠成瘕、作
鮓害人。共菜食、作蛔、蟯蟲。下痢者食魚、加劇難治。

물고기가 머리에서부터 척추까지 흰 구슬 모양이 연이어 있는 것
을 먹으면 죽는다. 물고기의 눈이 흰 것, 등이 흰 것, 몸에 검은 점이
있는 것, 붉은 비늘, 눈이 붙어 있는 것 등은 모두 먹지 말라. 뿔이 있
는 물고기를 먹으면 잘 놀라게 된다. 눈이 붉은 물고기를 회로 먹으
면 징가(癥瘕)를 이루고 젓갈로 먹어도 해로우며 야채와 함께 먹으면
회충(蛔蟲), 요충(蟯蟲)[309]이 생긴다. 하리(下痢)가 있는 자가 물고기를
먹으면 크게 악화되어 고치기 어렵다.

一切魚尾不益人、多有勾骨着人咽。魚子共猪肝食、不化成惡

---

308) 전간(癲癇): 狂症. 癲은 心病에 속하므로 實者에 많다. 妄言妄起 不避親疏 棄衣而登高하고 癎은 五臟
    의 兼病이므로 虛者에 많다. 精神昏迷, 沈黙不語, 悲哭怯悸가 허약해서 발병한자의 특징이다.

309) 요충(蟯蟲): 九蟲의 하나. 腸胃間의 寒濕한 氣가 울결되어 化蟲된 것이다. 형체는 微細하여 菜蟲 같으
    면서 胴腸之間에 기생한다. 많으면 痔가 되고 劇하면 癩가 되며 요충으로 인해 瘡痍, 癰疽, 癬瘻, 痲疥
    등 병이 생긴다.

病。妊食乾魚、令子多疾。魚汁不可合鸕鷀肉食。

모든 물고기의 꼬리는 유익하지 않으며 많이 먹게 되면 구부러진 뼈가 인후에 걸린다. 물고기알과 돼지 간을 함께 먹으면 소화되지 못하여 나쁜 병이 생긴다. 임신부가 말린 물고기를 먹으면 태어난 아기는 병이 많게 된다. 물고기 즙을 노자(鸕鷀)새의 고기와 함께 먹지 말라.

魚鱠、瓜忌同食。三月庚寅勿食魚。

물고기 회310)를 오이와 함께 먹지 말 것이며 3월 경인일(庚寅日)에는 물고기를 먹지 말라.

魚鮓、若有頭髮在內、誤食殺人。

물고기 젓갈311) 내에 머리카락이 있는데도 모르고 먹으면 죽는다.

鼈居水底、性甚冷毒、有勞氣及癥瘕人、不宜食。肉主聚、甲主散。凡制鼈者、剉其甲、同煮熟、則去甲食之、庶幾成稍平。目陷者、赤足者、肉下有王字形者、三足者爲能、並能殺人。腹下有蛇盤紋者是蛇、須看之。合雞子、兔肉、芥子、醬食之損人。妊食之、令子項短。六甲日忌食龜鼈、及鱗甲、害人心神。薄荷煮鼈曾殺人。合莧菜食、腹中生鼈。巢氏云、有主人共奴俱患鼈瘕、奴前死、剖

---

310) 물고기 회: 魚鱠. 氣味는 甘하고 溫하며 無毒하다. 主治는 溫補, 去冷濕痺, 除膀胱水, 腹內伏梁氣塊, 冷痃結癖疝氣, 喉中氣結, 心下酸水.

311) 물고기 젓갈: 魚鮓. 氣味는 甘鹹하고 平하며 無毒하다. 主治는 癜瘡, 蠱瘡에 붙인다. 聤耳, 痔瘻, 諸瘡有蟲, 主下痢膿血, 손가락에 흰반점이 줄줄이 나타나는 증상을 다스린다.

腹得一白鼈仍活。有人乘白馬來、看馬尿落鼈上卽縮頭、尋以馬尿灌之、化爲水。其主曰、吾將差矣。卽服之、果差。

자라[312]는 물밑바닥에 살므로 약성이 매우 냉(冷)하고 독(毒)하다. 노증(勞症)이 있거나 징가(癥瘕)가 있는 사람은 먹지 않는 게 좋다. 자라의 고기는 기혈을 모이게 하고 등껍질은 기혈을 흩어지게 하는 약성이 있다. 대개 자라를 요리하는 자는 먼저 등껍질을 칼로 다진 후 몸체와 함께 끓인 후 등껍질을 제거하여 먹는다. 자라는 약성이 약간 평(平)하나 눈이 들어간 것, 발이 붉은 것, 복근에 왕 자(王字)의 형태가 있는 것, 발이 셋인 것은 모두 능히 먹는 사람을 죽게 한다. 배 아래 뱀이 따리를 튼 것 같은 무늬가 있는 것은 뱀 종류이니 반드시 살펴야 한다. 자라 고기를 달걀, 토끼 고기, 겨자, 간장과 함께 먹으면 해롭다. 임신부가 자라 고기를 먹으면 낳은 아이의 목이 짧다. 6갑일(六甲日)[313]에 거북이, 자라 및 비늘, 발톱을 먹으면 심장과 정신에 해롭다. 박하(薄荷)와 자라를 함께 끓여서 먹으면 죽는다. 비름과 함께 먹으면 배 속에 자라가 생긴다.

소 씨(巢氏)가 말하기를, "어느 주인과 노예가 함께 별가(鼈瘕)[314]가 생겼다. 노예가 먼저 죽으니 그 배를 가르자 흰 자라가 살아 있었다. 이때 백마를 타고 온 사람이 백마 오줌을 자라 위에 쏟으니 즉시 자라 머리가 움츠러들고 백마 오줌을 먹이니 자라는 물로 변하였다. 이를 본 주인이, '나는 장차 낫겠구나!' 하고 기뻐 말하며 백마 오줌을 먹으니 과연 병이 나았다."

---

312) 자라: 鼈. 氣味는 鹹하고 平하며 無毒하다. 主治는 心腹癥瘕, 堅積寒熱, 去痞疾, 瘜肉陰蝕, 痔核惡肉, 療溫瘧, 血瘕腰痛, 小兒脇下堅, 痃癖冷瘕勞瘦.

313) 6갑일(六甲日): 甲子日, 甲戌日, 甲午日, 甲辰日, 甲申日, 甲寅日. 甲은 단단한 表皮의 뜻이 있다.

314) 별가(鼈瘕): 자라를 먹고 나서 생긴 瘕症. 말은 火性이고 자라는 水性이니 강한 火가 약한 水를 말려버리는 이치와 같다.

蟹未被霜者、甚有毒。云食水莨音建人中之、不卽療多死。背上有星點者、脚不全者、獨螯者、獨目者、兩目相向者、足斑目赤者並殺人。中其毒者、速以冬瓜汁、紫蘇湯、或大黃汁灌之。妊娠食之令子橫生。至八月、蟹腸有眞稻芒、長寸許、向冬輸與海神、未輸芒、未可食。十二月勿食以養神氣。食蟹卽食紅柿、及荊芥動風。緑黃下有風虫、去之不妨、與灰酒同食吐血。

게[315]가 서리를 맞지 않은 것은 독이 심하다. 이르기를, 게는 수간(水莨)을 먹는데 수간에 독이 있으므로 게를 먹고 중독되어 즉시 치료하지 못하면 대부분 죽는다. 게 등 위에 별 같은 점들이 있는 것, 다리가 완전하지 못한 것, 눈이 하나인 것, 양 눈이 서로를 향한 것, 발에 반점이 있으며 눈이 붉은 것 등을 먹으면 죽는다. 게에 중독되었을 때는 속히 동아즙, 자소엽(紫蘇葉) 달인 물 혹은 대황(大黃)즙을 입 속으로 흘려 넣으라. 임신부가 게를 먹으면 출산 시 아기가 옆으로 나온다. 8월에 이르면 게의 창자 안에 벼 끝 모양의 가시가 자라 겨울이 되면 해신(海神)에게 가시를 바치므로 가시가 없어지지 않았으면 먹어서 안 된다. 12월에 게를 먹지 않으면 정신을 기르게 된다. 게를 먹고 즉시 홍시, 형개(荊芥)를 먹으면 풍(風)을 일으킨다. 게껍질의 녹황색(綠黃色) 아래에는 풍을 일으키는 벌레가 있는데 제거하고 먹으면 괜찮다. 그러나 진하게 탁한 술과 함께 먹으면 피를 토한다.

海邊又有蟛蜞、擁出似蟛蜮而大、似蟹而小、不可食。蔡謨初

---

315) 게: 蟹。氣味는 鹹하고 寒하며 小毒하다。主治는 胸中邪氣, 熱結痛, 喎僻面腫, 能敗痰, 解結散血, 愈漆瘡, 養筋益氣, 散諸熱, 治胃氣。

度江、不識而食之、幾死。歎曰、讀爾雅不熟、幾爲所誤。

해변에 팽기(蟛蜞)가 사는데 개펄을 뚫고 나올 때는 팽활(蟛蟛)과
유사하며 커보이나 실제는 게와 비슷하며 작다. 팽기는 먹지 말라.

채모(蔡謨)가 처음으로 강을 건너면서 모르고서 팽기를 먹어 죽을 지경에
이르렀다. 채모가 한탄하기를, "≪이아(爾雅)≫316) 정독(精讀)하지 못해서 이
렇게 잘못되었도다!"

**蛙、骨熟食之小便淋、甚苦。妊食之令子壽夭。蛙之小者、亦令
多小便閉、臍下酸疼。有至死者、冷水擂車前草飲之。**

개구리317)를 뼈째로 삶아 뜨겁게 먹으면 소변이 방울방울 나와 시
원치 못하여 매우 고통스럽다. 임신부가 이렇게 먹으면 태어난 아기
는 단명하다. 작은 개구리도 역시 그러하여 소변을 막히게 함으로써
배꼽 아래가 시큰하게 아파서 죽게 되는 경우도 있다. 이럴 때는 차
전초(車前草)를 냉수에 넣고 저은 후 그 물을 마시면 치유된다.

**鰕、發風動氣、及瘡癬冷積之疾。無鬚者、煮而色白者、不可
食、鮓內有者、大毒、以熱飯盛密器中作鮓、毒人至死。鰕鱠共
猪肉食之、嘗惡心、多睡、損顏色。**

새우318)를 먹으면 풍증(風症)이 생기고 기(氣)가 움직이게 되며 피

---

316) ≪이아(爾雅)≫: 字書. ≪詩經≫과 ≪書經≫ 중의 문자를 추려 19편으로 나누고 字義를 戰國時代, 秦
漢代의 용어로 해설하였음. B.C. 2세기 무렵 周公의 저작이라고 傳한다. 宋代에 經書로 追尊되었으며
≪十三經注疏本≫과 ≪爾雅義疏≫가 가장 뛰어난 주석서이다.
317) 개구리: 蛙. 氣味는 甘하고 寒하며 無毒하다. 主治는 小兒赤氣. 肌瘡臍傷, 止痛氣不足, 小兒熱瘡, 殺尸
疰病蟲, 去勞劣, 解熱毒, 利水消腫, 調疳瘦.

부가 가렵고 헐어 갈라지며 복부에 냉기(冷氣)가 쌓여 병이 생긴다. 수염이 없거나 끓여서 흰색인 것은 먹지 말라. 수염 없는 새우는 젓 갈 내에 있다 해도 큰 독이 있다. 용기가 가득 차도록 뜨거운 밥 속에 수염 없는 새우를 넣고 밀봉하여 젓갈을 만들어도 유독하므로 먹는 사람은 죽는다. 새우젓을 돼지고기와 함께 먹으면 속이 메슥거리고 잠을 많이 자게 되며 안색이 나빠진다.

螺、大寒、不可常食。螺蚌菜共食之心痛、三日一發。

소라319)는 약성이 대한(大寒)하므로 항상 먹지는 말라. 소라, 금조개를 채소와 함께 먹으면 심통(心痛)을 일으켜 3일에 한 번 발병한다.

蚌、着甲之物、十二月勿食之。

금조개320)는 단단한 껍질이 있으므로 12월에는 먹지 말라.

蚶子、每食後以飯壓之、不爾令人口乾。

강요주321)를 먹은 후 밥을 먹어 이를 누르면 얼마 못 가서 입이 마

---

318) 새우: 鰕. 氣味는 甘하고 溫하며 小毒하다. 主治는 五野鷄病, 小兒赤白遊腫, 痘瘡, 下乳汁, 壯陽道, 吐風痰. 짓찧어 蟲疽에 붙인다.

319) 소라: 螺. 氣味는 鹹하고 平하며 無毒하다. 主治는 心腹滿痛, 氣急, 止痢下淋, 和氣淸神, 主腸風痔瘻, 疥癬, 頭瘡, 甲疽.

320) 금조개: 蚌. 氣味는 甘鹹하고 冷하며 無毒하다. 主治는 止渴除熱, 解酒毒, 去眼赤, 明目除濕, 主婦人勞損下血, 除煩, 解熱毒, 血崩帶下.

321) 강요주: 蚶子. 氣味는 甘하고 平하며 無毒하다. 主治는 痿痺, 洩痢便膿血, 潤五臟, 止消渴, 利關節, 心脊冷氣, 腰脊冷風. 丹石을 먹는자는 의당히 강요주를 먹으라 그러면 瘡腫과 熱毒이 생기는 것을 면할수 있다.

르게 된다.

蛤蜊、服丹石人食之、腹中結痛。

단석(丹石)을 먹은 사람이 참조개[322]를 먹으면 배 속에서 살 조개와 단석이 응결되어 통증을 일으킨다.

淡菜、多食煩悶、目暗、微利卽止。

홍합[323]을 많이 먹으면 번민(煩悶)하고 눈이 어두워지며 약간 설사하다 즉시 그친다.

蜆、多食發嗽、並冷氣消腎。

가막조개[324]를 많이 먹으면 기침이 생기고 냉기로 인해 신장(腎臟)의 기능이 감퇴된다.

蟶、天行後不可食。

맛살조개[325]는 돌림병이 있은 후에 먹지 말라.

---

322) 참조개: 蛤蜊. 氣味는 鹹하고 冷하며 無毒하다. 主治는 潤五臟, 止消渴, 開胃, 治老癖爲寒熱, 婦人血塊, 醒酒.

323) 홍합: 淡菜. 氣味는 甘하고 溫하며 無毒하다. 主治는 虛勞, 精血衰少, 吐血久痢, 腸鳴腰痛, 疝瘕, 婦人帶下, 産後瘦瘠, 産後血結, 腹内冷痛, 治癥瘕.

324) 가막조개: 蜆. 氣味는 甘鹹하고 冷하며 無毒하다. 主治는 治時氣, 開胃, 壓丹石藥毒, 疔瘡下濕氣, 通乳, 去暴熱, 明目, 利小便, 熱氣와 脚氣의 濕毒을 내려 보낸다.

325) 맛살조개: 蟶. 氣味는 甘하고 溫하며 無毒하다. 主治는 補虛, 主冷痢, 去胸中邪熱悶, 治婦人産後虛損.

龜黑者、常噉蛇、不中食、其甲不可入藥。十一月勿食龜鼈、
發水病。

검은 거북이326)는 항상 뱀을 잡아 먹으므로 먹기에 적합지 않으며
그 등껍질도 약에 쓸 수 없다. 11월에는 거북이, 자라를 먹지 말라. 수
병(水病)327)이 생긴다.

---

326) 거북이: 龜. 背甲과 腹板을 藥用한다. 氣味는 甘하고 平하며 有毒하다. 主治는 漏下赤白, 破癥瘕痎瘧, 五
    痔陰蝕, 濕痺. 肉의 氣味는 甘酸하고 溫하며 無毒하다. 술에 담갔다가 불에 구어서 복용하면 大風緩急, 四
    肢拘攣, 癱緩不收을 다스린다.
327) 수병(水病): 水腫, 脚氣, 小便不利 등의 腎臟의 기능이 약해져 생기는 질병의 總稱.

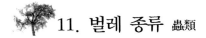

11. 벌레 종류 蟲類

蜜、七月勿食生蜜、發霍亂。 蜜瓶不可造鮓、鮓瓶不可盛蜜及蜜煎、損氣。

7월에는 생꿀[328]을 먹지 말라. 곽란이 생긴다. 꿀 담았던 그릇으로 젓갈을 담지 말라. 젓갈을 담았던 그릇에 꿀을 담거나 꿀을 끓이지 말라. 그런 꿀을 먹으면 기력(氣力)이 떨어진다.

白花蛇、用之去頭尾、換酒浸三日、弃酒不用、火炙仍令去皮骨。 此物毒甚、不可不防。

산무애 뱀[329]을 쓸 때에는 머리와 꼬리를 제거한 후 3일간 술에 담그는데 매일 술을 바꿀 것이며 그 술은 버려야 한다. 그런 후 불에 구워 껍질과 뼈도 제거해야 한다. 이 뱀은 독성이 강하므로 방비하지 않으면 안 된다.

---

328) 생꿀: 蜂蜜. 205p의 註 61) 흰 꿀을 참조하시라.

329) 산무애 뱀: 氣味는 甘鹹하고 溫하며 有毒하다. 主治는 中風濕痺不仁, 筋脈拘急, 口面喎斜, 半身不遂, 骨節疼痛, 暴風瘙痒, 大風疥癬, 다리가 약하여 오래서있지 못하는 증상을 다스린다.

烏蛇生商洛、今蘄黃有之、皆不三棱。色黑如漆、性善、不噛
物、多在蘆叢嗅花氣、尾長能穿百錢者佳。市者僞以他蛇、煙燻
貨之、不可不察。脊高、世謂劍脊烏梢。商州、有患大風、家人惡
之、爲起茅屋。山中有烏蛇、墮酒罌、病人不知而飮、遂差。史記、隋有患者、
食至胷卽吐、作胃疾不愈。病者曰、素有大風、求蛇肉、風愈而患此疾。盖蛇
瘕、腹上有蛇形也。

오사(烏蛇)[330]는 본시 상락(商洛)에 산다. 현재는 기황(蘄黃)에서도
발견되는데 모두 머리 끝이 세모지지 않았다. 몸 색이 옻칠처럼 검은
것은 성품이 착해서 잘 물지 않는다. 오사는 대부분 갈대숲에 살면서
갈대꽃 냄새를 즐긴다. 꼬리의 길이가 능히 엽전 백 개를 꿸 만한 것
을 상등품으로 친다. 시중에서 유사한 뱀을 연기로 쐬어 오사처럼 꾸
며 판매하니 살피지 않으면 안 된다. 척추가 높은 것을 세상에서 '검
척오초사(劍脊烏梢蛇)'라고 부른다.

상주(商州)에 사는 어떤 사람이 대풍창(大風瘡)이 생기니 가족이 싫어하여
산중에 띠 풀집을 지어 그곳에서 요양케 하였다. 어느 날 오사가 띠 풀집에 있
는 술항아리에 빠져 죽었는데 병자는 그것도 모르고 그 술을 마셨고 이로 인해
병이 나았다.

《사기(史記)》에 이르기를, 수지(隋地)에 사는 어떤 자는, 음식을 먹어 가
슴께쯤 이르면 곧바로 토하는 위병(胃病)이 생겨 낫지 못하였다. 그자가 말하
기를, "내가 평소에 대풍창(大風瘡)이 있어 뱀 고기를 구하여 먹으니 병은 나
았어도 위병이 생겼다." 이는 대개 사가(蛇瘕)인데 배 위에 뱀의 형상이 있다.

---

330) 오사(烏蛇): 氣味는 甘하고 平하며 無毒하다. 主治는 諸風頑痺, 皮膚不仁, 風瘙癮疹, 疥癬, 熱毒風, 皮
肌生賴. 功效는 산무애 뱀과 같으면서 性品은 善하다.

蛇頭、不可以刀斷、必回傷人、名蛇箭。

뱀의 머리를 칼로 자르지 말라. 반드시 죽은 뱀이 보복하니 이를 '사전(蛇箭)'이라고 부른다.

蛤蚧、其毒在眼、其功在尾、尾全爲佳。

도마뱀[331]은 그 독이 눈에 있고 약효는 꼬리에 있으므로 꼬리가 온전한 것이 상등품이다.

水蛭、乾者冬月猪脂煎、令黃乃堪用、腹有子去之。此物極難死、火炙經年、得水猶活。

말린 거머리[332]를 겨울에 돼지비계와 함께 끓여 먹으면 몸이 누렇게 변하니 이를 견디며 써야 한다. 거머리의 배 속에 알이 있거든 제거하라. 거머리는 지극히 죽이기 어렵다. 불에 구운 지 일 년이 지났는데도 물에 넣으면 살아난다.

石蛭、頭尖腹大、不可藥用。誤用令人目中生煙不已、漸致枯損、不可不辨。有吳少師、得疾數月、肉瘦、食下咽、腹中如萬虫攢刺且痒痛、皆以爲勞。張蛻取黃土、溫酒調服、下馬蟥千餘。云、皆因去年出師飮澗水、似有物入口、徑入喉、自此得疾。夫虫入肝脾、勢須滋生、食時則聚丹田

---

331) 도마뱀: 蛤蚧. 氣味는 鹹하고 平하며 小毒하다. 主治는 久咳嗽, 肺勞傳尸, 殺鬼物邪氣, 下淋瀝, 通水道, 下石淋, 通月經, 治肺氣, 療欬血, 治折傷.

332) 거머리: 水蛭. 氣味는 鹹苦하고 平하며 有毒하다. 主治는 逐惡血瘀血, 月經閉, 利水道, 墮胎, 癰腫毒腫, 血癥을 破하고 積聚로 인한 無子症을 다스리며, 떨어지거나 매맞아 뼈가 부러지고 몸이 손상된 증을 고친다.

間、吮咂精血、飽則散處四散、久則殺人、不可不知。

돌 거머리³³³⁾은 머리는 뾰족한데 배는 크다. 약용으로 쓸 수 없는데 오용(誤用)하여 먹은 자는 눈에 연기가 낀 것 같은 느낌이 그치지 않다가 점점 심해지면 몸이 마르고 허약해지니 구별하지 못하면 안 된다.

오 소사(吳少師)가 병이 난 지가 여러 달이 되었다. 즉 음식을 삼키면 배 속에 만 마리 되는 벌레가 움직여 배를 찔러 뚫는 것 같고 또한 가려우면서 아프기도 하여 몸이 수척해졌으니 이는 노채(勞瘵)가 된 것이다. 장세(張蛻)가 황토를 따뜻한 술에 타서 먹이니 말 풍뎅이 천여 마리를 배설하였다. 오 소사가 말하기를, "내가 지난날 출정(出征)하였을 때에 시냇물을 먹었는데 어떤 물체가 물과 함께 몸속으로 들어오는 것 같았다. 그때 이후로 이러한 병을 얻은 것 같다." 대저 벌레가 간장(肝臟), 비장(脾臟)으로 들어오면 세력에 따라 인체 내에서 영양분을 받아먹으며 사는 것이 원칙이다. 처음 체내에 들어왔을 때는 하단전(下丹田)에 모여서 정혈(精血)을 빨아먹다가 배부르면 전신으로 흩어져 잠복해 살아가므로 결국 그 사람은 죽게 된다. 알지 못하면 안 된다.

蜈蚣、黃足者甚多、不堪用。雞、殺過宿、收拾不密、此虫必集其中、不再煮而食之、爲害非輕。

다리가 누런 지네³³⁴⁾는 매우 흔하지만 사용하지 말라. 닭을 죽여 밀봉하지 않고 밤을 새우면 반드시 지네가 몰려들어 닭 안으로 들어간다. 그러므로 다시 끓여서 먹지 않으면 그 해독이 가볍지 않다.

---

333) 돌 거머리: 石蛭. 石上에서 출생하고 머리는 뾰족한데 허리색은 조잡하다.
334) 지네: 蜈蚣. 氣味는 辛하고 溫하며 有毒하다. 主治는 鬼疰蠱毒, 噉諸蛇蟲毒, 殺鬼物老精溫瘧, 去三蟲, 墮胎, 去惡血, 治癥癖, 心腹의 寒熱과 積聚를 다스리고 小兒의 驚癇風과 稽臍風도 고친다.

蠶沙、煮酒色淸味美、能療疾。

누에똥335)을 술에 넣고 달여 그 색이 맑고 맛이 좋으면 병을 고칠
수 있다.

蜘蛛、灰色大腹、遺尿着人、作瘡癬。

배가 큰 재색(灰色) 거미336)의 오줌이 사람 몸에 닿으면 피부가 가
렵고 헐며 갈라진다.

花蜘蛛、絲最毒、能繫瘤、斷牛尾。人有小遺、不幸而着陰、
纏而後已切、宜愼之。曾有斷其陰者。

꽃거미의 거미줄은 지극히 독하여 혹에 감으면 혹이 떨어져 나가
고 쇠꼬리에 감아도 잘라져 버린다. 어떤 사람은 소변을 보다가 불행
하게도 꽃거미가 음경에 달라붙어서 거미줄로 감아 음경이 잘라진
예도 있으니 의당히 신중하지 않으면 안 된다. 과거에 어떤 자는 꽃
거미줄로 자신의 성기를 감아 잘라 버린 예도 있다.

蚯蚓、暑月履濕毒能中人。昔有中其毒者、腹大、夜聞蚓鳴、於身以
塩水浸之而愈。又張韶爲所咬、形如大風、眉鬢盡落、每蚓鳴、於身亦以此取
效、仍當飮塩湯。

---

335) 누에 똥: 蠶沙, 氣味는 甘辛하고 溫하며 無毒하다. 主治는 腸鳴, 熱中消渴, 風痺癮疹, 皮膚頑痺, 腹内宿
冷, 冷血瘀血, 腰脚冷痛, 治消渴癥結. 중풍으로 인해 근육이 늘어져 여러관절을 사용하지 못하는 증상.
336) 거미: 蜘蛛, 氣味는 微寒하고 小毒하다. 主治는 大人小兒積, 小兒大腹, 主蛇毒溫瘧, 止嘔逆霍亂, 治小
兒腹疳, 主口喎脫肛, 瘡腫胡臭, 반점이 있는 거미는 瘧疾과 疔腫을 다스린다.

여름철에는 지렁이337)의 습한 독이 신발을 통해 스며들어 능히 사람을 중독시킨다.

옛적에 지렁이 독에 중독된 자가 배가 불러지고 밤에는 지렁이 우는 소리가 들렸다. 그러다가 몸을 소금물에 담그니 치유되었다.

장소(張韶)는 지렁이에게 물려 신체가 대풍창(大風瘡)처럼 되어 눈썹과 수염이 모두 빠져 버리고 배 속에서 지렁이 우는 소리가 들렸다. 역시 몸을 소금물에 담그니 효과가 있어서 이에 따라 당연히 뜨거운 소금물도 마시니 쾌유하였다.

---

337) 지렁이: 蚯蚓. 氣味는 鹹하고 寒하며 無毒하다. 主治는 蛇瘕, 去三蟲伏尸, 鬼疰蠱毒, 殺長蟲, 療傷寒, 伏熱狂嚘, 大腹黃疸, 溫病, 大熱狂言, 小兒熱病癲癇, 丹毒에는 짓찧어 환부에 바른다.

卷之四

1. 신선이 세상을 구하기 위해 지은, 늙음을 떨쳐 버리고 아이가 되는 참비결 神仙救世、却老還 童眞訣

三元之道、所謂地元、人元、百二十歲之壽。得其術、則得其
壽矣。如迷塗、一呼萬里可徹然。天元六十者固已、失之東遇、
能不收之桑楡者乎。歸而求之、又將與天地終始、豈止六十而
哉。喬松、彭祖、當欽在下風、或曰、此道神仙所秘也。少火方
炎强、勉而行眞、可一蹴而造仁壽之域、奈之何。道不易知也、
縱知之、亦未易行也。

삼원(三元)의 도(道)에서 말하는 지원(地元)과 인원(人元)의 120세는
그 방법을 얻으면 능히 살 수 있다. 이는 마치 어리석은 자라도 한 번
호령(呼令)에 의해 확실하게 앞만 보며 만 리를 가게 됨과 같다. 누구
나 천원(天元) 60세를 받았으나 초년에 천진(天眞)을 잃은 자가 어찌
천원 60세를 되찾을 수 있을까? 이렇게 생각할 수도 있으나 선도(仙
道)에 귀의하여서 진결(眞訣)을 얻어 수도하면 천지와 더불어 그 시작
과 마침을 함께할 수 있는데 어찌 천원 60세에 그치랴?

왕자교(王子喬),[1] 적송자(赤松子),[2] 팽조(彭祖)는 이 도(道)를 받아들

---

1) 왕자교(王子喬): 周國의 太子 晉이다. 생황을 잘 불어 봉황이 우는 소리를 내곤 하였다. 伊洛 일대를 遊歷
하다가 道士 浮丘公을 만나 그를 따라 嵩山에 들어가 仙道를 이루어 昇天하였다. 30년 후에 벗 桓良이 그
를 만나니 7월 7일에 緱氏山 꼭대기에서 가족들과 만나고 싶다고 하였다. 그날 과연 왕자교가 백학을 타고

여 마침내 바람을 타는 신선이 되었다. 그래서 어떤 자는 이 도를 신선이 되는 비결이라고 부른다. 만약 젊은 나이에 진화(眞火)가 강성할 때에 진도(眞道)를 열심히 수련한다면 어진 자가 받는 장수(長壽)의 명운(命運)까지도 한 번에 뛰어 벗어날 수 있으니 어떠한 원리인가?

도(道)는 알기가 쉽지 않으나 따르면 알게 된다. 그러나 실천하기 또한 쉽지 않다.

人年八八、卦數已極、汞少鉛虛、欲眞元之復、殆渴而穿井、不亦晩乎。煮石爲粥、曾不足以喩其難吁。是豈知道也哉。剝不窮則復不返也。陰不極則陽不生也。知是理、可以制是數矣。

사람이 64세가 되면 끝의 괘수(卦數)가 되니 홍(汞)³⁾은 감소되고 연(鉛)⁴⁾은 비게 된다. 이때 진원(眞元)을 회복고자 함은 갈증으로 생명이 위태할 때 우물을 파는 것과 같으니 어찌 늦지 않았다 하랴? 또한 굶주렸을 때 돌을 끓여 죽을 만들려는 것과 같으니 해결법이 어찌 부족지 않다 하랴? 그러니 이를 두고 어찌 도(道)를 안다고 할까?

각고(刻苦)의 노력 없이는 진원을 회복하기 어렵다. 음(陰)이 극에 달하지 않으면 양(陽)이 생기지 않는 도리(道理)를 알아야만 자신의 수명을 창제(創制)할 수 있다.

날아와 공중에 머문 채 여러 날 있다가 작별을 고하고 날아가 버렸다.

2) 적송자(赤松子): 神農時代의 雨師였다. 평소 水玉을 먹으며 복용법을 神農에게도 가르쳐 주었다. 이따금 崑崙山으로 가서 西王母의 石室에서 수도하였고 炎帝의 막내딸이 추종하자 成仙케 한 후 함께 사라졌다.

3) 홍(汞): ≪鍾呂傳道集·論鉛汞第十≫에 이르기를, 心氣가 太極으로써 液을 生하면 液中에 正陽之氣가 있나니, 이른바 朱砂란 心液을 말하는 것이고 汞이란 心液之中의 正陽之氣를 말한다. ≪重陽眞人授丹陽二十四訣≫에 이르기를, 汞은 元氣이다.

4) 연(鉛): ≪鍾呂傳道集·論鉛汞第十≫에 이르기를, 腎中의 水는 受胎의 처음에 伏藏되어 있고 父母의 眞氣는 內腎에 隱藏되어 있는데 鉛이란 이를 말한다. ≪重陽眞人授丹陽二十四訣≫에 이르기를, 鉛은 元神이다.

回眞人內景訣曰、天不崩、地不裂、惟人有生死何也。曰、人晝
夜動作、施泄散失元氣、不滿天壽、至六陽俱盡、卽是全陰之人、
易死也。若遇名師指訣、信心苦求、則雖百二十歲、猶可還乾。譬
如樹老、用嫩枝再接、方始得活。人老用眞氣還補、卽返老還少。
勤修一年、元氣添得二兩、便應復卦。

회진인(回眞人)의 ≪내경결(內景訣)≫에 이르기를, 하늘은 무너지지
않고 땅은 갈라지는 법이 없건만 그 사이의 사람은 어찌하여 태어나
면 죽게 되는가?

답하기를, 사람은 낮과 밤으로 몸과 마음을 움직이고 성교를 하여
원기가 소모되니 6양(六陽)이 모두 다하여 음기(陰氣)만 남게 되므로
천수(天壽)를 누리지 못하고 쉽게 죽는다. 그러나 명사(名師)를 만나
진결(眞訣)을 전수받아 신심을 가지고 장생하기를 간절히 수행한다면
120세까지 살 수 있을 뿐 아니라 건상(乾象)을 회복할 수 있다.5) 이는
고목에 어린 가지를 접붙여 갱생시킴과 같다. 노인이 진기(眞氣)로써
몸을 보하면 신체기능을 돌이켜 다시 젊어질 수 있다. 이렇게 근실(勤

---

5) 6양(六陽)이 모두 ~회복할 수 있다: 本書에서는 완전한 건강체를 乾象, 즉 重乾天으로 보았다. 重乾天은
一位(下段)부터 여섯 爻가 모두 陽爻이다. 이는 元陽, 眞陽의 양에 의하여 정한 卦象이다. 사람이 老弱해지
기 시작하면 一位의 陽爻가 변하여 陰爻가 되니 몸이 姤象이고, 더욱 노약해지면 二位의 陽爻도 변하여
陰爻가 되어 遯象이 된다. 더욱 노약해지면 三位의 陽爻도 변하여 陰爻가 되어 否象이 되고, 이에 더욱 노
약해지면 四位의 陽爻도 변하여 陰爻가 되어 觀象이 되고, 이에 더욱 노약해지면 五位의 陽爻도 변하여
陰爻가 되어 剝象이 된다. 이에 더욱 노쇠해져 마지막 하나 남은 六位의 陽爻마저 陰爻로 변하면 坤象, 重
地坤, 六陰이 되어 사망한다. 그러나 몸이 坤象이더라도 목숨이 끊어지지 않았다면 養生하여 乾象을 회복
할 수 있다. 처음으로 元陽을 조금 회복하면 즉 一位의 陰爻가 陽爻가 되니 復象의 몸이 되고, 더욱 회복
하여 二位의 陰爻도 陽爻가 되어 臨象이 된다. 더욱 회복하면 三位의 陰爻도 변하여 陽爻가 되어 泰象이
되고, 더욱 强壯해지면 四位의 陰爻도 변하여 陽爻가 되어 大壯象이 된다. 이에 더욱 强壯해지면 五位의
陰爻도 변하여 陽爻가 되어 夬象이 되고, 더욱 강장해지면 마지막 남은 六位의 陰爻마저 변하여 陽爻가
되어 本有의 乾象을 완전히 회복한다.
東洋醫學에서는 완전한 건강체를 水火旣濟卦로 본다. 離火卦가 下에 있고 坎水卦가 上에 있음은 水昇火
降한 상태이니 이는 腎水가 上昇하여 心火를 旣濟한 象이다. 즉 본서와 다른 점은 五行의 均配, 그중에서
도 兩軸인 水火의 均配를 건강이라고 定義한 것이다.

實)하게 일 년만 닦아도 원기는 더해져 두 배가 되어 곧바로 원래의
청춘을 회복하는 것이다.

道書曰、人者、物之靈也。壽本四萬三千二百餘日。元
陽、眞氣、本重三百八十四銖、內應乎乾。乾者、六陽具而
未知、動作施泄也。迨十五至二十五施泄不止、氣虧四十八
銖、存者其應乎姤、加十歲焉。又虧四十八銖、存者其應乎
遯、加十歲焉。又虧四十八銖、存者其應乎否。至此、乃天
地之中氣、又不知所養、加五歲焉。其虧七十二銖、存者其
應乎觀、加五歲焉。其虧九十六銖、存者其應乎剝。剝之爲
卦、惟上九一、陽爻而已。

　도서(道書)에 이르기를, 사람은 만물 중에 가장 신령하여 수명은 본
시 43,200여 일이다. 사람의 원양(元陽)과 진기(眞氣)는 본래 무게가
384주(銖)[6]이며 몸 안에서 건상(乾象)[7]에 응한다. 건괘(乾卦)는 6양(六
陽)을 갖추고 있으며 변화를 미리 알 수 없으나 동작으로써 그 기능을
내보인다. 15회~25회 기능을 내보이며 그치지 않으면서 48주(銖)의

---

6) 사람의 원양(元陽)과 384수(銖): 一銖는 1.5625g이다.
　仙道의 三寶는 精, 氣, 神으로 이는 인체를 구성하는 가장 근본적인 元素이다. 仙道는 不老不死를 추구하
　는 道이고 養生은 그 입문과정이다. 養生과 成仙은 精, 氣, 神의 축적에 있다 해도 결코 과언은 아니다. 氣
　와 神은 작용이 있으나 無形인데 氣는 가끔 형상화되기도 하고 精은 작용이 있는 有形의 물질이다. 精에는
　氣와 神이 융합되어 있어, 精은 氣, 神을 원동력으로 하여 능력을 행사하고 있다. 氣는 精, 神을, 神은 精과
　氣를 원동력으로 하여 능력을 행사하니 三位一體이다. 그중에서도 육체에 가장 필수적인 것이 精이니 生
　命原液이다. 나무에 비유하면 진, 즉 樹液이다. 元陽과 眞氣는 精, 氣, 神의 극히 純密한 성분을 말하니 銖
　는 精이다.
7) 건상(乾象): 重天乾. 아래는 乾☰이고 위도 乾☰이다. 乾을 거듭한 것이 乾卦이니 乾은 天이다. 天은 하늘
　의 형체를 말함이고 乾은 하늘의 性情을 가리킨다. 乾은 굳셈이니 굳세어 쉬지 않음을 乾이라고 한다. 무
　릇 하늘을 오롯이 말하면 道이니 "하늘은 또한 어김이 없다"가 바로 이것이다. 乾은 萬物의 시작이므로 하
　늘, 陽, 아버지, 임금이 된다. 元亨利貞을 四德이라고 부르나니 元은 만물의 시작, 亨은 만물의 성장, 利는
　만물의 이룸, 貞은 만물의 완성이다. 오직 乾卦와 坤卦만이 이 四德을 가지고 있다.

원양과 진기를 소모하며 10년을 보내고 남은 것은 구상(姤象)⁸⁾에 응한다. 계속 48주를 소모하며 10년을 보내고 남은 것은 돈상(遯象)⁹⁾에 응한다. 계속하여 48주를 소모하면 이제 천원(天元)과 지원(地元)의 반은 소모했는데 양생법을 모르면 5년을 보내고 남은 것은 비상(否象)¹⁰⁾에 응한다. 다시 72주를 소모하여 5년을 보내고 남은 것은 관상(觀象)¹¹⁾에 응한다. 다시 96주를 소모하면 남은 것은 박상(剝象)¹²⁾에 응한다. 그러니 박괘(剝卦)에는 오직 상9(上九)에 하나의 양효(陽爻)만 있다.

---

8) 구상(姤象): 天風姤. 아래는 巽☴, 위는 乾☰이다. 姤는 《序卦傳》에 이르기를, 夬는 나뉨이니 나뉘면 반드시 만나게 된다. 그러므로 姤卦를 받았으니 姤는 만남이다.
夬은 나뉨이니 事物이 나뉘면 만나 습하게 되니 본래 습해 있더라면 어찌 만남이 있으랴? 姤卦가 이런 소이로 夬卦의 다음이 된 것이다. 卦의 이루어짐이 巽下乾上이니 두 體에 대해 말하면 바람이 하늘 아래로 다니는 象이다. 또한 一陰이 아래에서 처음 생기니 陰이 陽과 만난 것이다. 그러므로 姤가 된 것이다.

9) 돈상(遯象): 天山遯. 아래는 艮☶, 위는 乾☰이다. 遯卦는 《序卦傳》에 이르기를, 恒은 오래함이다. 事物은 오랫동안 머물 수 없어 遯卦로 받았으니 遯은 물러감이다.
대저 오래되어 떠나감은 서로 기다리는 이치이니 이러한 소이로 遯卦가 恒卦를 이었다. 遯은 물러감, 피함, 떠남을 이른다. 卦의 구성이 하늘 아래 산이 있음이니 하늘은 위에 있는 물건이고 陽性이 上進한 것이며 산은 높게 솟은 물건이니 비록 높게 솟았다고 하더라도 體는 멈춘 물건이다. 위를 陵蔑하는 象이 있어 그쳐 나아가지 못하고 하늘을 위로 나아가 떠난다. 아래에서 능멸하고 위는 떠나 버리니 이것이 서로 떠나는 것이다.

10) 비상(否象): 天地否. 아래는 坤☷, 위는 乾☰이다. 否卦는 《序卦傳》에 이르기를, 泰는 通함이다. 그러나 事物은 끝까지 통할 수만은 없다. 그러므로 否卦를 받았다.
대저 事物의 이치는 가고 오는 것이니 크게 通함이 극에 이르면 반드시 否塞해지니 이 때문에 否卦가 泰卦의 다음이 되었다. 卦의 구성은 아래는 땅이고 위는 하늘이니 天地가 서로 교제하여 陰陽이 화창하면 泰가 되고 하늘이 위에 있고 땅은 아래에 있기만 하면 天地가 서로 가로막혀 통하지 못하니 이런 소이로 否가 된 것이다.

11) 관상(觀象): 風地觀. 아래는 坤☷이고 위는 巽☴이다. 觀卦는 《序卦傳》에 이르기를, 臨은 큼이니 사물은 큰 후에 볼만하므로 觀卦를 받았다.
이 때문에 觀卦가 臨卦의 다음이 된 것이다. 무릇 觀은 사물을 보면 보는 것이 되고 아래에 보여 주면 보여 줌이 되니 樓觀을 觀이라 함은 아래에 보여 주기 때문이다. 임금이 위로 天道를 보고 아래로 민속을 보면 봄이 되고 德을 닦고 政事를 향하여 백성이 우러러보면 보여 줌이다. 바람이 땅 위에 불어 만물을 두루 접촉함은 두루 보는 象이고, 두 陽이 위에 있고 네 陰이 아래에 있어 陽剛이 尊位에 있어 아랫사람들이 봄은 우러러보는 뜻이다.

12) 박상(剝象): 山地剝. 아래는 坤☷이고 위는 艮☶이다. 剝卦는 《序卦傳》에 이르기를, 賁는 꾸밈이니 꾸민 후에 亨通하면 다한 것이다. 그러므로 剝卦를 받았다.
대저 사물이 무늬 있게 꾸미면 亨通함이 지극해지니 지극하면 반드시 되돌아가게 되므로 賁가 끝나 剝이 된다. 卦의 구성을 보면, 다섯 陰에 한 陽이 있고, 陰이 처음 아래로부터 생겨서 점점 자라 극성해져 여러 陰이 陽을 消剝시킨다. 그러므로 剝이라고 한다. 두 體로 말하면 山은 땅에 붙어 있어야 하거늘 높이 솟아 있으니 되돌아 땅에 붙어 있게 되기 위해 무너지는 상이다.

仙書曰、有一爻陽氣者不死、倘又不知所覺、則元氣盡矣、其
應乎坤。坤者、純陰也。惟安穀而生、名曰、苟壽、當此苟壽之
時、而不爲延壽之思惑矣、天下無難事也。馬自然怕老、怕死。
有六十四歲將謂休之歎、汲汲求道、遇劉海蟾、傳以長生之訣、
返老還嬰、遂得壽於無窮。

선서(仙書)에 이르기를, 일효(一爻)의 양기(陽氣)만이 없어지지 않고
남았는데도 이를 깨닫지 못하면 원기는 다하여 없어지고 곤상(坤
象)[13]에 이르니 곤괘(坤卦)는 순음(純陰)이다. 몸이 이에 이른 사람은
오직 음식에 의해서 살아가니 이를 불러 '구차한 목숨'이라 한다. 구
차하게 목숨을 이어 가면서도 장수하려는 생각이 없음은 세상에 어
려운 일이 없다는 미혹(迷惑) 때문이다.

마자연(馬自然)[14]은 늙음을 두려워하고 죽음을 두려워하였다. 64세
에는 한탄하기를 그치고 간절하게 도(道)를 구하여 유해섬(劉海蟾)[15]
을 만나 장생의 비결을 배워 수련하니 늙음을 돌이켜 젊은이가 되어
무궁한 수명을 누리게 되었다.

---

13) 곤상(坤象): 重地坤. 아래는 坤☷이고 위도 坤☷이다. 坤은 元하고 亨하고 利하며 암말의 貞함이다. 乾卦
　　는 剛固를 貞으로 삼고 坤卦는 柔順하여 貞하다. 암말은 유순하면서 굳건히 걷는다. 그러므로 그 象을 암
　　말의 貞함이라고 한다.

14) 마자연(馬自然): 馬湘(?~ A.D. 856). 字는 自然. 唐宣宗 때 杭州의 塩官縣人. 少時 때 經史와 文學을 공
　　부하여 縣吏로 임관되었다가 길에서 道人을 만나 그를 따라 江南을 遊歷하였다. 술 취하여 계곡에 빠져
　　하루 만에 나왔으나 옷이 젖지 않았고, 손가락으로 계곡물을 가리키면 逆流하였다. 治病에도 능하여 藥石
　　을 쓰는 일 없이 竹杖으로 患部를 건드리기만 해도 나았다. 고향으로 돌아와 죽어 매장하였는데 어느 날
　　馬自然이 白日昇天하는 것을 본 사람들이 무덤을 파 보니 죽장만 있었다. 그가 저작한 ≪煉丹歌訣≫이
　　세상에 전한다.

15) 유해섬(劉海蟾): 五代時의 道士이다. 이름은 操이고 字는 昭遠. 燕山人, 道敎의 全眞道의 北五祖의 한 사
　　람이다. 燕王 劉守光의 丞相이었을때 仙人 鍾離權을 만나 道를 전해 받은 후 관직을 버리고 華山과 終南
　　山에 은거하다가 得道하여 仙去하였다. 元世祖는 그를 明悟弘道眞君에 追封하였다.

彼何人哉。希之則時、時在一覺傾耳。苟能覺之、體大易之復。日積月累、元氣充暢、復而臨、臨而泰、泰而大壯、大壯而夬、眞精純粹、乾陽不難復矣。箕疇五福之一、微斯人、吾誰與歸。雖然此道、天地寶也、有能覺之、天不負道、必將黙佑於冥冥中、當遇至人、如劉海蟾者、以盡啓其祕。還元有圖、滋補有藥、導引有法、具列于左。

그는 어떤 사람인가? 그는 도를 듣는 한순간에 크게 깨우쳤다. 구태여 깨우친 상태를 말하면 신체가 크게 바뀌어 복상(復象)16)이 되었다. 날이 가고 달이 쌓이도록 수련하니 원기가 충만하여 임상(臨象)17)이 되고 더욱 쌓여 태상(泰象)18)이 되고 대장상(大壯象)19)으로 되고 더

---

16) 복상(復象): 地雷復. 아래는 震〓〓이고 위는 坤〓〓이다. 復卦는 ≪序卦傳≫에 이르기를, 事物은 끝까지 다 할 수 없으니 剝이 위에서 窮塞하면 아래로 돌아오므로 復卦로 받았다.
事物에는 剝하여 다하는 이치가 없다. 그러므로 剝이 극에 달하면 復이 오고 陰이 지극하면 陽이 생기니 陽의 消剝이 위에서 지극하여 다시 아래로 생겨남은 위에서 궁색하여 아래로 돌아옴이니 復卦가 이 때문에 剝卦의 다음이 된 것이다. 卦의 구성은 한 陽이 다섯 陰의 아래에서 생기니 陰이 지극하여 陽이 회복된 것이다.

17) 임상(臨象): 地澤臨. 아래는 兌〓〓이고 위는 坤〓〓이다. 臨卦는 ≪序卦傳≫에 이르기를, 일이 있은 뒤에 커질 수 있으므로 臨卦를 받았다.
臨은 큼이요 蠱는 일이니 일이 있으면 클 수 있으므로 臨卦로 받은 것이다. 韓康伯이 말하기를, "클 수 있는 일은 일로 말미암아 생긴다." 두 陽이 비로소 자라 성대하므로 臨이라고 하였다. 卦의 구성은 못 위에 땅이 있으니, 못 위의 땅은 강 언덕이다. 물과 서로 접해서 물에 가까이 있으므로 臨이라고 한다. 天下의 물체가 가까이 서로 臨한 것은 땅과 물만 한 것이 없다. 臨은 백성에게 臨하고 일에 臨하는 것이다.

18) 태상(泰象): 地天泰. 아래는 乾〓〓이고 위는 坤〓〓이다. 泰卦는 ≪序卦傳≫에 이르기를, 행하여 然後에 평안하다. 그러므로 泰卦를 받았다.
행함이 제대로 되면 舒泰하고 舒泰하면 평안하니 泰卦가 이 때문에 復卦의 다음이 되었다. 卦의 구성은 坤陰이 위에 있고 乾陽이 아래에 있으니 天地陰陽의 氣가 서로 和하여 만물이 생성된다. 그러므로 通하여 평안하다는 것이다.

19) 대장상(大壯象): 雷天大壯. 아래는 乾〓〓이고 위는 震〓〓이다. 大壯卦는 ≪序卦傳≫에 이르기를, 遯은 물러남인데 事物은 끝까지 물러날 수 없으므로 大壯卦로 받았다.
遯은 떠나간다는 뜻이고 壯은 왕성하게 나아간다는 뜻이니 遯은 陰이 자라나 陽이 물러남이고 大壯은 陽이 壯盛한 것이다. 衰하면 반드시 盛하게 되어 消와 長은 서로 같이 작용한다. 그러므로 이미 물러났음은 반드시 장성해지니 이 때문에 大壯卦가 遯卦의 다음이 되었다. 卦의 구성은 震이 위에 있고 乾이 아래에 있으니 乾이 剛하여 震이 動하니 剛으로써 動함이 大壯의 뜻이다. 우레의 위엄을 떨치며 하늘 위에 있으니 역시 大壯의 뜻이다.

욱 강건해져 쾌상(夬象)[20]이 되었다. 쾌상(夬象)은 진정(眞精)이 충만하고 순수하여 건상(乾象)으로 회복됨이 어렵지 않은 상태이다. 이런 사람은 5복(五福) 중의 첫째를 얻은 희귀한 사람으로 그와 함께 영원한 길을 함께 걸을 사람은 누가 있을까?

이러한 장생의 도는 하늘의 보배이나 신심(信心)이 있는 자에게 하늘은 등을 돌리지 않고 반드시 보이지 않는 중에 도움을 베풀어 유해섬(劉海蟾) 같은 지인(至人)을 만나게 하여 그 비결을 남김없이 가르치게 하신다. 이러한 비결인 환원(還元)의 그림, 자양(滋養)하여 몸을 보하는 약, 도인(導引)하는 방법은 모두 다음에 열거하였다.

---

20) 쾌상(夬象): 澤天夬. 아래는 乾≡이고 위는 兌≡이다. 夬卦는 ≪序卦傳≫에 이르기를, 더하기를 그치지 않으면 반드시 갈라진다. 그러므로 夬卦를 받았으니 夬는 갈라짐이다.
더함이 극에 달하면 반드시 갈라진 후 그치니 夬卦가 이 때문에 益卦의 다음이 된다. 卦의 구성은 아래는 乾, 위는 兌이니 두 體로써 말하면 못은 물의 모임인데 지극히 높은 곳에 있으니 터지는 상이고 爻로써 말하면 다섯 陽이 아래에 있으니 자라서 장차 極盛하게 되고 한 陰이 위에 있어 사라져 다하게 되었다. 이렇게 여러 陽이 위로 나아가 한 陰을 터뜨려 제거함이 夬이니 夬는 강하게 결단한다는 뜻이다.

2. 환원(還元)의 그림 還元有圖

乾、陽剛也。生意本具。一旦爲陰柔乘之、爲姤、爲遯、爲
否、爲觀、爲剝。剝極而爲坤。坤、純陰也。陰極則主殺矣。苟
知所復、則硬果不食。陰極而陽靜。極而動、生意又勃然矣。

건상(乾象)은 강(剛)한 양(陽)이고 생의(生意)는 본시부터 갖추고 있
다. 그 시발(始發)은 일양(一陽)이 부드러운 일음(一陰)으로 바뀌는 방
식으로 구상(姤象)이 되고 구상(姤象)이 변하여 돈상(遯象)이 되고 돈상
(遯象)이 변하여 비상(否象)이 되고 비상(否象)이 변하여 관상(觀象)이
되고 관상(觀象)이 변하여 박상(剝象)이 되고 박상(剝象)이 극단에 이르
러는 곤상(坤象)이 된다. 곤상(坤象)은 순음(純陰)이다. 음이 극단에 이
르면 죽음을 주관한다. 극단의 음이 원래대로 회복될 것을 안다 하더
라도 단단한 과일은 먹을 수 없는 것과 같다. 음이 극단에 이르면 양
(陽)은 정적(靜寂)하게 된다. 극단에 이르러 움직이는 것을 '생의(生意)'
또는 '발연(勃然)'이라고 한다.

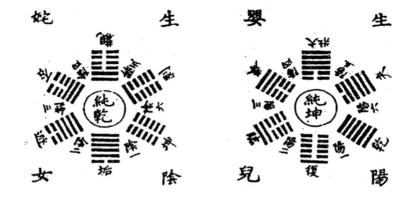

坤、陰也、陰極陽復。陰、人慾也。陽、天理也。以理制慾、於
是陽長陰消。患迷復耳、苟不迷焉。復而臨、復而泰、泰而大
壯、大壯而夬。夬、決也。決則純乾、可復行天之健、與天同壽矣。

　곤상(坤象)은 음(陰)이고 음이 극단에 이르면 양(陽)이 회복되기 시
작한다. 음은 사람의 욕망이고 양은 하늘의 이치이다. 천리(天理)로써
인욕(人慾)을 제어하는 것을 양은 자라고 음은 소멸되는 것이라고 한
다. 병들어 미혹(迷惑)되어 있던 중 겨우 미혹에서 벗어나 복상(復象)
이 된다. 이러한 복상(復象)이 변하여 임상(臨象)이 되고 임상(臨象)이
변하여 태상(泰象)이 되고 태상(泰象)이 변하여 대장상(大壯象)이 되고
대장상(大壯象)이 변하여 쾌상(夬象)이 된다. 쾌상(夬象)은 결(決)을 의
미하니 결판이 나서 건상(乾象)이 된다. 건상(乾象)이 됨은, 회복하여
하늘의 정상적인 굳건함을 행할 수 있게 됨으로써 하늘과 동일한 수
명을 누리게 되는 것이다.

道心泯而人心勝、則自望至晦之月也。

도심(道心)이 미약하니 사욕(私慾)이 이기고 있다. 마치 그믐달을 보는 것과 같다.

人慾盡而天理還、則自旦至望之月也。

사욕(私慾)이 다하여 본유(本有)의 천리(天理)를 회복하였다. 마치 보름달을 보는 것과 같다.

3. 자양(滋養)하여 몸을 보하는 약 滋補有藥

孫眞人曰、人年四十以後、美藥當不離於身。神仙曰、世事不
能斷絶、妙藥不能頻服。因玆致患、歲月之久、肉消骨弱。彭祖
曰、使人丁壯、房室不勞損、莫過麋角也。

麋角末七兩、酒浸灸熟、生附子一個、炮熟、上末和合。每服
方寸匕、酒調日三服。

손 진인(孫眞人)이 말하기를, "사람이 나이 40이 넘으면 좋은 약을
몸에서 떼어 놓지 말라."

신선이 말하기를, "세상일은 끊기 어렵고 좋은 약은 자주 먹기 어
렵다. 그래서 병이 생기는 법이고 세월이 오래되면 근육은 감소되고
뼈도 약해진다."

팽조(彭祖)가 말하기를, "일은 장정(壯丁)에게 시켜라. 성생활은 피
로하여 해롭지 않을 정도로 하고 미각(麋角)21) 먹기를 무시하지 말라."

복용법은 다음과 같다. 미각(麋角) 7냥(七兩)22)을 술에 담갔다가 꺼
내어 불에 구워 익힌다. 생부자(生附子)23) 한 개를 습지(濕紙)로 감싸

---

21) 미각(麋角): 고라니 뿔. 氣味는 熱하며 無毒하다. 主治는 風痺, 止血, 益氣力. 가루로 하여 酒服하면 補虛
勞, 添精益髓, 益血脈, 暖腰膝, 壯陽悅色, 療風氣하고 筋骨疼痛을 治한다. 辛心痛에는 一服에 立效한다.
22) 7냥(七兩): 一兩은 37.5g이므로 262.5g이다.

뜨거운 재 속에 묻어 익힌다. 두 약재를 가루로 만들어 혼합하여 하루 3회 술로 삼킨다. 일 회의 분량은 방촌(方寸)의 수저에 가득 담을 분량이다.

昔成都府、有綠鬚美顏道士、酣醉酒樓歌、曰、尾閭不禁滄海竭、九轉丹砂都謾說。惟有班龍腦上珠、能補玉堂關下血。乃奇方也。今名班龍腦珠丹。

鹿角霜十兩、爲末、鹿角膠十兩、酒浸數日、煮糊丸藥、免絲子十兩、酒浸兩宿、蒸焙、柏子仁十兩、淨、別研、熟地黃湯洗、淸酒浸兩宿、蒸焙、入藥用。 上末、以膠、酒三四升煮糊、杵一二千下、丸如梧子大、食前塩湯、或酒吞下五六十丸。

지난날에 성도부(成都府)에 혈색 좋은 푸른 수염의 도사가 있어 술에 취하여 누각(樓閣)에 올라 노래하기를,

미려(尾閭)를 금하지 못해 창해(滄海)가 마르면

9번 구운 단사(丹砂)도 모두 속이는 학설에 불과하네.

오직 반룡(班龍)이 상승하여 뇌 속에서 구슬로 변해야만

능히 옥당(玉堂)을 보하고 삼관(三關)에 혈기(血氣)를 통할 수 있도다.24)

---

23) 생부자(生附子): 附子는 烏頭의 아들이다. 氣味는 辛하고 溫하며 大毒하다. 主治는 風寒欬逆邪氣, 寒濕으로 인하여 다리가 마비되고 뒤틀리며 무릎이 아파서 걷지 못하는 증상을 다스리고 癥瘕와 단단한 積聚를 부순다. 金瘡, 腰脊風寒, 脚氣冷, 冷弱, 心腹冷痛, 霍亂轉筋, 下痢赤白, 溫中强陰.

24) 미려(尾閭)를 금하지 ~통할 수 있도다: ≪莊子·秋水≫에 이르기를, 天下의 水로서 바다보다 더 큰 것은 없다. 모든 江이 바다로 흘러 들어가건만 가득 차지 않고, 그칠 때를 알 수 없다. 尾閭에서 바닷물이 빠져나가나, 텅 비지 않고 어느 때 그칠지 모른다.
인체의 尾閭는 肛門과 尾骨 사이의 督脈穴인 長强으로 元氣의 聚集處이고 인체의 蒼海는 全身에 분포되어 저장되어 있는 精이니 精液의 源泉이다. 尾閭를 금하지 못함은 射精을 삼가지 못함이고 창해가 마름은 精液源이 마르는 것이다.

이는 기이(奇異)한 방술(方術)이다. 이런 시(詩)가 있기에 반룡뇌주단 (班龍腦珠丹)이라는 이름의 처방을 공개하겠다.

녹각상(鹿角霜)[25] 10냥(十兩)을 가루로 만든다. 녹각교(鹿角膠)[26] 10냥 (十兩)을 술에 여러 날 담갔다가 꺼내어 묽은 풀에 섞어 달여 끈끈해지면 빚어 알약을 만든다. 토사자(兎絲子)[27] 10냥(十兩)을 술에 담가 두 번 밤 을 지낸 후 꺼내어 찐 후에 볶는다. 백자인(柏子仁)[28] 10냥(十兩)을 껍질을 제거한 후 빻아 짓이긴다. 숙지황(熟地黃)[29] 적당량을 뜨거운 물에 씻은 후 맑은 술에 담가 두 번 밤을 지낸 후 꺼내어 찐 후에 볶는다. 이상의 약재들을 모두 가루로 만들어 혼합하여 굳게 한 후 술 서너 되에 넣고 달여서 풀처럼 되면 절구로 일, 이천 번 찧어 오동나무 열매 크기로 알 약을 빚는다. 식사 전에 따뜻한 소금물이나 술에 50~60알씩 먹는다.

9번 구운 丹砂는, 먹으면 10일 후 不死의 神仙이 된다는 九轉金丹이다. 제조법은 솥 안에 丹砂를 넣고 制煉하면 9번의 화학변화가 일어나 중도에 水銀으로 변했다가 마지막 9번째에 丹砂로 되돌아와 金丹이 완성된다.

班龍이란 長强(尾閭) 안에 농축 응결되어 있는 元氣이다. 요가에서는 kundalini라고 부르며 人體電氣라고 해석할 수 있다. 長强에 元氣가 충만되면 저절로 척추를 타고 상승하여 상단전(泥丸, 百會穴)에 들어가 上丹田을 화학변화시켜 靈肉雙全한 得道한 仙人이 되게 한다. 반룡이란 명칭이 붙은 이유는, 長强 내에 농축 응결된 형태가 뱀이 똬리를 튼 것과 비슷하며 척추 내로 상승하는 느낌과 모양이 용이 승천하는 것 과 같기 때문이다. 뇌 속에서 변화된 구슬이라 함은 泥丸이 煉成開華되어야 한다는 뜻이다. 玉堂은 神仙 의 거처로 全身을 뜻하고, 三關은 前上의 印堂, 前中의 重樓, 前下의 絳宮, 後下의 尾閭, 後中의 夾脊, 後上의 玉枕이다. 즉 上丹田 泥丸이 開華되면 全身의 氣血이 流通되고 臟腑와 筋骨은 변화되어 活力이 넘치는 不老不死의 神仙이 된다는 뜻이다.

25) 녹각상(鹿角霜): 鹿角의 粉末이다. 氣味는 鹹溫하고 無毒하다. 主治는 惡瘡癰腫, 逐邪惡氣, 留血在陰中, 除少腹血痛, 腰脊痛, 折傷惡血, 益氣, 心腹疼痛, 脫精尿血. 十兩은 375.5g이다.

26) 녹각교(鹿角膠): 氣味는 甘平하고 無毒하다. 主治는 傷中勞絶, 腰痛羸瘦, 補中益氣, 婦人血閉無子, 止痛 安胎, 久服輕身延年, 療吐血, 下血, 崩中不止, 四肢作痛.

27) 토사자(兎絲子): 氣味는 辛甘하고 平하며 無毒하다. 主治는 續絶傷, 補不足, 益氣力, 肥健人, 養肌强陰, 堅筋骨, 主莖中寒, 精自出, 溺有餘歷, 口苦燥渴, 寒血爲積.

28) 백자인(柏子仁): 氣味는 甘하고 平하며 無毒하다. 主治는 驚悸, 益氣, 除風濕, 安五臟, 久服令人潤澤美 色, 耳目聰明, 不飢不老, 輕身延年, 넋이 나간것처럼 마음을 종잡을수 없고 허약하여 자주 숨을 들이 마 시는 증상을 치료하며 온몸의 관절과 허리가 심하게 아픈 증상을 다스린다.

29) 숙지황(熟地黃): 氣味는 甘微苦하며 微溫하고 無毒하다. 主治는 塡骨髓, 長肌肉, 生精血, 補五臟, 內傷不 足, 通血脈, 利耳目, 黑鬚髮, 男子五勞七傷, 女子傷中胞漏.

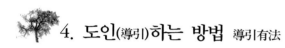

4. 도인(導引)하는 방법 導引有法

夜半後生氣時、或五更睡覺、或無事閒坐、腹空時、寬衣解
帶、先微微呵出、腹中濁氣、一九止、或五六止、定心閉目、
叩齒三十六通、以集身神。然後以大拇指背拭目、大小九過。
使無翳障、明目、去風、亦補腎氣。兼按鼻左右七過。令表裏俱熱。所謂灌
漑中岳、以潤肺。次以兩手摩令極熱、閉口鼻氣。然後摩面、不以
徧數。連髮際、面有光。又摩耳根、耳輪、不拘徧數。所謂修其城
郭、以補腎氣、以防聾瞶。名眞人起居之法。次以舌拄上腭、漱口中
內外、津液滿口、作三咽下之、如此三度九咽。黃庭經曰、漱
咽靈液體不乾、是也。便兀然放身、心同太虛、身若委衣、萬
慮俱遣。久久行之、氣血調暢、自然延壽也。又兩足心、湧泉
二穴、能以一手擧足、一手摩擦之百二十數、疎風去濕、健脚
力。歐陽文忠公用此、大有驗。

야반후(夜半後)의 생기(生氣)[30] 때나 5경(五更)[31]에 잠에서 깨었을
시, 혹은 일없이 한가히 앉았을 때나 배 속이 비었을 시에 옷을 느슨

---

30) 야반후(夜半後)의 생기(生氣): 밤 12시 32분 이후. 하루 중에서 밤 12시 32분 이후부터 낮 12시 31분
까지의 12시간을 生氣라고 한다.

31) 5경(五更): 오전 3시 32분~5시 31분.

하게 하며 허리띠도 푼 다음 정좌(正坐)하여 다음의 공법(功法)을 순차적으로 행한다.

① 입으로 탁기(濁氣)를 배출하기를 9번 혹은 30번 한다.

② 눈을 감고 마음을 안정시킨 후 치아를 상하로 36번 부딪쳐 존신(存神)[32]들을 모은다.

③ 좌우 엄지손가락의 등으로 좌우의 눈을 비비기를 각 9번씩 한다. 이렇게 하면 눈에 장예(障翳)가 끼지 않게 되고 눈을 밝게 한다. 또한 풍(風)을 물리치고 신기(腎氣)를 보한다.

④ 좌우의 둘째손가락으로 콧대의 좌우를 각 7번씩 마찰한다. 콧대의 안과 밖 모두 따뜻할 정도가 되게 한다. 이를 중악(中嶽)에 물을 댄다고 칭하는데 폐를 자윤(滋潤) 하게 한다.

⑤ 양 손바닥을 서로 마찰하여 극히 뜨겁게 하여 숨을 참은 채로 양 손바닥으로 얼굴을 마찰하는데 횟수는 상관없다. 머리털이 있는 부위까지이고 얼굴을 광택(光澤)게 한다.

⑥ 다시 손바닥을 비벼 뜨거워지면 양쪽 귀의 밑뿌리를 마찰한 후 귓바퀴를 마찰하는데 횟수는 무관하다. 이를 두고 성곽(城郭)을 닦는다고 하는데 귀가 들리지 않게 됨을 예방하며 신기(腎氣)를 보한다.

⑦ 다음은 혀로 입천장을 밀어 올리듯이 마찰하면 입안에 침이 고이는데 가득 차면 입안을 침으로 행군 후 3번에 나누어 삼킨다. 이렇게 3회를 하여 9번을 삼킨다. 이상을 불러 '진인(眞人)의 기거(起居)하는 방법'이라고 한다.

---

32) 존신(存神): 인체의 臟腑, 器官, 筋骨, 五官, 皮膚에 존재하고 있으면서 기능을 주관하는 諸神. ≪無上秘要經·身神品≫에 이르기를, 사람 몸에는 36,000神이 있다고 한다. 浪說은 아니고 千神萬神이라고 하더라도 실제는 一神의 諸部에 나타남이다. 매일매일 時時로 끊이지 않고 잊지 않고 생각하면 長生不死하게 된다.

≪황정경(黃庭經)≫에 이르기를, 영액(靈液)을 모아 입안을 헹구고 삼키면 몸이 건조하지 않게 된다. 영액은 바로 침이다.

마음을 당장에라도 올연(兀然)히 하며 몸을 풀어 놓으면 마음은 태허(太虛)와 같게 된다. 그러나 몸이 만약 의복에 구속을 받으면 온갖 심려(心慮)가 몸을 따라 다닌다. 이렇게 오랫동안 실천하면 기혈(氣血)이 조절되고 크게 통하여 자연스럽게 장수하게 된다.

다른 방법은, 앉은 채로 왼손으로 왼쪽 발목을 잡아들고 오른손 손바닥으로 왼쪽 발바닥의 중심인 용천혈(湧泉穴)을 120회 마찰하기를 좌우 합해 240회 행하면 풍(風)을 흩뜨리고 습(濕)을 제거하며 다리의 힘을 강화시킨다.[33] **구양문충공(歐陽文忠公)**[34]은 이 방법을 실행하여 큰 효험을 보았다.

---

33) 앉은 채로 ~강화시킨다: 傳統導引法의 마찰치료법 중 대표이면서 또한 유일한 經穴摩擦法이니 의미가 크다. 효능은 腎臟機能을 강화시키므로 20분만 행해도 水昇火降하여 두통, 불면, 고혈압에 즉효가 있으며 급만성신장염, 신우염, 신기능부전증을 다스릴 수 있다. 下丹田에 비해 全身剛壯의 효과는 덜하나 水昇火降은 월등하고 마찰을 한다는 점이 功法上의 장점이다. 意念을 집중하여도 50%의 효과는 있다.
   ○ 용천혈(湧泉穴): 足蹠前의 中央陷中으로 在足底前늇交界處, 足少陰腎經의 起始穴이다. 主治는 淸腎熱, 降陰火, 寧神志, 勞厥逆, 腎臟炎, 尿毒, 陰虛潮熱, 喉痺.

34) 구양문충공(歐陽文忠公): 歐陽脩, A.D. 1007〜1072. 宋의 廬陵人. 進士甲科에 급제한 뒤 慶曆(A.D. 1041〜1048) 초에 知諫院, 右正言, 知制誥를 지냈으며 參知政事 시에는 韓琦와 同心으로 輔政하였다. 群書를 읽고 ≪昌黎遺稿≫를 얻어 苦心探索하여 文章으로 천하에 이름을 얻었다. 그의 詩文은 韓愈와 李杜의 장점을 갖추었다. 저서는 ≪新唐書≫, ≪新五代史≫, ≪毛詩本義≫, ≪集古錄≫, ≪文忠集≫, ≪居士集≫, ≪六一詩話≫ 등이 있다.

卷之五

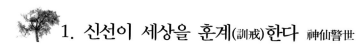

1. 신선이 세상을 훈계(訓戒)한다 神仙警世

黃帝問、氣之盛衰。岐伯對曰、人生十歲、五臟始定、血氣
通、眞氣在下、好走。二十歲、血氣始盛、肌肉方長、好趨。三
十歲、五臟大定、肌肉堅固、血脈盛滿、好步。四十歲、臟腑、
十二筋脈大盛、以平定腠理、始疏榮華頹落、髮頗斑白、平盛不
搖、好坐。五十歲、肝氣始衰、肝葉始薄、膽汁始減、目始不
明。六十歲、心氣始衰、善憂悲、血氣懈惰、好臥。七十歲、脾
氣虛、皮膚枯。八十歲、肺氣衰、魄離、故言善悟。九十歲、腎
氣焦、四臟、經脈虛。百歲、五臟皆虛、神氣乃去、形骸獨居。

황제(黃帝)가 기백(岐伯)에게 기(氣)의 성함과 쇠함을 물으니 답하기
를, "사람이 태어나 자라서 10세가 되면 오장(五臟)이 비로소 정(定)해
지기 시작하여 혈기(血氣)가 통하니 진기(眞氣)는 하초(下焦)에 있게 되
므로 달리기를 좋아합니다. 20세가 되면 혈기가 성해지며 기육(肌肉)
이 발달하므로 돌아다니기를 좋아합니다. 30세가 되면 오장이 제대로
안정되어 기육이 견고해지고 혈맥(血脈)이 왕성해지므로 걷기를 좋아
합니다. 40세가 되면 장부(臟腑)와 12근맥(筋脈)이 크게 왕성해지고 주
리(腠理)가 완전히 갖추어집니다. 그러나 비로소 전체적으로 쇠하기

시작하여 흰머리가 나기 시작하고 안정된 기운이 성해져 앉기를 좋아합니다. 50세가 되면 간기(肝氣)가 쇠하기 시작하여 간엽(肝葉)이 얇아지고 담즙(膽汁)이 감소되며 눈이 어두워집니다. 60세가 되면 심기(心氣)가 쇠해져 자주 걱정하고 슬퍼하게 되고 혈기가 풀어지게 되므로 눕기를 좋아합니다. 70세가 되면 비기(脾氣)가 허해지고 피부는 마르며 거칠어집니다. 80세가 되면 폐기(肺氣)가 쇠해져 백(魄)이 자주 폐와 분리되므로 잠자는 중에 자주 깹니다. 90세가 되면 신기(腎氣)가 초췌(憔悴)해지므로 간장(肝臟), 심장(心臟), 폐장(肺臟), 비장(脾臟)과 경맥(經脈)이 함께 허해집니다. 100세가 되면 오장이 허해지므로 인해 신기(神氣)가 새어 나가 형체만 남게 됩니다."

經曰、人年四十陰氣倍、五十肝氣衰、六十筋不能動、精氣少、須當自愼自戒。少知調和攝養寧、不爲養生之本。七十以上、宜取性自養、不可勞心苦形、冒寒暑。若能順四時運氣之和、自然康健延年。苟求貪得、尙如壯歲、不知其可。

경(經)에 이르기를, 나이 40이면 음기(陰氣)가 증가하고 50이면 간기(肝氣)가 쇠한다. 60이면 근육을 잘 움직일 수 없고 정기(精氣)가 감퇴되니 마땅히 스스로 신중하고 삼가야 한다. 따라서 생각과 분별심을 줄이고 세상과 조화하며 양생하여 심신을 안녕하게 함으로써 양생의 근본에 어긋나지 않아야 한다. 70 이상은 의당히 성품에 따라 양생하여 마음을 괴롭히지 말고 몸을 피로하게 안 하며, 추위나 더위를 무릅쓰고 행동해서는 안 된다.

모든 사람이 만약에 네 계절의 천지기운(天地氣運)과 조화할 수 있

다면 저절로 건강해져 장수하게 된다. 부귀(富貴)를 탐하여 떵떵거리
며 사는 것을 숭상함은 옳음을 모르는 소치(所致)이다.

洞神眞經曰、養生以不損、爲延年之術、不損以有補、爲衛生
之經。居安慮危、防未萌也、不以小惡、爲無害而不去、不以小
善、爲無益而不爲。雖少年致損、氣弱體枯、及晚景得悟防患、
補益氣血、有餘而神自足矣、自然長生也。

≪동신진경(洞神眞經)≫[1]에 이르기를, "양생을 함에는 심신(心身)에
손해가 되는 일이 없음을 연년(延年)의 방법으로 삼을 것이며 손해되
지 않음이 보익(補益)됨을 생명을 보위(保衛)하는 대강(大綱)으로 삼으
라. 평안할 때에 위태함을 염려하여 위험의 싹이 돋는 것을 미리 방
지하라. 소악(小惡)이라도 하지 않으면 해로움이 몸에 닥치지 않고 소
선(小善)이라도 하지 않으면 유익함이 몸에 이르지 않는다. 비록 젊었
을 시에 기(氣)를 소모하여 허약하고 마른 채 살다가도 늙그막에라도
깨달으면 병과 노쇠를 예방할 수 있다. 그리하여 기혈(氣血)을 보충하
여 여유롭게 되면 정신 또한 절로 충족해져 자연히 장수하게 된다."

---

1) 동신진경(洞神眞經): 문헌상 本書名이 없는 것으로 보아 洞神部의 經典이라고 思料된다. 道家經典의 분류
법으로 洞眞, 洞玄, 洞神의 三部가 있는데 洞神部는 招神去災, 養生의 下乘이다.

2. 숨은덕을 쌓으면 수명이 는다는 이론 蔭德延壽論

一念之覺、固所以得三元之壽。考一德之修、又所以培三元之
壽。脈甚矣、念之不可以不覺、而德之不可以不修也。

한 생각의 깨달음은 참으로 삼원(三元)의 수명을 얻는다. 이에 일덕
(一德)을 닦으면 이미 얻은 삼원의 수명을 늘릴 수 있다. 이 이론은 깊
은 뜻이 있으니 생각하여 깨우치지 않으면 안 되고 일덕이라도 닦지
않으면 안 된다.

老子曰、我命在我、不在天。紫陽眞人曰、大藥修之、有易難
也。須由我、也由天。若非積行施陰德、動有群魔作障、緣是可
以自信矣。

노자(老子)가 말하기를, "사람의 수명은 각자에게 있을 뿐 하늘에
있지 않다."

자양진인(紫陽眞人)2)이 말하기를, "대약(大藥)3)을 생성키 위한 수련

___
2) 자양진인(紫陽眞人): 張伯端(A.D. 984~1082). 北宋의 道士. 道敎內丹派南宗의 開山祖師. 字는 平叔. 號
는 紫陽山人이나 後世에 張紫陽, 紫陽眞人이라고 불렀다. 본시 天台人으로, 少時부터 好學하여 儒, 佛, 道
三敎의 經書를 廣涉하고 刑法, 醫藥, 卜筮, 天文, 地理까지 공부하였다. 熙寧二年에 成都에서 眞人을 만나
金丹藥物火候之訣을 전수받고 修道하여 ≪悟眞篇≫을 저술하였다. 내용은 儒家의 窮理盡性과 佛敎의 頓

의 쉽고 어려움은 반드시 나에게 먼저 있고 하늘은 다음이다. 만약 덕행(德行)을 쌓지 않고 음덕(蔭德)을 베푼 적이 없으면 마장(魔障)이 발동(發動)하므로 불로장생의 인연은 음덕을 믿는 마음에서 비롯된다고 말할 수 있다."

道人郭太史、精於談天者也。應天有書、後之星翁推步、必來取法。曰、五行四柱、曰、星辰運限。如是而富貴壽考、如是而貧賤疾苦、如是而凶惡夭折。若鏡燭影、若契合符世之人、似不能逃其數者。及其究也、合於書者固多、其不合者亦不少、是何歟。豈人生宇宙間、或圍於數、或不圍於數歟。

도인(道人) 곽 태사(郭太史)는 천문(天文)에 정통하였다. 그는 본시 하늘에 응하여 천서(天書)를 얻어 공부한 후 성옹추보법(星翁推步法)[4]으로써 바른 점단(占斷)을 얻지 못함이 없었다. 그는 구점자(求占者)의 오행사주(五行四柱)와 성진(星辰)의 운행을 계산하여 부귀와 빈천, 수명, 질병, 고난, 성품의 선악을 거울에 촛불이 비추듯이 정확히 맞추니 그의 점단에 부합된 사람들은 추수(推數)에서 도망치지를 못한 것 같았다. 그리하여 내가 곽 태사의 점단에 대해 연구해 보니 이는 내가 그의 적중(的中)에 대해 완전히 파악하지 못했음을 알게 되었다. 즉 그의 점단에 부합된 자가 많기는 하나 부합되지 않은 자도 그 수가 적지 않았다.

悟圓通을 道敎의 內丹煉養에 끌어들여 "三敎가 나뉘었다고 하나 道에 歸一한다."고 주장하였다.

3) 대약(大藥): 腎氣와 心氣가 만나 極에 달하면 液이 생기는데 液中의 眞陽之氣가 眞一之水와 배합되면 大藥이 이루어진다. 모양은 黍珠 크기로 본인에게만 보인다. 玄珠, 丹藥, 金丹이라고도 부른다.

4) 성옹추보법(星翁推步法): 星翁은 南斗星君의 俗名이다. 推步法이란, 인간의 운명을 推理演繹하여 예측하는 占術의 一種이다. 其人의 出生한 年, 月, 日, 時와 당해 연도의 年, 月, 日, 時의 干支를 서로 參照하고 비교하며 法式에 의하여 演繹한다.

이는 어째서인가? 사람이 우주 안에 살고 있다고 하여 어찌 이수(理數) 안에 갇힐 수 있고 갇히지 않을 수도 있는가?

蓋嘗考之、其推玄究微、旣條列于前、至其後則曰蔭功、可延其壽、吉人依舊無凶。又曰、隨時應物行方便、縱犯凶星亦不虞。是必有見矣。不然壽夭休論命、修行本在人。

이러한 제반 사실을 상고(想考)해 보자. 현묘(玄妙)를 추산하고 희미(稀微)를 궁리했다 하더라도 그것은 사람의 밖으로 나타난 상황일 뿐이니 숨겨진 음덕(蔭德)이 그의 수명을 늘이는 것을 추산하지는 못한다. 그래서 길인(吉人)은 베푼 음덕에 의해 흉(凶)을 당하지는 않는다.

다르게 말하자면 적합한 때에 맞춰 사물에 응해 방편을 행한다면 흉성(凶星)을 범했어도 걱정할 필요는 없다. 옳음은 반드시 좋은 결과를 얻기 때문이다. 이제 사람이 이수(理數)의 영향을 받지 않음을 알았다면 수명의 장단(長短)에 대한 잘못된 논쟁을 그치고 장수를 위한 수행이 본시 자신에게 있음을 알게 될 것이다.

孫思邈、何以有此言歟。太極眞人徐來勒、嘗遇南斗壽星、問壽夭吉凶之事。星君曰、天道福善禍淫、神明賞善罰逆、人能刻意爲善、靜與道合、動與福會、如此則我命在我。不爲司殺所執、不求壽而自壽、不求生而自生。苟或隳綱紀、違天地、肆愚悖、侮神明、背仁慈、虧忠孝。明則刑綱理之、幽則鬼神誅之、是不知所積、冥冥中奪其算、而夭其壽者矣。

그렇지 않다면 손사막(孫思邈)이 어찌 다음과 같은 말을 했겠는가?

태극진인(太極眞人) 서래륵(徐來勒)은 일찍이 남두성군(南斗星君)[5]을 만난 적 있었다. 인간 수명의 장단과 길흉을 물으니 남두성군이 답하기를, "천도(天道)에서 말하는 복은 착함에서 오고 화는 무절제의 결과이다. 신명(神明)은 선행자에게 상을 주고 악행자를 벌 주니 사람들은 내 말을 마음에 새겨 선행(善行)하라. 선행자는 조용히 있을 때에는 도(道)와 일치하고 움직이면 복이 모여든다. 이 같으니 자신의 운명은 자신에 있다. 선인(善人)이면서 살생과 집행을 맡지 않으면 위험한 상황에서 살기를 구하지 않아도 절로 살길이 열리고 억지로 장수하려 하지 않아도 절로 오래 살아진다. 그런데도 어찌하여 강륜(綱倫)을 어겨 천지의 뜻과 멀어지고 어리석고 패악(悖惡)하여 신명을 모독하며 인자(仁慈)를 등지고 충효를 훼손하는가? 나타난 악행은 형률(刑律)에 의해 다스려지고 숨긴 악행은 귀신이 벌주며, 악행자는 쌓인 악행의 양을 몰라도 하늘은 은밀히 이를 계산하여 그의 수명을 삭감한다."

蔭德如于公治、獄子爲丞相徐卿、積善滾滾、公侯在所不論。

음덕은 쌓은 바에 따라 하늘로부터 공평하게 보상받는다. 승상(丞相) 서경(徐卿)은 전생에 죄수였으나 선행(善行)을 쌓아 그 양이 강물이 출렁이듯 하여 현생(現生)에 부귀를 받은 것이다. 물론 공후(公侯)도 같은 원리이다.

昔比丘、得六神通、與一沙彌同處林野。比丘知沙彌七日當

死、因曰、父母思汝、可暫歸、八日復來。沙彌八日果來、比丘
怪之、入三昧察其事、乃沙彌於歸路中、脫袈裟壅水、令不得入
蟻穴、得延壽一紀。

옛적에 6신통(六神通)6)을 얻은 비구승이 한 사미승을 데리고 숲 속
에서 수도한 적이 있었다. 비구승은 사미승이 7일 후에 죽게 될 것을
알고 가엾이 여겨 말하기를, "네 부모가 너를 애타게 그리워하고 있
으니 귀가했다가 8일째에 집을 나서라."

사미승이 돌아오자 비구승은 괴이하게 여겨 삼매(三昧)에 들어 연
유(緣由)를 살펴보았다. 사미승은 귀가 중에 개미굴에 강물이 들어가
려는 것을 보고 옷을 벗어 뭉쳐 막아서 무수한 개미들을 구하여서 하
늘로부터 일기(一紀)를 받음으로써 수명이 늘어난 것이다.

孫叔敖兒時、見兩頭蛇、恐他人又見、殺而埋之。母曰、吾聞
有陰德者、天報之福、汝不死也。後爲楚令尹。

손숙오(孫叔敖)가 어렸을 적에 머리가 둘인 뱀을 보고 타인이 또 볼
것이 염려되어 죽여서 땅에 묻었다. 어머니가 말하기를, "음덕을 쌓
은 자는 하늘이 복으로 갚는다고 하니 너는 그 뱀 때문에 죽지는 않
으리라." 손숙오는 후에 초령윤(楚令尹)까지 관직이 올랐다.

---

6) 6신통(六神通): Saclabhivnah. 禪定을 닦아 얻어지는 6종의 神通力.
  ① 天眼通: 遠近, 사물의 대소를 막론하고 有形無形의 모든 것을 볼 수 있는 능력.
  ② 天耳通: 보통사람이 듣지 못하는 원근의 大小 소리, 神佛의 계시까지 들을 수 있는 능력.
  ③ 他心通: 遠近을 막론하고 他人의 마음을 알 수 있는 능력.
  ④ 宿命通: 본인을 비롯한 모든 사물, 사람의 모든 過去世를 아는 능력.
  ⑤ 神足通: 허공을 비행하거나 몸을 보이지 않게 하거나 물건을 이동시키거나 만들어 내는 능력.
  ⑥ 漏盡通: 번뇌가 눈, 코, 귀, 입, 몸, 마음을 통해 누설되지 않으니 더 이상 악업을 짓지 않게 되는 解脫
    의 능력.

竇禹鈞夜夢祖父、謂曰、汝年過無子、又壽不永、當早修陰
德。禹鈞自是修德罔倦、後又夢其祖父、與曰、天以汝陰德、故
延壽三紀、賜五子、榮顯。後居洞天之位。范仲淹爲之記。

두우균(竇禹鈞)이 어느 날 밤에 꿈을 꾸었다. 조부(祖父)가 나타나 말
하기를, "너는 때가 지났는데도 아직 자녀가 없고 수명도 길지 않으니
조속히 음덕을 쌓기 시작함이 마땅하다." 두우균은 잠에서 깬 후부터
음덕 쌓기를 게을리하지 않았다. 세월이 흐른 후 꿈에 조부가 다시 나
타나 고하기를, "하늘이 너의 음덕에 보응(報應)하여 수명을 삼기(三紀)
를 늘려 주시고 아들 다섯을 점지(點指)하시어 아들 모두를 영현(榮顯)
하게 하기로 정하였다." 과연 그렇게 되었으며 두우균은 후일 선계(仙
界)에 살게 되었다. 이 이야기는 범중엄(范仲淹)이 기록하였다고 한다.

由是觀之、三元壽考、固得於一念之覺、三元壽脈、又在於一
德之修也。

이렇게 바라보면, 삼원(三元)의 수명은 참으로 한 생각의 깨달음으
로부터 얻을 수 있다고 상고(想考)되며 삼원의 수명을 얻는 종요(宗要)
는 한 가지 덕을 닦는 데서 시작한다.

或曰、陰德曷從而修之。曰、凡何修者、不以富貴貧賤拘、亦
不在強勉其所無、但於水火盜賊、飢寒疾苦、刑獄逼迫、逆旅狼
狽、險阻艱難、至於飛潛動植於力、到處種種方便、則陰德無限
量、而受報如之矣、善乎。

어떤 자가 묻기를, "음덕은 어떤 식으로 실천하는가?" 저자는 이렇게 답했다. "대저 음덕을 닦음은 부귀빈천(富貴貧賤)의 신분에 구애되지 않으며, 또한 기회가 없는데도 억지로 만들어 노력할 필요는 없다. 단지 주위사람들의 수해, 화재, 도적, 굶주림, 형벌, 핍박(逼迫), 여행, 급난(急難), 장애, 험난(險難)만이 아니라, 새 종류, 물고기 종류, 각종 동식물의 어려움에 이르기까지 도처마다 온갖 방법으로 구제한다면 무한한 음덕을 쌓게 되므로 과보(果報) 역시 무량(無量)하니 이는 참으로 훌륭하다고 할 만하다."

西山記曰、遇至人得眞法、雖云、修養所至、是亦陰德之報也。此予所以於參贊書、後復作論曰、陰德延壽。

≪서산기(西山記)≫[7]에 이르기를, "지인(至人)을 만나 진법(眞法)을 얻었다고 해도 그것은 수양(修養)의 지극함에 대한 말에 불과하니 이 역시 음덕의 과보에 대한 말이다."

저자는 ≪서산기(西山記)≫를 정리하여 기록하였다가 후일에 다시 논(論)하여 ≪음덕연수론(陰德延壽論)≫이라고 이름 지었다.

---

7) ≪서산기(西山記)≫: ≪西山群仙會眞記≫. 簡稱≪會眞記≫. 施肩吾가 撰한 道敎修煉書名. 施肩吾는 唐代의 道士이다. 元和十年에 進士가 되었으나 洪州의 西山에 은거하여 修道하였다. 道號는 華陽眞人. 本人이 저술한 ≪鍾呂傳道集≫과 기본내용은 같은데 주로 內丹術을 설명하였다. ≪太上隱書≫, ≪靈寶內觀經≫, ≪通玄經≫ 등과 葛仙翁, 陰眞君, 呂眞人의 說을 인용하였다. ≪正統道藏‧洞眞部方法類≫에 수록되어 있다. 一說에는 ≪西山記≫가 별도로 존재한다고 하나 문헌상 찾기 어렵고 ≪四庫提要≫에 의하면, 金元代의 어느 道士가 施肩吾의 이름을 僞托하였다고 한다.

3. 셋을 포함해 하나가 되는 그림과 가결(歌訣)
函三爲一圖歌

하늘의 운행이 굳세게 바르니 땅의 응함은 한정되지 않는다. 行天之健、應地無疆。

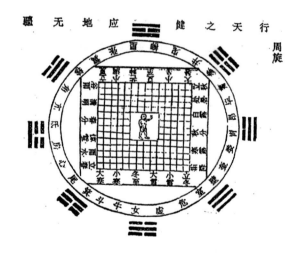

天地人三元	每元六十年
三六百八十	此壽得於天
天本全付與	於人惑自偏

全之有其法　　奈何世罕傳
函三爲一圖　　妙探太極先
外圓而內方　　一坤與一乾
定體凝坤象　　妙用周乾圜
壽年在其間　　得之本自然
一歲加一點　　漸此喬彭肩
未悟參贊法　　所點恐莫全
此書神仙訣　　識者作壽仙
顏朱鬢長綠　　髓滿骨且堅
豈特點盡圖　　天地相周旋

천(天), 지(地), 인(人)은 삼원(三元)이고 각 원(元)은 60년이니

60이 셋, 180년이 되어 이는 사람이 하늘로부터 얻은 수명이라네.

하늘은 사람에게 완전한 수명을 주었건만 미혹되어 스스로 부분만 사는구나.

완전한 수명대로 사는 방법은 어찌하여 세상에 드물게 전하는가?

셋을 포함해 하나가 된 그림을 보아 현묘(玄妙)를 탐구함에 태극(太極)을 먼저 하라.

밖은 둥글고 안은 네모이며 일곤(一坤)과 일건(一乾)은 대응하네.

곤상(坤象)이 응결하여 정체(定體)를 이루고 건상(乾象)은 회전하여 묘용(妙用)을 보이누나.

사람의 수명은 그 사이에 있으니 얻은 수명은 본시 절로 그리된 것이네.

그러나 한 해에 일점(一點)이라도 더해 간다면 점차 왕자교(王子喬),

팽조(彭祖)와 비슷하리라.

하지만 참찬법(參贊法)을 못 깨우치면 얻은 점(點)도 보전치 못할까 걱정되네.

이 글은 신선의 비결이므로 이해한 자는 신선처럼 장수하며

붉은 얼굴, 긴 푸른 구레나룻과 골수(骨髓)가 꽉 찬 튼튼한 뼈를 가지리라.

그대 어찌 점만 찾으려 뚫어지게 그림만 보는가? 천지는 상응하여 돌고 있도다.

맺음말

　이봉비 선생은, 삼원(三元)의 수명(壽命)을 누리기 위해서는 양생만
으로 부족하니 음덕(蔭德)을 쌓아야 한다고 주장하였다. 본서 중에 크
게 공감 가는 부분 중에 하나가 바로 ≪음덕연수론(蔭德延壽論)≫이다.
　세상을 살다 보면 누구나 나이가 들수록 운명에 대해 긍정적인 사
고(思考)를 갖게 된다. 자기보다 덜 노력하고 무능한 동료나 후배가 자
신을 제치고 승진하는 경우이다. 동종(同種)의 사업에서도 마찬가지이다.
학업성적이 낮았는데도 고득점자를 누르고 명문대에 합격한 경우, 실력
이 없는 팀이 막강한 팀을 이긴 경우, 이러한 예들은 너무나 많은데도
사람들은 행운의 원인이 어디에 있는가 알려 하지 않고 선행(善行), 음덕
(蔭德)이라고 설명하면 반신반의(半信半疑)한다. 저자는 연수(延壽)할수 있
는 요건의 중요근간이 음덕(蔭德)이라고 하였으나 어찌 연수(延壽)뿐이랴?
　역자는 한술 더 떠 부귀(富貴), 출세(出世), 성공(成功), 가정화평(家庭和
平), 수려한 용모, 재능, 타인의 호감, 복권 당첨 등의 모든 것이 노력
이라는 형식을 통해 나타난 선행, 음덕의 결과이며 노력하는 마음조
차도 일부의 자유의지는 있지만 역시 선행, 음덕의 결과라고 믿는다.

≪순천복덕론(順天福德論)≫

하늘을 따르는 자는 살고 하늘을 거스르는 자는 망한다. 順天者存
逆天者亡。≪明心寶鑑·天命篇≫

역자는 이에 근거하여 "천리(天理)를 따르면 복덕(福德)을 짓는다는
이론"이라고 명명(命名)하였다.

무엇이 천리(天理)인가? 바로 우주원리(宇宙原理)이다. 인간의 심신
(心身)은 우주원리와 우주당체(宇宙當體)의 분신으로서, 특히 천성(天
性)은 지극히 영명(靈明)하고 무한능력인 우주원리의 분화(分化)이니
천성을 따름이 천리를 따르는 것이다. 사람들은 역대 성현(聖賢)들이
규정적으로 말한 천리를 따르려 할 뿐 그 과정인 천성(天性)의 느낌을
따르는 것이 천리를 따르는 것임을 잘 모르고 있다. 역자는 본 장(章)
에서 인간이면 누구나 지니고 있는 천성을 따름을 순천(順天)이라고
정하고 순천(順天)의 방법, 과정을 설명하여 사람마다 참복덕을 얻게
하고 싶다.

이것을 옳다고 여기면 저것이 그르고 저것을 옳다고 보면 이것이
틀렸다. 그러므로 성인(聖人)은 이유를 따지지 않고 자신의 천성(天
性)에 비추어 본다. 因是因非 因非因是 是以聖人不由而照之於天。≪莊
子·外物≫

천성(天性)에 비추어 봄은 가슴 한가운데의 느낌을 관찰함이지 논
리적인 사고(思考)를 함은 결코 아니다. 이것이 자신의 마음을 본다는

'관심(觀心)'이고 Vipassanā이다.

예를 들면, 근무시간에 아무런 이유도 없이 갑자기 출타하고 싶었다. 규율위반을 알지만 천성(天性)의 느낌을 따라 외출하니 곧바로 폭력배가 오해를 하고 찾아와 해치려다가 허탕치고 돌아갔다. 이렇게 천성을 따르면 해일과 지진도 피할 수 있으나 일기예보만 믿고 천성을 무시하면 역천자(逆天者)가 되어 죽음을 맞는다.

인위(人爲)적인 천성을 개발하려 말고 하늘이 준 천성을 개발하라. 하늘천성을 연 사람은 덕(德)이 생기고 인위천성을 연 사람은 도적마음이 생긴다. 不開人之天 而開天之天 開天者德生 開人者賊生。≪莊子·達生≫

열등한 동물에게 예지력이 있다는 미신을 믿지 말고 첨단과학을 믿으라는 교육에 세뇌되어 항상 과학은 만능(萬能)이라고 생각함이 인위천성(人爲天性)이다. 인위천성은 생각의 뿌리가 매우 깊어 본시 깊은 본유(本有)의 하늘천성과 구분하기 위해 모순어를 사용한 것이다. 타인의 병을 고쳐 주고 싶어 인위천성을 발(發)하여 그릇된 치료법으로 인도하고도 정도(正道)로 가게 한 선행(善行)이라고 여기나 실은 그를 해친 도적마음을 쓴 것이다.

말이 끊어지고 생각이 끊어지면 어느 곳에서도 통과하지 못함이 없다. 絶言絶慮 無處不通。≪信心銘≫

승용차를 몰고 가는데 갑자기 정면에서 다른 차가 달려오고 있었다. 인위천성이 발(發)하여 핸들을 좌로 꺾으니 상대도 우로 꺾어 충돌하였다. 그러나 도인(道人), 선사(禪師), 영능자(靈能者), 음덕(蔭德)을 쌓은 자는 직진해야 한다는 비상식(非常識)적인 느낌이 가슴을 강하게 울려 순천(順天)하니 상대만 피하여 충돌하지 않았다. 피해야 한다는 교육 때문에 죽은 사람은 얼마나 많을까? 그러면 피하지 말라고 교육해야 하는가? 이제는 결과 위주의 교육이 아니라 가슴의 느낌을 파악하여 따르는 과정위주의 순천(順天)을 공부해야 한다.

 기(氣)를 따름을 순리(順理)로 삼아 각자가 그 욕구를 따른다면 모든 사람은 원하는 바를 얻으리라. 氣從以順 各從其欲 皆得所願. ≪內經 · 上古天眞論篇≫

 몸에 어떤 종류의 영양분이 결핍되면 그 음식을 먹고 싶은 생각이 든다. 또, 체질에 따라 필요한 음식이 정해져 있음은 우주율(宇宙律)이다. 이렇게 기(氣)의 명령을 따라 먹고 싶은 음식만 골라먹으면 몸 상태와 체질에 맞는 음식만 먹게 됨으로써 건강해진다. 그런데도 골고루 먹으며, 영양가 있는 육류를 먹으라는 의사, 교사, 부모의 말만 따르다가 몸에 맞지 않는 음식을 먹어 병을 만드니 부모에게 순종하여 효행(孝行)하다가 득병(得病)하여 불효하는 원리를 아는 사람이 몇이나 될까?
 하근기(下根機)는 한의사의 지시에 따라 자기 체질에 맞는 음식만 먹으나 상근기(上根機)는 기(氣)의 명령에만 순종하여 사상체질의학(四象體質醫學)은 전혀 아랑곳하지 않고 먹고 싶은 음식만 골라 먹는데도 건강하다. 그의 체질을 정확히 아는 한의사는 그가 자기 체질을 알고 체질에 맞는 음식을 암기하고 있는 줄 안다.

배우지 않고 아는 방법을 배워라. 學不學。《道德經·六四章》

그러나 중근기, 하근기가 이러한 상근기의 방법을 흉내 낸다면 심란기탁(心亂氣濁)하므로 자신을 해치는 음식도 맛있게 먹어 병을 이룰 수도 있다. 우주 내의 모든 방법은 순천(順天)하여 정확한 방법을 아는 자가 아니면 언제나 실패밖에는 할 게 없다.

응당 머무는 바 없이 그 마음을 내어라. 應無所住 而生其心。《金剛經·莊嚴淨土分第十》

순천(順天)과 무심(無心)은 어떻게 다른가? 양자 모두 인위적인 생각이 없이 느낌만 존재하는 것이고, 이 느낌을 따름도 역시 같다.

걸인을 보고 돈을 주더라도 걸인을 도우라는 말에 세뇌되어 낸 마음은 인위천성이니 머무른 바 있이 낸 마음이다. 그러나 사람들은 순간에 보시(布施)를 행할 때에는 머무른 바 있어 낸 마음인지 머무른 바 없이 낸 마음인 하늘천성인지 알지 못한다. 왜? 인위천성이면 안 되는가? 악행을 하기 때문이다.

걸인 두 사람 중 한 사람에게만 보시하고 싶고 다른 한 사람에는 보시하기 싫었으나 작은 금액을 가지고 희롱하는 것 같고 평등원칙에도 위배되는 것 같아 금액을 똑같이 나누어 주면 이는 인위천성적인 머무른 바 있어 낸 마음이다. 처음부터 주기 싫었던 걸인은 그 돈으로 술 사 먹고 다른 사람을 해쳐 병원에 입원시켰다. 그러면 우리는, 무엇을, 언제, 어디서, 왜? 어떻게 해야 하는가?

우리는 인의도덕(仁義道德), 학문, 과거, 미래를 버린 빈 마음으로 가슴의 느낌에 순종하여 말하고 행동하면 될 뿐이다.

이상으로 ≪순천복덕론(順天福德論)≫을 마친다. 독자 여러분의 건승(健勝)을 진심으로 기원한다.

2010년 12월

김재두(金載斗)

참고도서

■ 古典 및 原書

陳鼓應, 老子注譯及評介(北京: 中華書局, 1996).

河上公, 老子道德經河上公章句(北京: 中華書局, 1993).

郭慶藩, 莊子集釋(北京: 中國書店, 1988).

劉安, 淮南子(臺北: 大灣中華書局, 中華民國63年).

還初道人, 列仙傳(北京: 中國社會科學出版社, 1996).

高濂, 遵生八牋校注(北京: 人民衛生出版社, 1994).

蘇軾, 東坡志林(北京: 中華書局, 1996).

馬書田, 中國道敎諸神(北京: 團結出版社, 1995).

馬書田, 中國佛敎諸神(北京: 團結出版社, 1994).

馬書田, 華夏諸神(北京: 北京燕山出版社, 1990).

劉志文, 中國民間信神俗(廣州: 廣東旅游出版社, 1997).

馬元臺·張隱庵合註, 黃帝內經素問靈樞合編(臺北: 臺聯國風出版社, 中華民國57年).

啓玄子王氷, 黃帝內經(臺北: 文光圖書有限公司, 中華民國66年).

李時珍, 本草綱目1~4卷(北京: 人民衛生出版社,1975).

李時珍, 本草綱目上·下卷(臺北: 文光圖書有限公司, 中華民國71年).

許浚, 東醫寶鑑(서울: 南山堂, 1977).

陳夢雷, 醫部全錄1~12卷(서울: 成輔社, 1982).

甄志亞, 中國醫學史(서울: 一中社, 1992).

胡孚琛, 中華道敎大辭典(北京: 中國社會科學出版社, 1995).

郭靄春, 黃帝內經詞典(天津: 天津科學技術出版社, 1991).

陸錦川, 氣功傳統術語辭典(成都: 四川科學技術出版社, 1988).

黃海德・李剛, 簡明道敎辭典(成都: 四川大學出版社, 1991).

沈伯俊・譚良嘯, 三國演義辭典(成都: 巴蜀書社, 1989).

李叔還, 道敎大辭典(杭州: 浙江古籍出版社, 1990).

李養正, 道敎手冊(鄭州: 中州古籍出版社, 1993).

陳永正, 中國方術大辭典(廣州: 中山大學出版社, 1991).

慈怡, 佛光大辭典1~8卷(高雄: 佛光出版社, 1989).

王濤(外), 中國成語大辭典(上海: 上海辭書出版社, 1999).

林尹・高明, 中文大辭典1~10卷(臺北: 中國文化大學出版部, 中華民國74年).

夏征農, 辭海(上海: 上海辭書出版社, 1989).

謝觀原, 東洋醫學大辭典(京城: 杏林書院, 1954).

■ 國內書

無盡藏譯解, 金剛般若波羅密經(서울: 國淸會, 1996).

金無得註釋, 金剛經과 그 禪解(서울: 우리출판사, 1992).

金秀吉・尹相喆譯, 陰符經과 素書(서울: 大有學堂, 1996).

葛洪・劉何, 神仙傳・列仙傳(서울: 新明, 1982).

安東林譯註, 莊子(서울: 玄岩社, 1993).

張基槿・李錫浩譯, 老子・莊子(서울: 三省出版社, 1982).

張基槿・金瑃永, 淮南子・抱朴子(서울: 大洋書籍, 1972).

成百曉, 周易傳義上・下(서울: 傳統文化研究會, 2002).

金碩鎭, 周易占解(서울: 大有學堂, 1994).

韓東錫, 宇宙變化의 原理(서울: 杏林出版社, 1989).

韓圭性, 易學原理講話(서울: 東方文化, 1994).

重山學會, 周易과 世界(서울: 東信出版社, 1990).

金培碩譯解, 論語集註(서울: 도서출판 청우, 1999).

李元燮, 孔子・孟子(서울: 大洋書籍, 1972).

金載斗, 夢占逸旨(서울: 도서출판 은행나무, 2008).

吳亨根, 心靈과 輪廻의 世界(서울: 佛敎思想社, 1979).

申佶求, 申氏本草學各論(서울: 壽文社, 1973).
黃道淵, 大方藥合編(서울: 杏林出版社, 1977).
崔容泰 · 李秀鎬, 精解鍼灸學(서울: 杏仁書院, 1974).
李鉉淙, 東洋年表(서울: 探求堂, 1993).
김영수, 中國歷代政權情報表(서울: 圖書出版 蒼海).

찾아보기

김재두 ─────────────────────────────────

1951년 전북 군산 출생
동국대학교 불교대학원 불교학과 졸업(석사, 1994)
중국 흑룡강중의대학 명예석좌교수(1996)
동 대학 대학원 졸업(석사, 1999)
수원시한의사회관 기공학강의(1998~2003)
상지대학교·대학원 한의과 외래교수(2001~2006)
세명대학교 한의과 겸임교수(2008~현)

역서: 『寒山子詩集』(2005)
      『隋唐志』1, 2(2007)
      『夢占逸旨』(2008)

삼원연수서
건강장수법

초판인쇄 | 2011년 2월 11일
초판발행 | 2011년 2월 11일

지 은 이 | 이붕비
역 주 자 | 김재두
펴 낸 이 | 채종준
펴 낸 곳 | 한국학술정보㈜
주   소 | 경기도 파주시 교하읍 문발리 파주출판문화정보산업단지 513-5
전   화 | 031) 908-3181(대표)
팩   스 | 031) 908-3189
홈페이지 | http://ebook.kstudy.com
E-mail | 출판사업부 publish@kstudy.com
등   록 | 제일산-115호(2000. 6. 19)

ISBN   978-89-268-1932-6 93510 (Paper Book)
        978-89-268-1933-3 98510 (e-Book)

이담 Books 는 한국학술정보(주)의 지식실용서 브랜드입니다.